最

U0059841

足部
圖解
按摩法

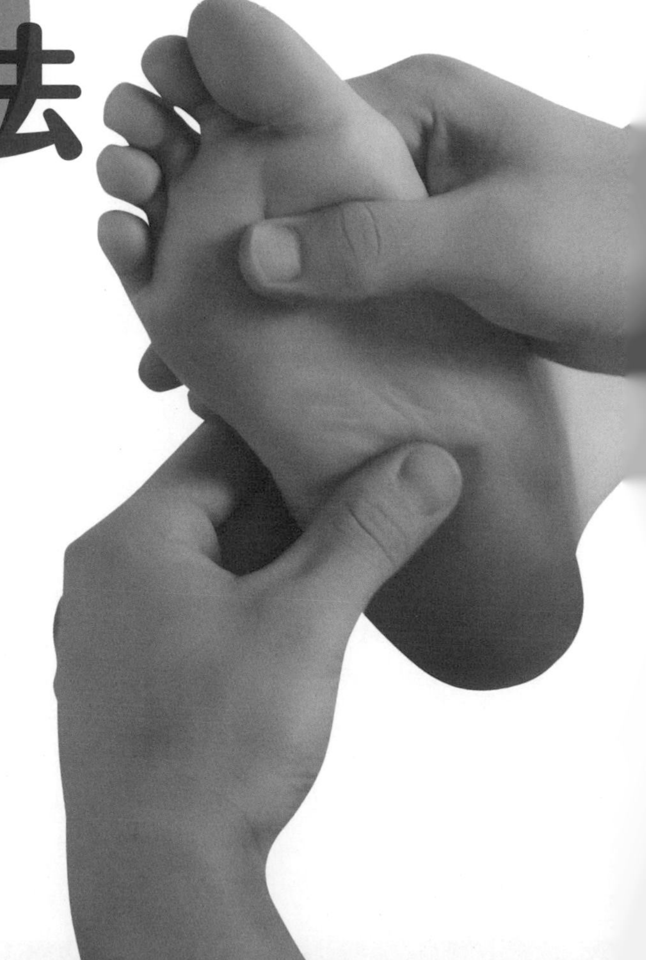

王祥雲醫師 著

本書內容是王祥雲醫師多年來研究的精華彙集，其內容普遍適用於一般社會大眾；但由於個人體質多少有些互異，若在參閱、採用本書的建議後仍未能獲得改善或仍有所疑慮，建議您還是向專科醫師諮詢，才能為您的健康做好最佳的把關。

推薦序

高雄市右東中醫診所院長
《養氣》作者
高堯楷 醫師

足底按摩是亞洲特有的按摩方式，但很少人會去討論當中的機轉，與應用方式。足部的反射區，推導其根源，我認為是來自於一種稱為全息率的理論，意思就是人體的每一個部份，都會在身體的某個器官，如耳朵、鼻子、舌頭、手掌、足，甚至是肚臍等等，形成一個相對應的區域。我們可以透過這些相對應的區域，來做簡單的治療與疾病的偵測。比如耳穴、掌紋觀病、鼻針、舌針、足壓等等。

這本書的內容寫的相當的實用，歸納出各種常見疾病的足部對應區，還有相對應的解決手法。一般常認為，某個穴位對應於某個疾病，相當的直觀，導致許多比較深入的手法無法被讀者所認識。這本書很精確的指導出，如果我想處理這個問題，我需要先去觸摸對應的患處是否有皮膚的凹陷、彈性的缺乏、條索狀筋結、突出米狀物等，按摩完之後，我還需要去找與該疾病相關的淋巴結區，再將它鬆解開，讓身體代謝的管道更加暢通，增加疾病康復的效率。

當中還應用了許多中醫理論，比如治療腎臟的問題，需要加強肺部的區域，因為腎臟屬水，肺部屬金，金能生水，有一種五行的平衡概念在當中，算是一本概念很完整的足底按摩書。我很榮幸能夠在第一時間接觸到這本書，讓我多了解足部按摩在更深入的境界，行家是怎麼做的怎麼想的。因為對於本業是中醫師的我，我們的處置手法有針可以使用，所以我很少用手去碰觸患者的足部，所以看見作者會用足部的凹陷來判斷是否患者有手術病史等等，覺得相當的開心。因為身體藏著許多珍貴的訊息，但是如果你沒有去觸碰，會發現不了這個訊息代表著什麼。一直到近代，人們越來越重視身上的疤痕組織，開始了解身體一個小疤痕，會造成身體很多奇怪的疾病表現。而類似的結構，也出現在足部，足部的一些條索狀突起、硬塊、腫塊等等，都是我們臨床上需要特別去處理的地方。

我認為，人類最終的困難疾病挑戰，都在於腦部，現代醫學的發展，已經相當的進化，但對於腦部我們依舊一籌莫展，但是足大趾，由本書的反射區所示，可以影響最重要的三叉神經，舉凡頭痛、顏面神經、五官等的疾病，都可以透過一個小小的足大趾去疏緩解除，是很重要的技巧。

希望這本書，可以替廣大的讀者帶來生活上的方便，幫自己處理一些小問題，來避免更大問題的出現，讓自己更健康、更快樂的生活。

推薦序

仁愛醫院中醫科主治醫師
《翻轉中醫》作者
鄭集誠 醫師

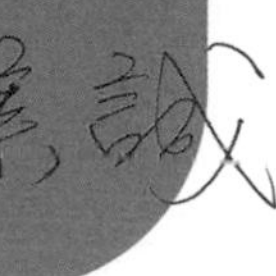

道家老子曾說：「千里之行始於足下。」雖然是說明事情從小開始，但也隱喻了雙足對身體健康的重要影響性。

中醫認為「人老腿先老。」所以對雙足保健防治總是不遺餘力，因為人的雙腳上有六十多個穴位，而且連接人體臟腑的十二經脈有一半都在腳上，所以腳有被稱為人體「第二心臟」的說法，由此可知中醫對雙足的重視。此外也認為從足部健康與否的判斷，可以了解全身健康好壞，從而進行進一步診斷，因此足部按摩的基本手法在促進身體健康方面，有一定密切相關的脈絡可以依尋，而且還是一種可以不受時間與空間限制的療法。

其實推拿按摩有疏通經絡、調和氣血、平衡陰陽、調理臟腑等等功效，而在腳底按摩就像是如虎添翼，可以迅速達到「簡、變、廉」的保健養生、預防疾病的效果。

「工欲善其事，必先利其器。」作者王祥雲醫師，用淺顯易懂的文字、搭配清楚的圖片說明，把足部按摩的基本原則，由淺入深的介紹說明，讓想要簡單養生的朋友們，做了一個得心應「足」的精彩演出。

人身在世，面對疾病千百萬種，往往防不勝防，單就今年庚子年來說，小小一個病毒的肆虐，就已經讓人類世界翻了一個天。與其處處設防在不可預知的疾病中而惶惶不安，倒不如用心的去經營自己身體的保健，而這本《最強足部圖解按摩法》也就是因為這個理由而孕育出現。

首先書中提到運用足部診斷疾病，是讓大家可以運用足部臟腑所屬部位的疼痛、外觀改變，輕鬆知道隱藏在身體內的疾病，以便達到早期發現、早期預防的目的，當然腳底按摩的手法，巧妙各有不同，但是基本的觀念，王醫師都說得十分清楚，按圖索治，都能收到意想不到的效果。

書中還娓娓道來，六十多種常見病症的按摩手法，讀者可以配合身體狀況，讓自己和家人，每天只需花費短短幾十分鐘的時間，就可以達到維護身體健康長長久久的結果。

佛陀說：「一沙一世界。」一般人很難理解這層涵義，然而足底按摩的反應，居然也牽動整個身體好壞，展現的也是這種全息理論的道理。所以這種「全息理論」的觀念，已經慢慢地在影響著你我的身體，相信閱讀這本書，除了可以學習簡便的保養身體的技能，還可以開展你對自己身體的另一種思維。所以，心動不如馬上行動，今年就許一個奇妙的足部按摩手法的保健之旅吧！

目錄

第二章　以足診病，揭開隱藏在你身體裡的疾病

第三章　神奇雙足，從頭到足保健康

第四章 足部按摩，簡單輕鬆治療多種常見病症

—外科、骨科—

—皮膚科—

—婦科、男科、兒科—

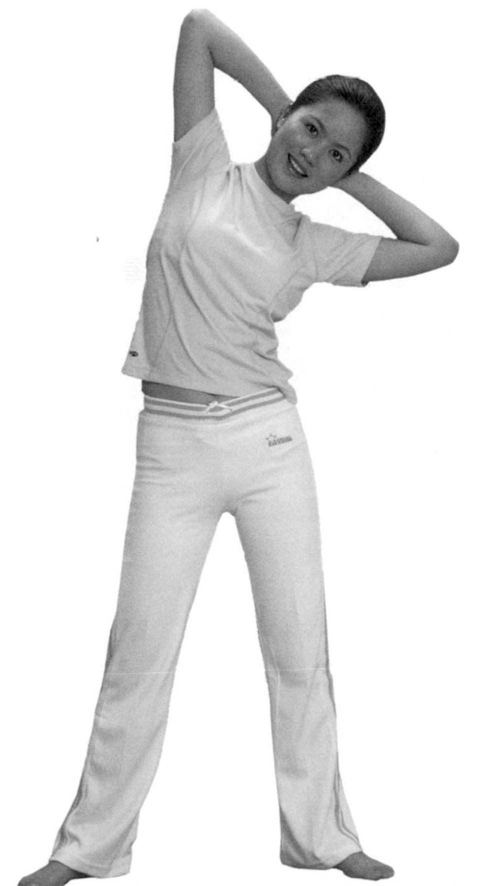

第一章

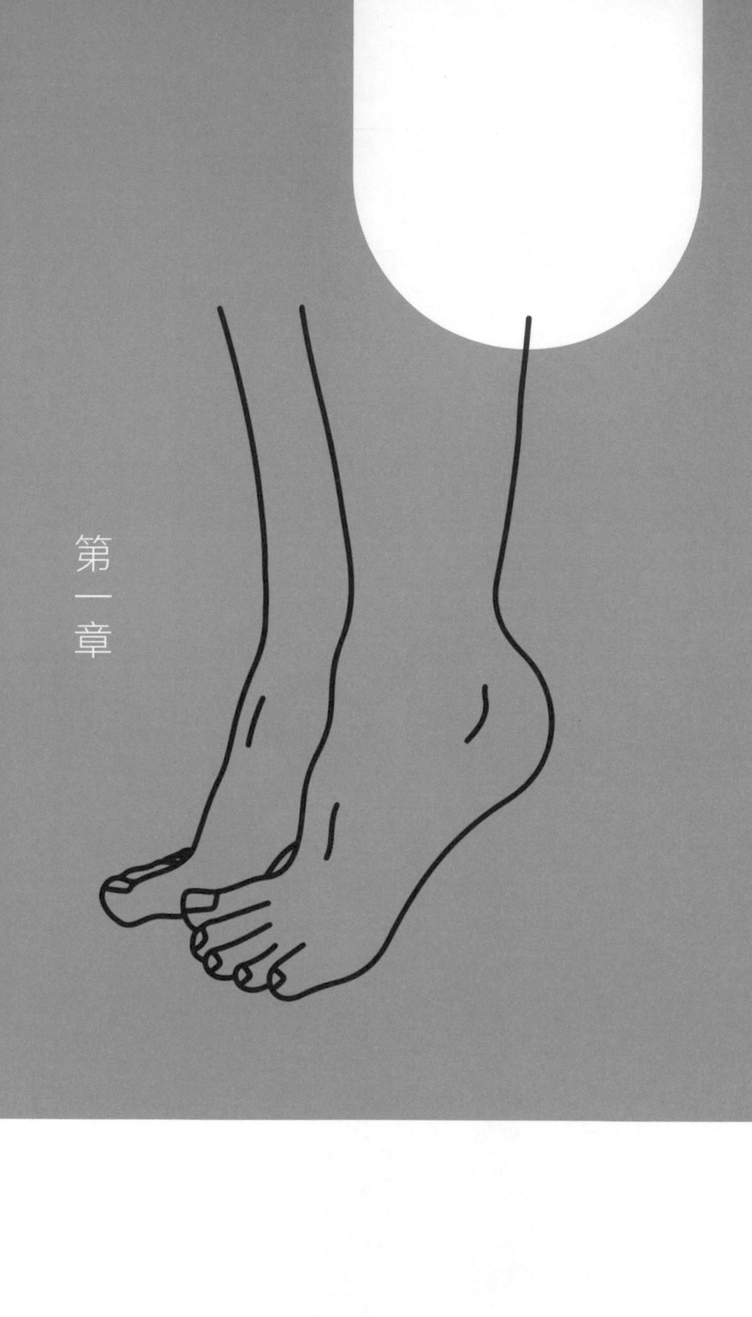

足部按摩的
基礎知識

足部結構圖

瞭解足部的結構，是找準足部反射區的前提。正常人體的足部是由26塊骨頭組成的，可以分為跗骨、蹠骨、趾骨。

跗骨共7塊，即距骨、跟骨、骰骨、舟骨及3塊楔骨（內側楔骨、中間楔骨和外側楔骨），主要構成足跟和足背的一部分。跗骨分為近側、中間、遠側三部分。跟骨在後下方，其後端隆突為跟骨結節。距骨在跟骨的上方，跟骨的前方接骰骨，距骨前方接舟骨，舟骨的前方為3塊楔骨。

蹠骨為5塊，從內側向外側依次稱為第1～5蹠骨。每塊蹠骨也可分為底、體和頭三部分。第1～3蹠骨底與楔骨相關聯，第4、5蹠骨底與骰骨相關聯。蹠骨頭與趾骨相關聯。

趾骨共有14塊，比拇指骨短小，趾為2節，其餘各趾均為3節。

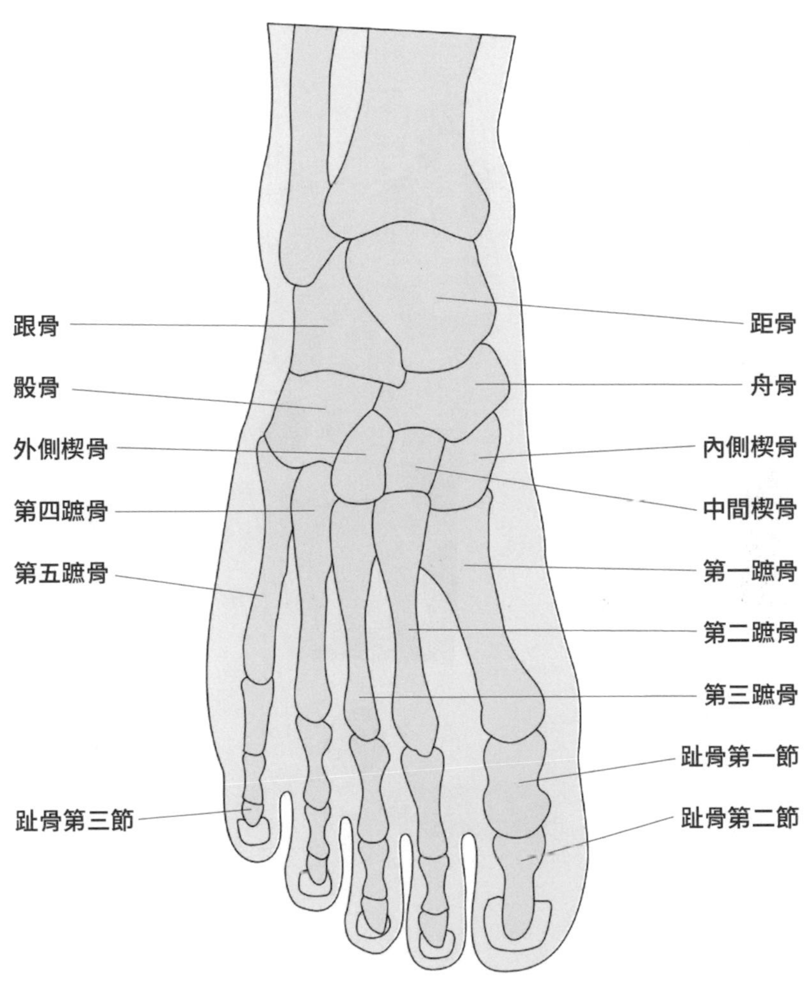
跟骨
骰骨
外側楔骨
第四蹠骨
第五蹠骨
趾骨第三節
距骨
舟骨
內側楔骨
中間楔骨
第一蹠骨
第二蹠骨
第三蹠骨
趾骨第一節
趾骨第二節

足部反射區

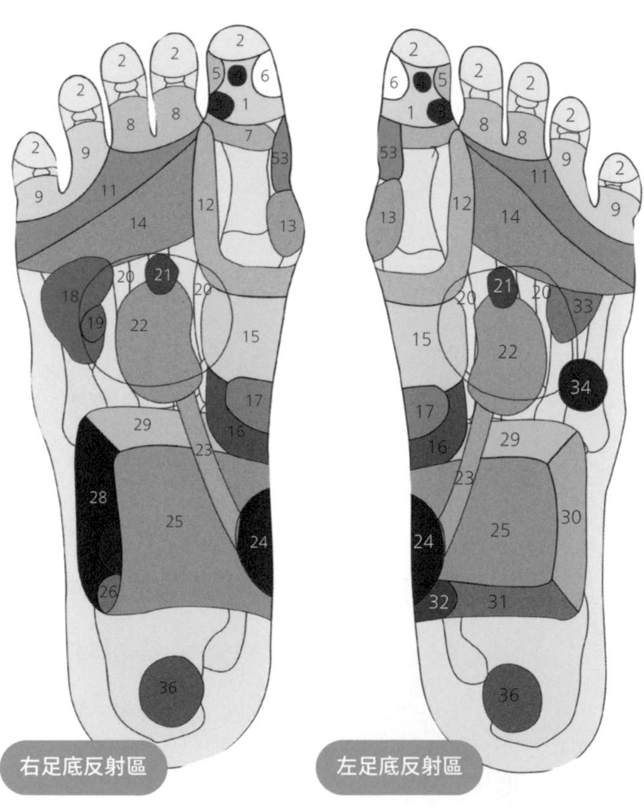

1 大腦
2 額竇
3 小腦和腦幹
4 腦垂體
5 三叉神經
6 鼻
7 頸項
8 眼
9 耳
11 斜方肌
12 甲狀肌
13 副甲狀腺
14 肺和支氣管炎
15 胃
16 十二指腸
17 胰
18 肝
19 膽囊

20 腹腔神經叢
21 腎上腺
22 腎
23 輸尿管
24 膀胱
25 小腸
26 盲腸和闌尾
27 回盲瓣
28 升結腸
29 橫結腸
30 降結腸
31 乙狀結腸和直腸
32 肛門
33 心
34 脾
36 生殖腺（卵巢或睪丸）
53 頸椎

38 髖關節
49 腹股溝
50 前列腺或子宮
51 尿道、陰道
52 直腸和肛門
54 胸椎
55 腰椎
56 骶骨
57 內尾骨
62 坐骨神經

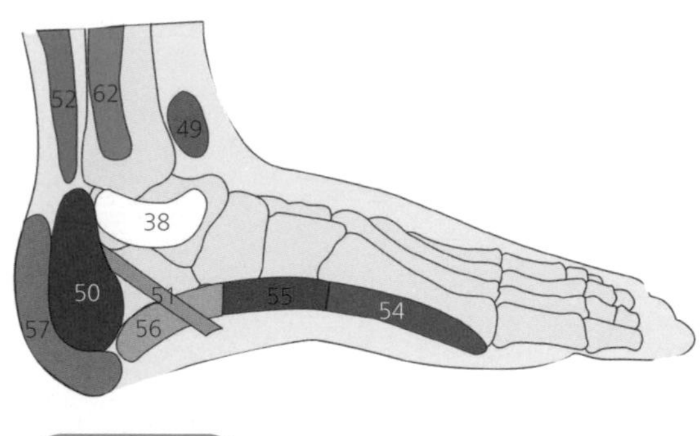

足內側反射區

10 肩關節
35 膝關節
37 下腹部
58 外尾骨
60 肘關節

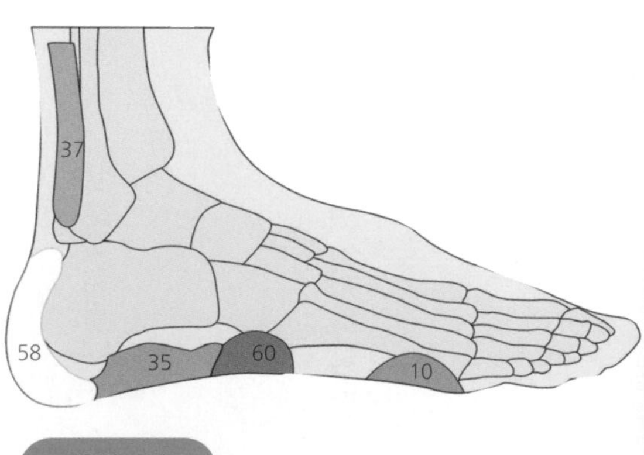

足外側反射區

39上身淋巴結
40下身淋巴結
41胸部淋巴結
42內耳迷路
43胸（乳房）
44橫膈膜
45扁桃腺
46下頷
47上頷
48喉及氣管
59肩胛骨
61肋骨

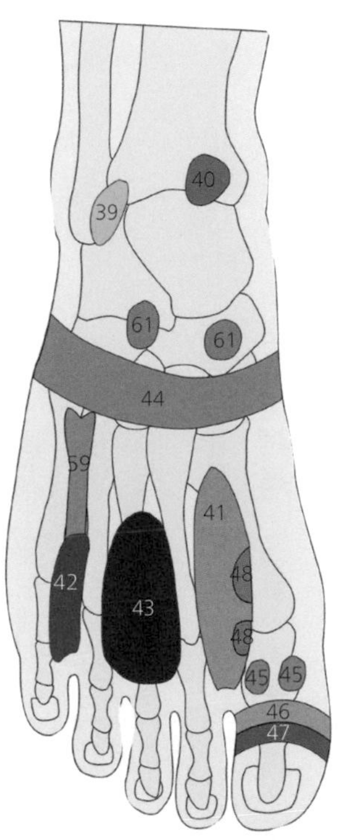

足背部反射區

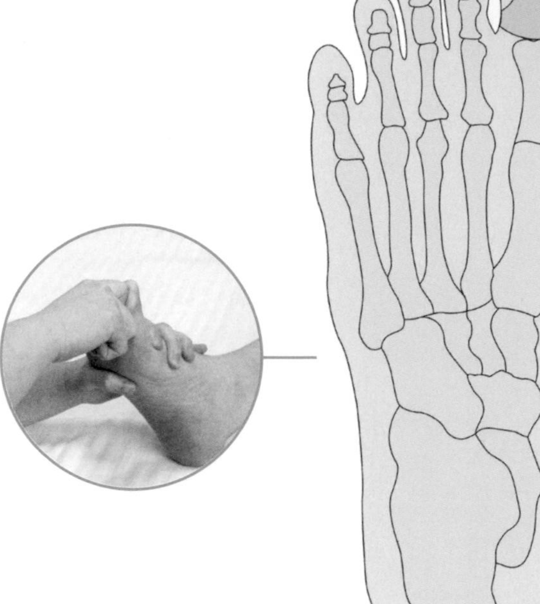

大腦

大腦在顱腔之中，可以調節軀體運動及內臟活動，具有調節體溫、分析感覺等功能。

—取位— 雙足拇趾趾腹整個區域。左半球大腦反射區在右足拇趾趾腹上，右半球大腦反射區在左足拇趾趾腹上。

—手法— 食指刮壓法。

—要點— 用食指中節背面由遠側至近側刮壓，逐次加力。另一手扶住足背，雙手配合；刮壓力度要適中，要使整個足趾趾腹都受到刮壓而無遺漏；要根據受術者的耐受程度來決定力度的大小，刮壓時用力要均勻；必要時可加用拇指、食指捏揉。

—功用— 平肝潛陽，清腦明目，鎮靜安神，舒筋通絡。

—主治— 頭痛、頭暈、失眠、高血壓病、腦外傷後遺症、腦性癱瘓、腦血管病及神經衰弱等。

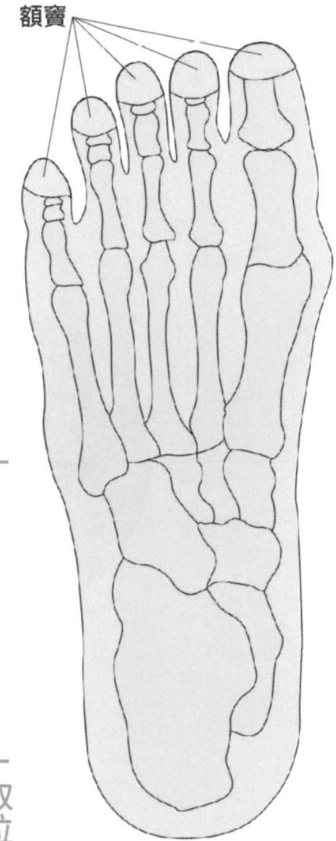

額竇

額竇位於人體頭部前額，是與鼻腔相通的含氣腔隙。

【取位】雙足十個足趾趾端。左側額竇反射區在右足，右側額竇反射區在左足。

【手法】拇指指腹推壓法或食指刮壓法。

【要點】用拇指自內向外做推法或食指刮壓，另一手要扶住足趾；施術時要隨足趾頂端呈弧形做推法或刮壓，受力要均勻，逐次加力，以患者感到舒適為宜。

【功用】清熱疏風，通絡止痛。

【主治】前額痛、頭暈、眼病、鼻病、視物模糊、三叉神經痛和耳部疾病等。

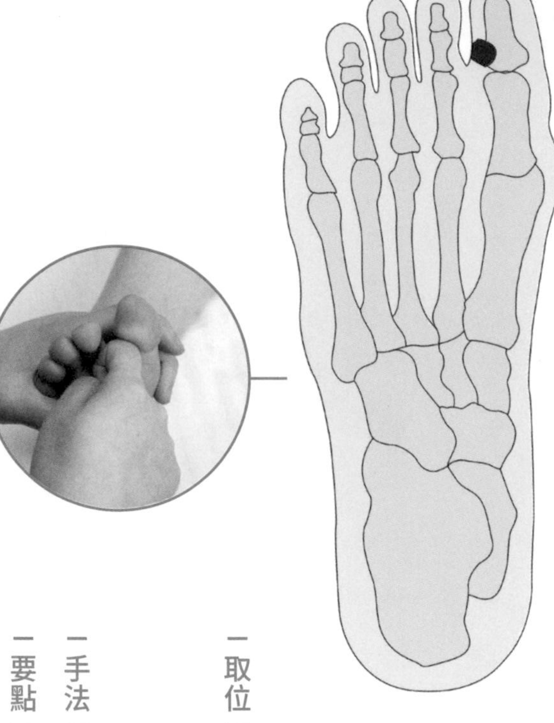

小腦和腦幹

小腦位於大腦的下方，可以維持身體的平衡，協調肌肉運動；腦幹位於間腦和脊髓之間，包括中腦、腦橋、延髓，內有重要的神經中樞，能傳導神經衝動。

－取位－ 雙足拇趾趾腹根部靠近第二趾骨處。左側小腦和腦幹反射區在右足，右側小腦和腦幹反射區在左足。

－手法－ 食指扣拳法。

－要點－ 用力由輕逐次加重，用食指扣拳法時，另一手必須扶住足趾背側；施術時按摩手與另一手協調配合，相互適度擠壓才能獲得適宜的刺激。

－功用－ 疏風清熱，通絡止痛。

－主治－ 頭痛、頭暈、高血壓病、失眠、記憶力減退及運動平衡失調等。

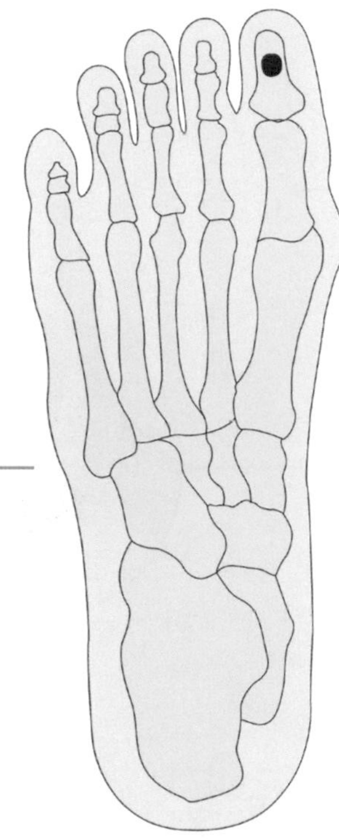

腦垂體

腦垂體位於丘腦下部的腹側，是最重要的內分泌腺，對機體生長及其他內分泌腺的活動具有重要影響。

—取位— 雙足拇趾趾腹中央部位。

—手法— 食指扣拳法。

—要點— 用食指指間關節外側突出部按壓，逐次加力。另一手的食指、中指扶住拇趾背側，拇指協助加壓；按壓時要垂直用力，取位不可移動；用力要由輕漸重。

—功用— 調節內分泌功能，抗衰老，平衡陰陽。

—主治— 內分泌功能失調、更年期症候群、小兒生長發育不良等。

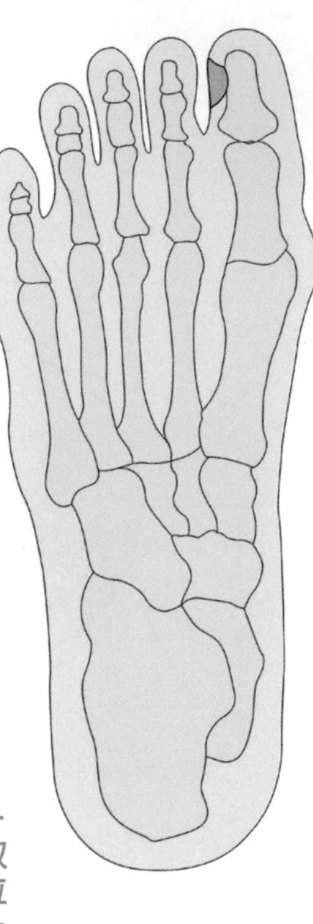

三叉神經

三叉神經位於頭部兩側，包括眼神經、上頜神經和下頜神經。

—取位— 雙足拇趾近第二趾的一側。左側三叉神經反射區在右足，右側三叉神經反射區在左足。

—手法— 拇指指腹推壓法。

—要點— 以右手拇指指端，由足趾端向足趾根部推壓，另一手固定其足。該反射區較敏感，用力宜逐次加大。

—功用— 活血，通絡，止痛。

—主治— 偏頭痛、三叉神經痛、牙痛及五官科的病痛。

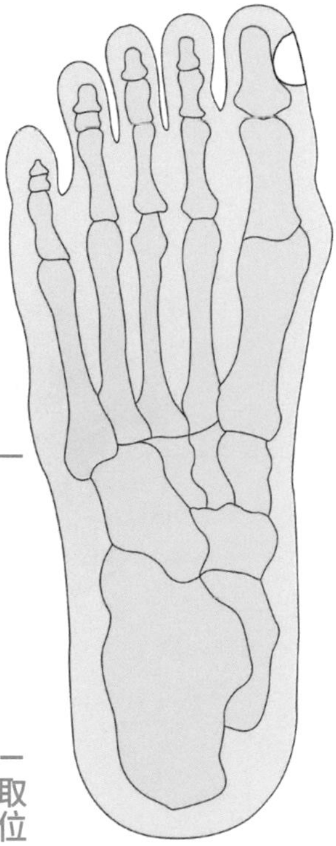

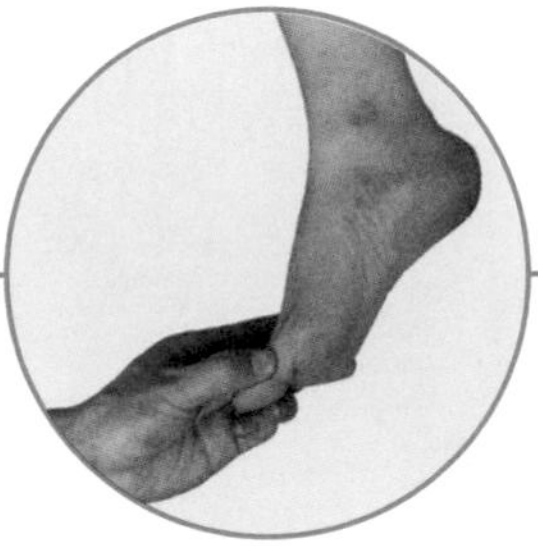

鼻

鼻位於呼吸道起始部位，是嗅覺器官，為呼吸出入的門戶。

取位 雙足拇趾遠節趾骨內側，自拇趾趾腹邊緣延伸到拇趾趾甲部。左側鼻反射區在右足，右側鼻反射區在左足。

手法 拇指推掌法或食指扣拳法。

要點 用拇指腹從拇趾趾腹內側推向甲根後方，或以食指近側指間關節背側突出部頂壓拇趾趾腹內側，逐次加力。

功用 清熱疏風，通利鼻竅。

主治 各種鼻病、呼吸道疾病等。

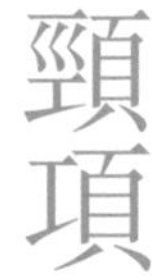

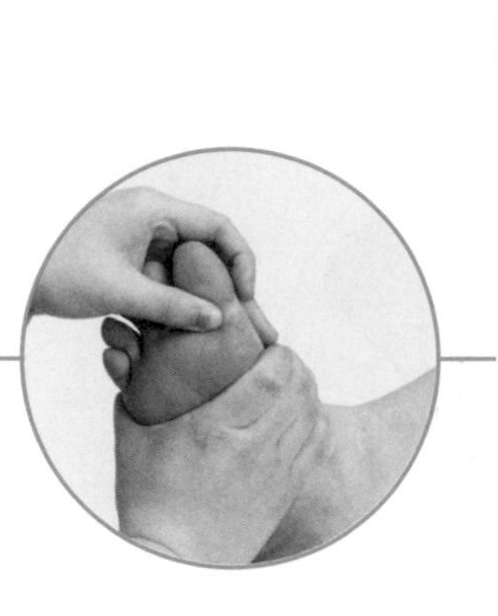

頸項

頸項位於頭與胸之間，前稱頸，後稱項。頸項可以協調頭部向各個方向運動。

－取位－雙足拇趾趾腹根部橫紋處。左側頸項反射區在右足，右側頸項反射區在左足。

－手法－拇指指腹推壓法。

－要點－邊推壓邊由外向內旋扭移動，亦可由內向外推壓。用力由輕逐次加重，另一手要扶住足部；拇指尖應從足趾外側開始推壓，由外向內邊推壓邊旋轉，移動時手指不可放鬆，尤其是趾根兩側的敏感點應以有酸痛感為度。

－功用－疏通經絡，柔頸止痛。

－主治－頸部酸痛、頸部軟組織損傷、落枕、頸椎病、高血壓病、頭痛、頭暈及消化道疾病。

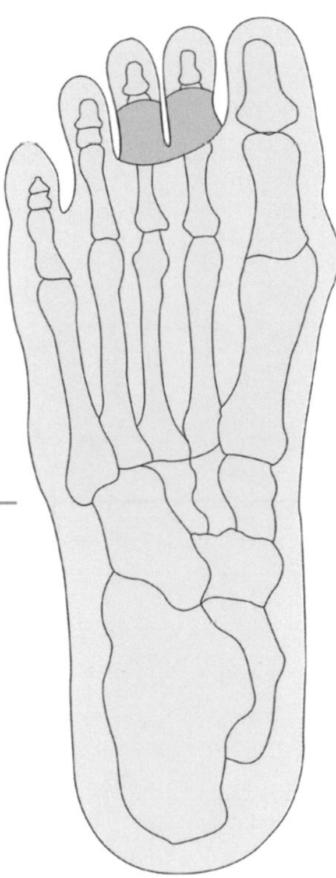

眼

眼由眼球及眼附屬器組成。眼是人體重要的感覺器官。

—取位— 雙足足底第二、三趾的額竇反射區至中節趾骨底面及兩側面。左眼反射區在右足，右眼反射區在左足。

—手法— 食指扣拳法。

—要點— 用食指扣拳法頂壓各敏感點，也可用拇指尖捏掐趾根敏感點，由輕漸重，各點頂壓或捏掐；然後用拇指指腹由遠而近推各趾的內、下、外三面；最後用拇指側峰按壓第二、三趾根間背側敏感點。

—功用— 清肝，養肝，明目。

—主治— 各種眼病及與肝有關的病症。

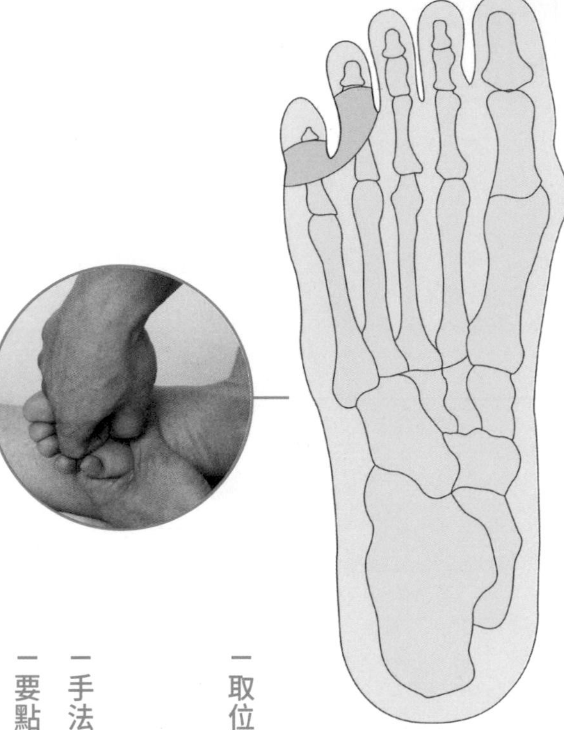

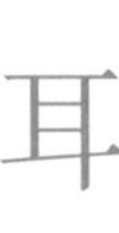

耳

耳由外耳、中耳、內耳三部分組成。外耳和中耳是收集和傳導聲波的裝置，內耳是接收聲波和位覺刺激的感受器。

【取位】雙足足底第四、五趾的額竇反射區至中節趾骨底面及內、外兩側。左耳反射區在右足，右耳反射區在左足。

【手法】食指扣拳法。

【要點】用食指扣拳法頂壓各敏感點，也可用拇指尖捏掐趾根敏感點，由輕漸重，各點頂壓或捏掐；然後用拇指指腹由遠而近推各趾的內、下、外三面；最後用拇指側峰按壓第四、五趾根間背側敏感點。

【功用】補腎，開竅，聰耳。

【主治】各種耳病、眩暈、暈車、暈船等。

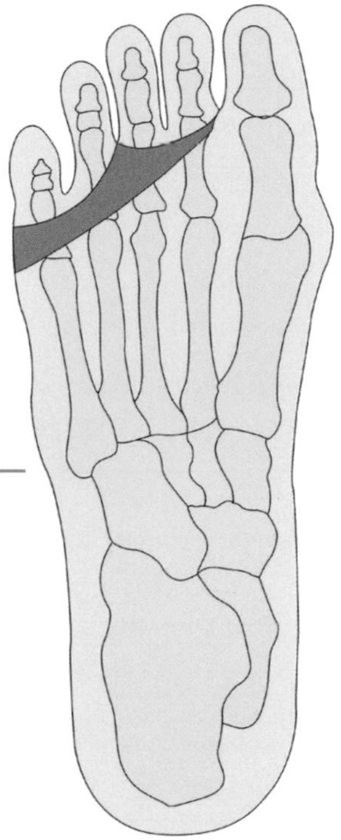

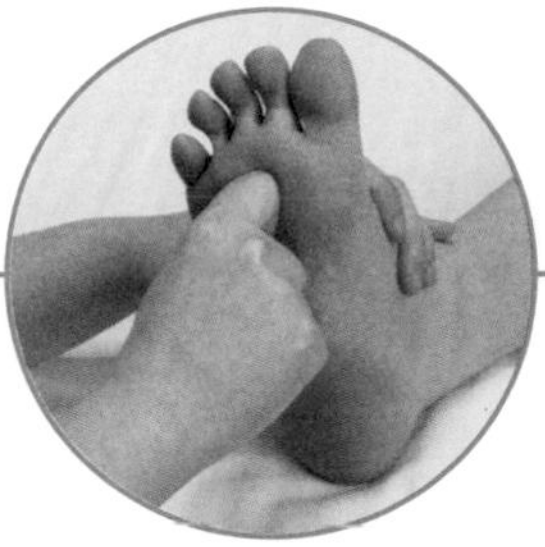

斜方肌

斜方肌位於項部與背部，參與肩胛骨的活動。

取位 足掌前半部，眼反射區、耳反射區下一橫指寬，自甲狀腺反射區至肩關節反射區之間的帶狀區域。

手法 食指刮壓法。

要點 用食指中節從外向內刮壓，另一手要將各趾扒成微屈狀，使足掌放鬆，不可使各趾呈背伸；每次刮壓的力度要均勻並逐次加重。

功用 舒筋活絡，祛風除濕。

主治 落枕、頸背酸痛、手臂無力酸麻等。

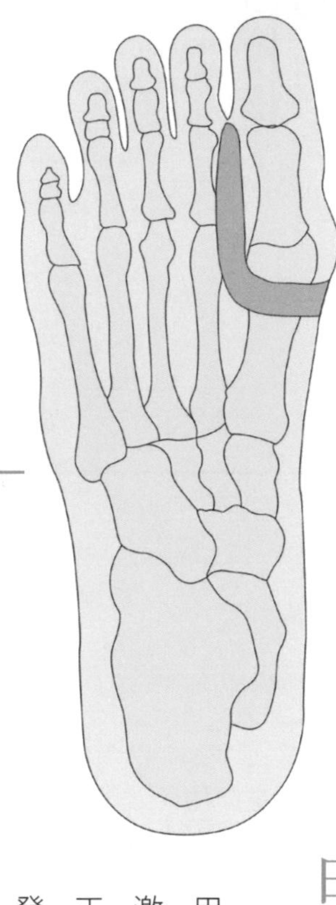

甲狀腺

甲狀腺位於頸前部，可以分泌含碘的甲狀腺激素，可以促進機體的新陳代謝，維持機體正常生長發育，尤其對於骨骼和神經系統的發育十分重要。

|取位|雙足足底拇趾與第二趾蹼處沿第一蹠骨頭向內呈「L」形帶狀。

|手法|用拇指指腹推壓法，也可用食指刮壓法。

|要點|用力要均勻，動作要協調。

|功用|調節激素分泌，平衡陰陽。

|主治|甲狀腺功能亢進症或甲狀腺功能減退症、失眠、心悸、情緒不佳、肥胖症等，並能促進小兒長高。

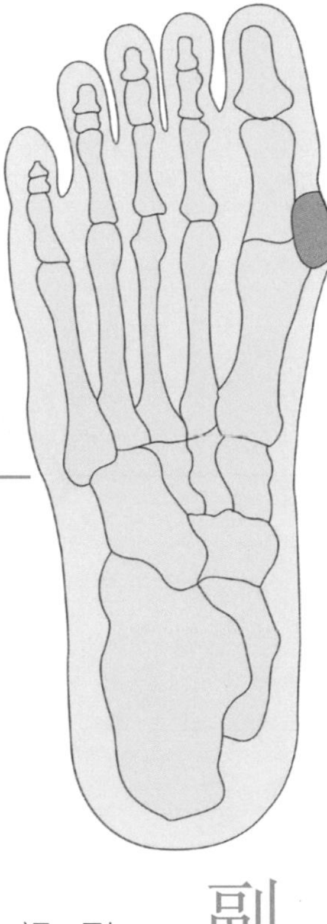

副甲狀腺

副甲狀腺位於甲狀腺的後方，可分泌激素，調節人體鈣磷代謝。

【取位】足底第一蹠趾關節前方凹陷。

【手法】食指扣拳法。

【要點】用食指中節近側指背頂壓，逐次加力。以出現麻脹感為宜。也可用拇指揉法。

【功用】補腎養腎，柔肝養筋。

【主治】副甲狀腺功能異常引起的缺鈣、筋骨酸痛、手足痙攣，以及心臟病、各種過敏性疾病、白內障、失眠、皮膚病、婦科病等。

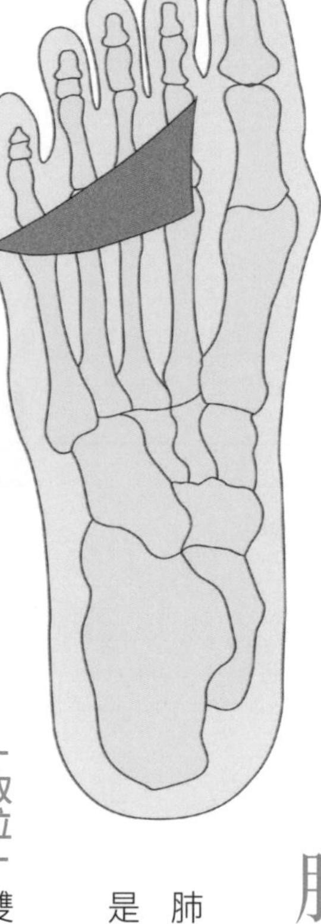

肺和支氣管

肺位於胸腔內，是氣體交換的場所；支氣管是氣體出入的通道。

—取位— 雙足斜方肌反射區下方一拇指寬處，支氣管反射區與肺反射區重疊，並由肺反射區延伸至第三趾中節末端的索帶狀區域。

—手法— 拇指指腹推壓法。

—要點— 用雙手拇指推向各足趾，力度逐次加重。做肺反射區按摩時，必須由外向內推壓；做支氣管反射區按摩時，拇指應推向各趾；推壓或推法的力度應均勻並逐次加重。

—功用— 補肺益氣，清熱解毒。

—主治— 肺與支氣管的病症、鼻病、心臟病、便秘等。

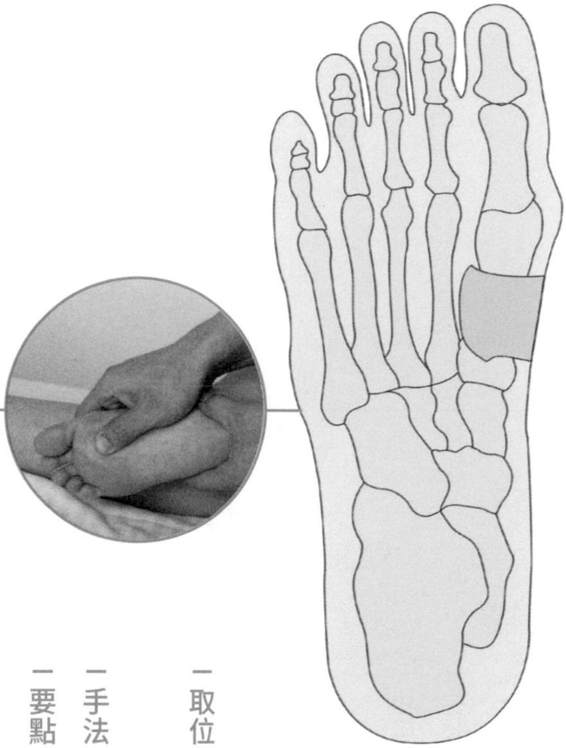

胃

胃大部分位於左季肋區內，小部分位於上腹部。具有分泌胃液、容納和初步消化食物的功能。

【取位】雙足第一蹠骨體部蹠趾關節後，約一橫指寬的區域。

【手法】拇指指腹按壓法。

【要點】一手拇指按壓，另一手要扶住足跟；逐次加力，摸準反射區後用拇指指腹定點頂壓；力度均勻並由輕逐次加重。若有胃痛症狀，可有明顯的敏感點而能奏效。

【功用】降逆和胃，理氣止痛。

【主治】胃部疾病、厭食、消化不良、糖尿病、膽囊疾病等。

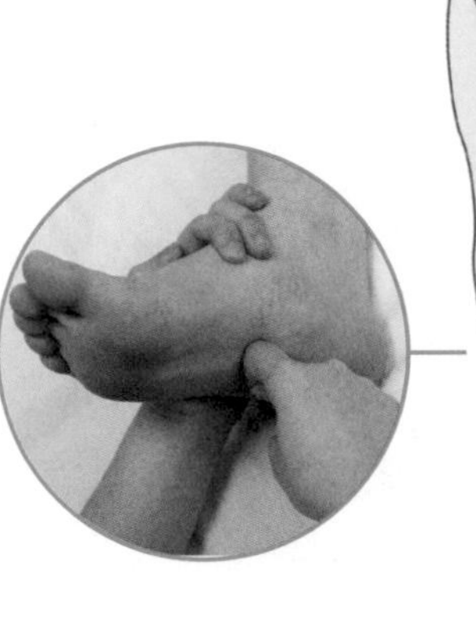

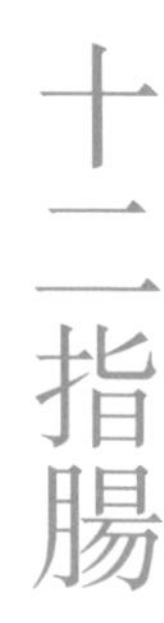

十二指腸

十二指腸位於右上腹，上接幽門，下連空腸，呈「C」字形包圍著胰頭，能起到消化和吸收營養物質的作用。

【取位】位於雙足足底內側第一蹠趾關節後方。

【手法】食指扣拳法。

【要點】一手要扶住足背，另一手頂壓，頂壓的力度要均勻，並由輕逐次加重，但用力比胰反射區要輕。力度既不可太重，避免疼痛難忍，又要有適宜的刺激量才能奏效。

【功用】養氣和胃，理氣止痛。

【主治】十二指腸疾病、腹部飽脹、消化不良等。

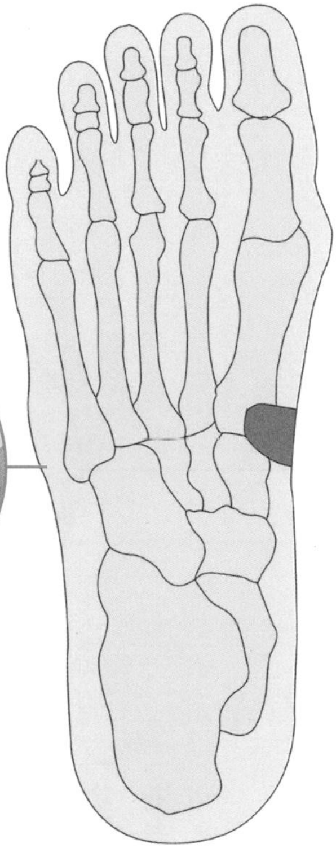

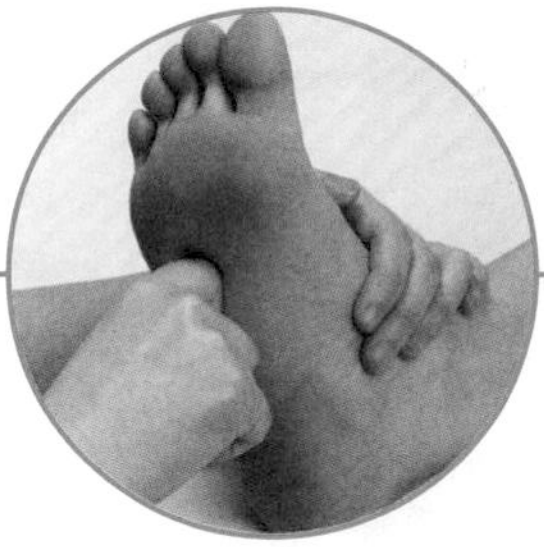

胰

位於胃後方，形狹長。外分泌部分泌胰液，幫助人體分解蛋白質、糖類和脂肪；內分泌部主要分泌胰島素等，對人體內糖類、蛋白質及脂肪的代謝有重要的調節作用。

【取位】雙足足底第一蹠骨，胃反射區和十二指腸反射區之間。

【手法】食指扣拳法。

【要點】一手扶住足背，另一手頂壓，頂壓的力度要均勻，並由輕逐次加重；因該反射區靠近第一蹠骨基底部，故用力應比胃反射區輕些；要雙手合作形成適宜的力度。

【功用】降糖清胰。

【主治】胰腺疾病、消化不良、糖尿病等。

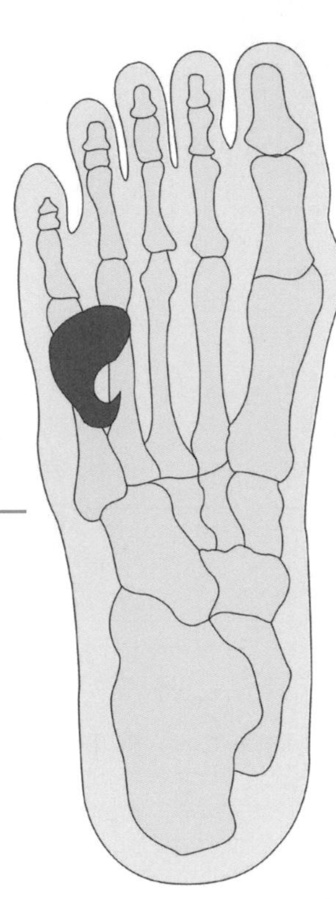

肝

肝臟位於右上腹，是人體最大的消化腺，肝臟能分泌膽汁，參與消化，具有代謝、解毒等功能。

—取位—右足第四、五蹠骨的底面，上界被肺和支氣管反射區覆蓋。

—手法—食指扣拳法。

—要點—用食指第一指間關節頂點施力頂壓，另一手要扶住足背；用力要均勻並由輕逐次加重。

—功用—疏肝利膽，清熱解毒，補益肝血，平肝潛陽。

—主治—肝臟疾病、血液疾病、高脂血症、眼病、眩暈等。

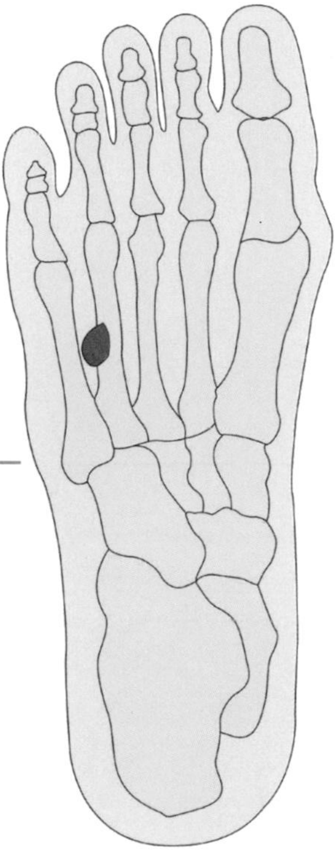

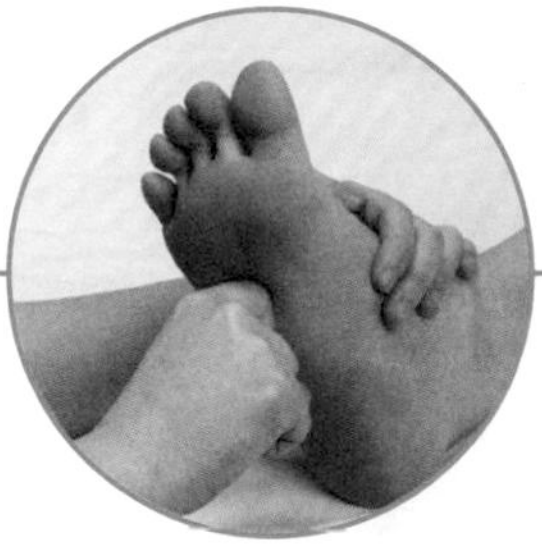

膽囊

膽囊位於肝右葉下方的膽囊窩內，主要功能為儲存和濃縮膽汁，對食物進行消化。

—取位—右足底第四、五蹠骨之間，肝反射區的下方。

—手法—食指扣拳法。

—要點—頂壓方向應斜向外上方，頂壓時，要用食指近側指間關節背側突出部頂入，左手配合用力，不要移動或旋扭；力度要均勻並由輕逐次加重。

—功用—清熱化濕，利膽止痛。

—主治—膽囊疾病、肝臟疾病、失眠、消化不良、胃腸功能紊亂等。

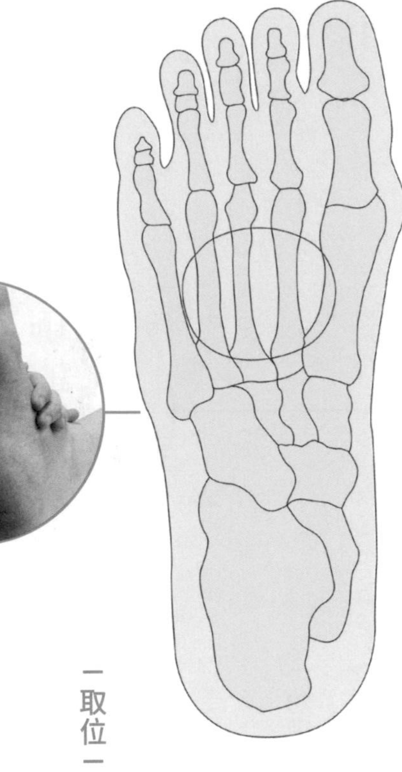

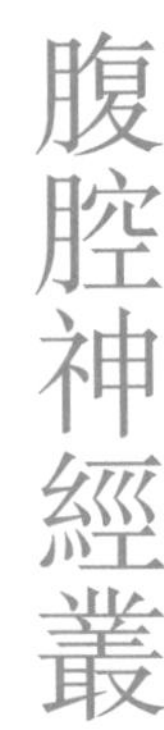

腹腔神經叢

腹腔神經叢位於人體腹腔各器官的周圍，是支配人體內臟活動的最大神經叢，可以調節胃腸功能。

—取位— 雙足底第一到四蹠骨體處，分佈在近蹠骨底處（腎上腺反射區下一橫指）附近的橢圓形區域內。

—手法— 食指刮壓法。

—要點— 用右手食指中節由遠而近地刮壓，用力由輕逐漸加重，做3~5次。另一手握住足背並給予反作用力。刮壓時可呈弧形，力度均勻並逐次加力，雙手動作要協調配合。

—功用— 調理三焦，提高痛閾。

—主治— 腹腔內各器官的病症，主要是用於消化系統、神經系統疾病，可以緩解自主神經緊張。

腎上腺

腎上腺位於腎臟的上端，左右各一。腎上腺是人體重要的內分泌腺，分泌的激素可以維持人體糖類和蛋白質的代謝平衡，並維持水和電解質的代謝。

一取位一 雙足底第二蹠骨上端稍外側，距蹠骨頭近心端一拇指寬處。

一手法一 食指扣拳法。

一要點一 用右手食指背側指間關節突出部緩慢頂入，以出現酸脹感為宜，停留10～20秒後再緩慢放鬆。逐次加力，直至出現微痛。用另一手從其足背加以扶持和協助，不要改變方向。

一功用一 補腎填精，活血祛風，抗休克，抗過敏。

一主治一 腎上腺疾病、各種感染、心律失常、休克、風濕病、糖尿病等。

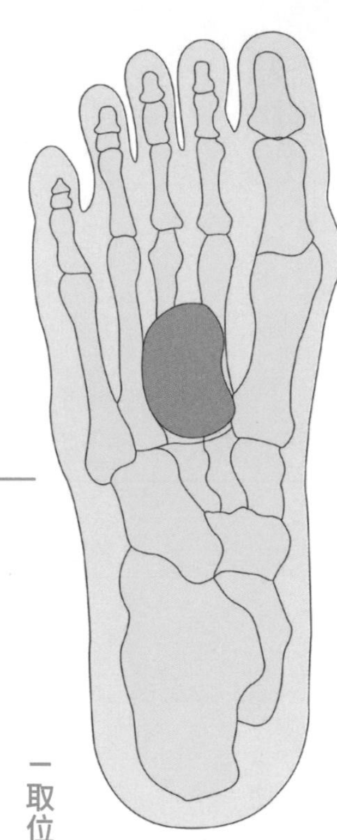

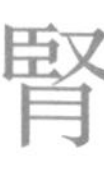

腎

腎位於脊椎兩側，腹膜後方。具有生殖、泌尿和內分泌功能。

取位 雙足底第二、三蹠骨體之間，近蹠骨體處。

手法 食指刮壓法。

要點 右手食指中節由遠而近地刮壓3～5次，另一手固定足背。定位要準確，用力要滲透、均勻，刮壓的速度宜緩慢；刮壓時要用食指中節背側壓入，避免近側指間關節著力。

功用 補腎填精，壯陽，溫經通脈，醒神開竅，清熱利濕，利尿通淋。

主治 泌尿系統疾病、各種腎病。

輸尿管

輸尿管位於人體下腹腔，左右各一，上連腎盂，下連膀胱，具有輸送尿液的作用。

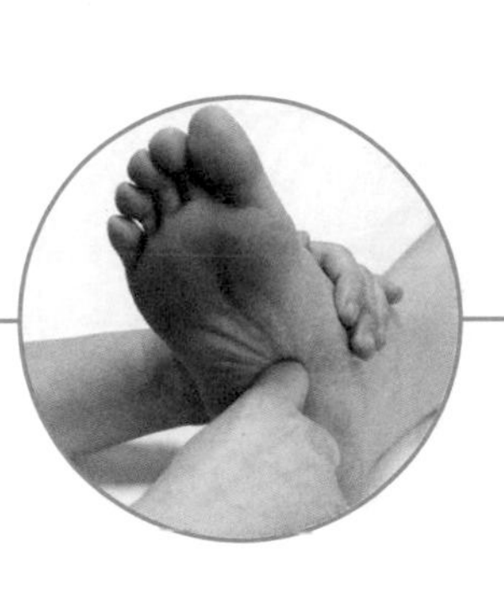

－取位－ 自腎反射區斜向足底內側，至舟狀骨內下方，呈一弧狀條帶區。

－手法－ 食指刮壓法。右手食指中節背側自腎反射區中間開始，先壓入到合適的深度後再向下刮壓至離膀胱反射區約三分之一的距離時，右手邊內旋邊刮壓至膀胱反射區中點，停留片刻後緩慢抬起。力量由輕到重，逐次加力。刮壓的力度要均勻、滲透，速度宜緩慢。

－功用－ 清熱利濕，通淋排石，瀉火解毒。

－主治－ 尿路結石、前列腺炎、排尿困難等泌尿系統疾病。

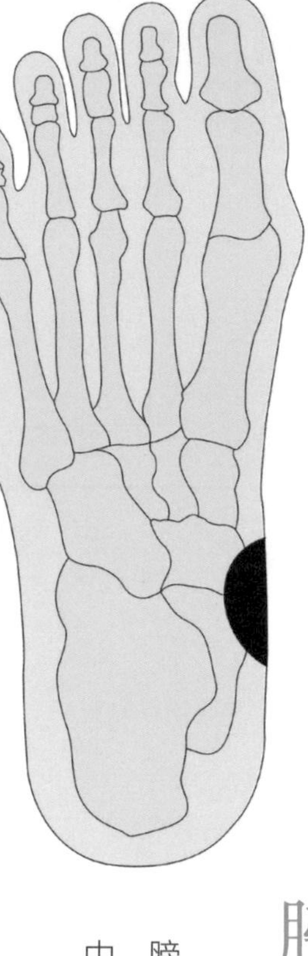

膀胱

膀胱位於人體下腹部，是儲存尿液的器官，中醫認為其具有氣化的作用。

—取位— 足內踝前方，舟狀骨下方，拇展肌內緣旁。

—手法— 食指扣拳法。

—要點— 用食指中節由足內側向足外側呈扇形旋壓。另一手扶足部，使其外展，便於操作；用力不可過大。

—功用— 清熱瀉火，通利小便，解毒。

—主治— 膀胱炎、泌尿系結石及泌尿系其他疾病。

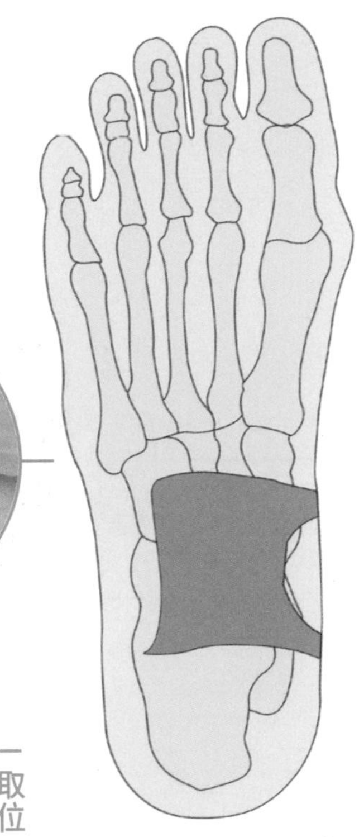

小腸

小腸位於腹腔，上起於胃的幽門，下與大腸相接，是人體消化、吸收食物最重要的場所。

—取位— 位於雙足足掌中部凹進區域。

—手法— 刮壓法。

—要點— 四指屈曲，以食指、中指、無名指、小指近側指間關節背側著力，由遠而近刮壓十幾次；刮壓的力度要均勻，速度宜快，動作要有節奏；刮壓後常出現足心發熱。

—功用— 消食導滯，健脾行氣。

—主治— 小腸炎症、腹瀉、胃腸功能紊亂、消化不良、心律失常、失眠等。

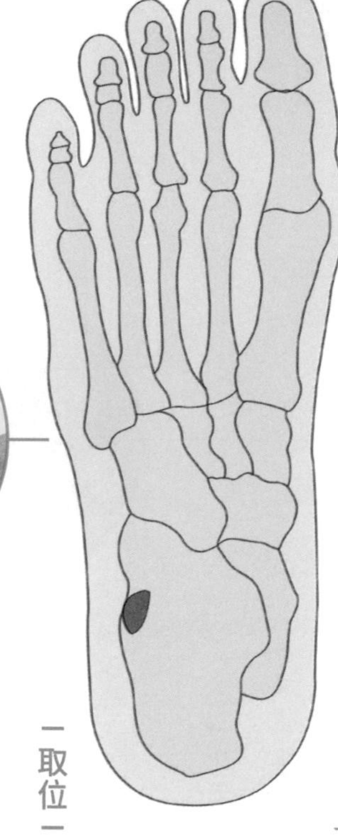

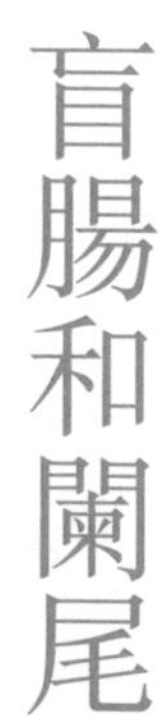

盲腸和闌尾

盲腸位於右下腹，是大腸的起始部，上續升結腸。盲腸的內下方就是闌尾。

—取位— 右足底跟骨前緣外側，第四、五趾間的垂直線上。

—手法— 食指扣拳法。

—要點— 一手握足，另一手半握拳，食指彎曲，以食指第一指間關節頂點施力，定點向深部按摩；力度以反射區產生酸痛為宜，定點頂壓，頂壓時不能移動位置和旋扭；力度應由輕逐漸加重。

—功用— 消炎，加強腸蠕動。

—主治— 盲腸炎、闌尾炎、下腹部脹氣等。

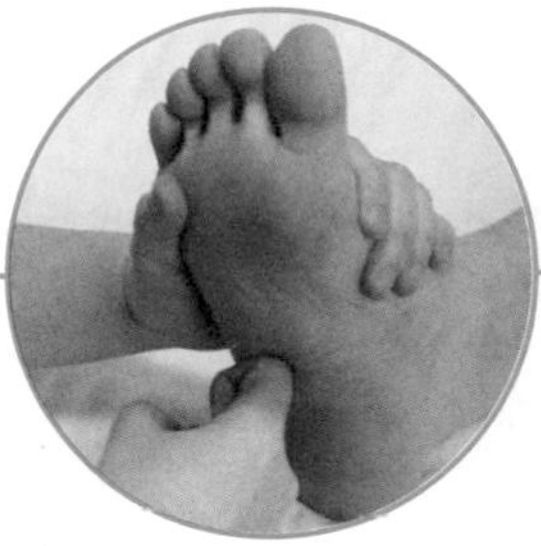

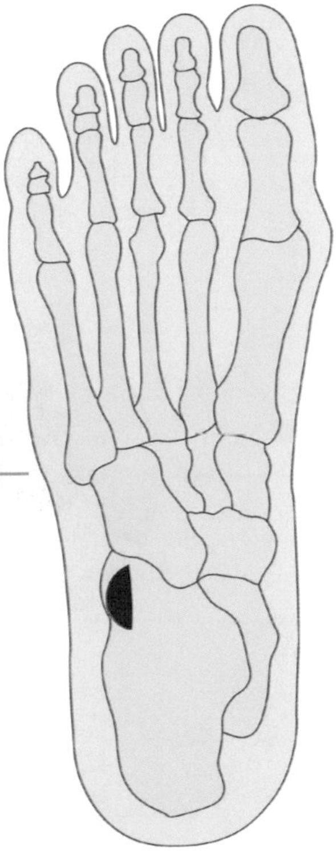

回盲瓣

回盲瓣位於小腸（回腸）通入盲腸的入口處，能延緩小腸內容物進入大腸，使食物被充分地消化吸收，並可防止大腸內容物逆流入小腸（回腸）內。

- 取位 — 位於右足底跟骨前外側，盲腸和闌尾反射區的遠心端。
- 手法 — 食指扣拳法。
- 要點 — 一手握足，另一手半握拳，食指彎曲，以食指第一指間關節頂點施力，定點向深部揉按；力度以反射區產生酸痛為宜，揉按時不可移動位置或旋扭；力度應由輕逐漸加重。
- 功用 — 導滯，通便，消食等。
- 主治 — 腸炎、便秘、下腹部脹氣、腹痛等。

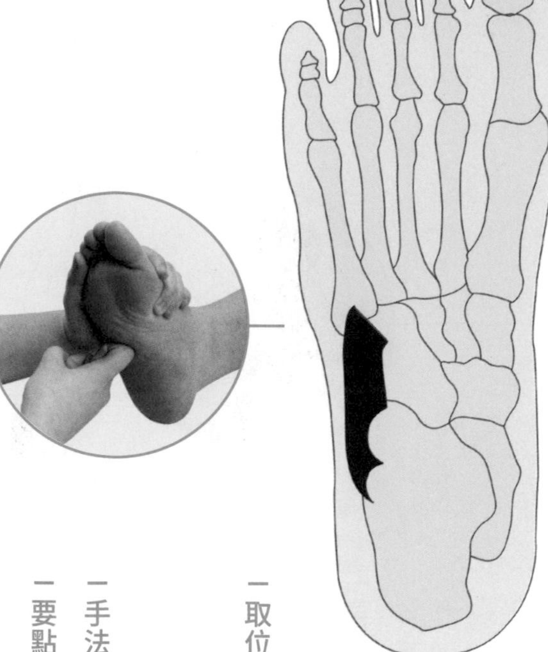

升結腸

升結腸位於右腹部，上接盲腸，沿腹後壁右側上升到肝右葉下面轉向左。升結腸具有吸收營養物質、運送廢物的功能。

【取位】位於右足足底從跟骨前緣，沿骰骨外側至第五蹠骨底，為小腸反射區以及足外側平行帶狀區。

【手法】食指刮壓法。

【要點】用食指中節偏橈側面由近端向遠端刮壓，按摩手要用力壓入足掌，刮壓時用力要均勻並逐次加重；刮壓的方向必須由近端向遠端，即由足跟向足趾方向按摩。

【功用】行氣，通便。

【主治】結腸炎、便秘、腹瀉、腹脹、腹痛等。

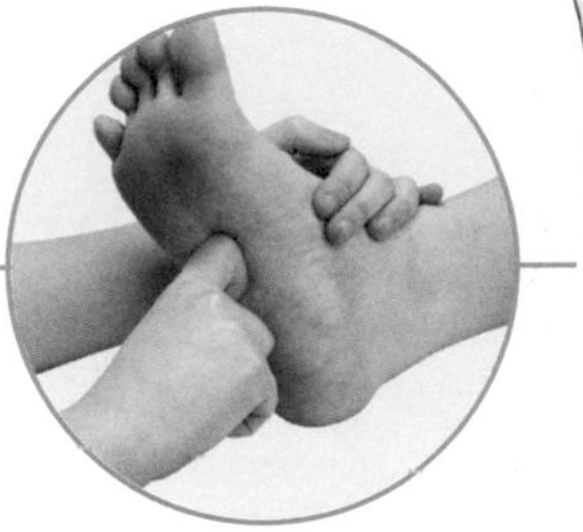

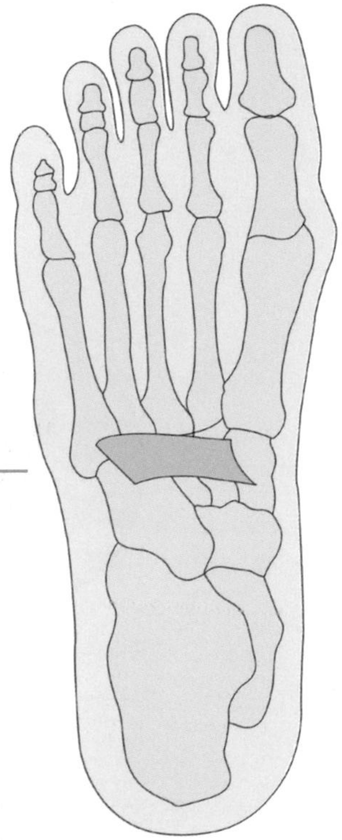

橫結腸

橫結腸位於中上腹部，是大腸的一部分，具有吸收營養物質、運送廢物的作用。

取位 位於雙足足底中間，相當於胰反射區、十二指腸反射區水準線上橫越足底的帶狀區域。

手法 食指刮壓法。

以食指中節刮壓，刮壓時應先壓後刮動；刮壓的方向是左足由內向外、右足由外向內；刮壓的力度要均勻並由輕逐次加重。

功用 導滯，通便，止瀉。

主治 便秘、腹瀉、腹痛、結腸炎等。

降結腸

降結腸位於左上腹，與橫結腸相連接，沿腹部左側下降至左下腹，與乙狀結腸相連接，具有吸收營養物質、運送廢物的作用。

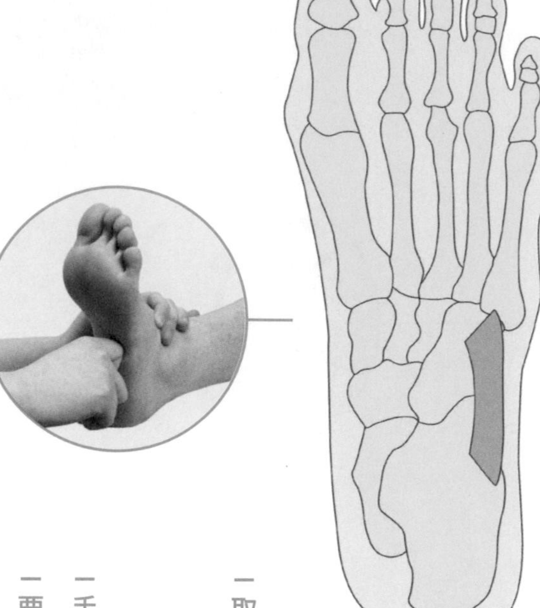

一取位一位於左足足底外側第五蹠骨沿骰骨外側至跟骨前緣，相當於胰反射區、十二指腸反射區平面至跟骨前緣外側的豎帶狀區域。

一手法一食指刮壓法。

一要點一自遠而近，逐次加力，另一手扶住足背並給予反作用力，雙手合力，使刮壓有適宜的力度；用力要均勻並逐次加重。

一功用一導滯，通便，止瀉。

一主治一便秘、腹瀉、腹痛、結腸炎等。

乙狀結腸和直腸

乙狀結腸和直腸位於左下腹，呈「乙」字彎曲，上接結腸、下接肛管至肛門，具有運送糞便從肛門排出的作用。

【取位】位於左足足底跟骨前緣，呈一橫帶。

【手法】食指刮壓法。

【要點】用食指中節刮壓，逐次加力，另一手扶住足背，雙手合力刮壓，力度適宜；應從足跟前外方呈反「S」形刮壓，先刮壓後移至膀胱反射區的後方，需用腕部和前臂內旋動作帶動；用力要均勻並逐次加重。

【功用】清熱，補虛，通便，消炎。

【主治】乙狀結腸炎、直腸炎、便秘、腹瀉等。

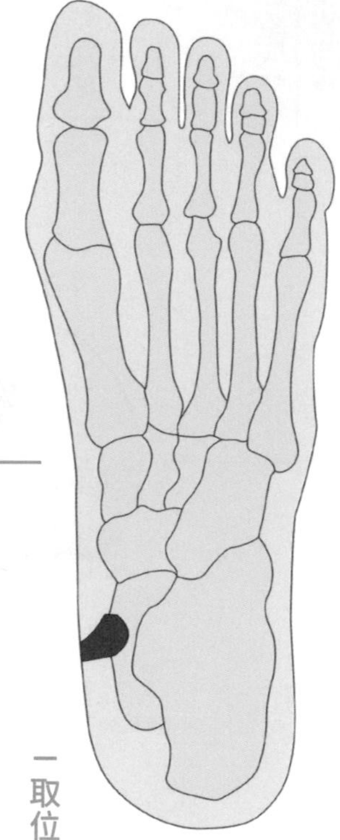

肛門

位於消化系統管道末端，上接直腸，具有控制和排出糞便的功能。

—取位— 位於左足足底跟骨前緣、乙狀結腸和直腸反射區的末端，拇展肌外側緣。

—手法— 食指扣拳法。

—要點— 用食指近側指間關節背側突出部頂壓，逐次加力，頂壓的方向宜從內下向外上；力度均勻並逐次加重。

—功用— 消痔，止血，通便。

—主治— 痔、肛裂、脫肛、便秘、便血等。

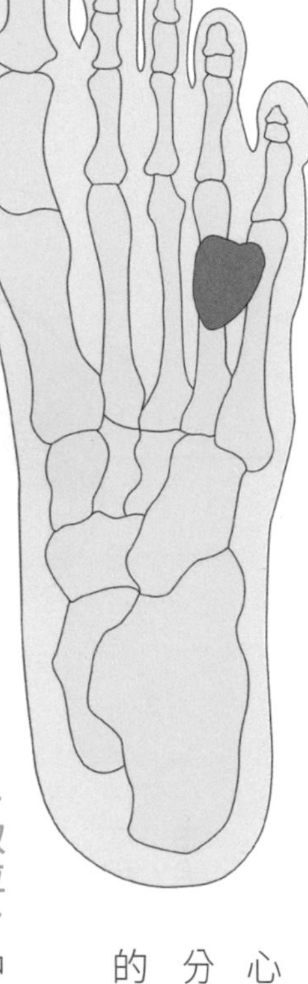

心臟

心臟位於胸腔的前縱隔內、左右肺之間，三分之二在正中線的左側。心臟是心血管系統的中樞，推動人體血液循環的運行。

—取位— 中心點在左足第四、五蹠骨之間，肺和支氣管反射區後方。

—手法— 食指扣拳法。

—要點— 一手握足，另一手半握拳，食指彎曲，以食指第一指間關節頂點施力。施術時先用輕手法，如能承受則加重手法，無異常反應再用重手法。逐次加重並延長時間。對心臟病患者，手法宜輕些。

—功用— 補氣，養心，生血。

—主治— 心臟病、高血壓病、休克、失眠、盜汗、肺部疾病。

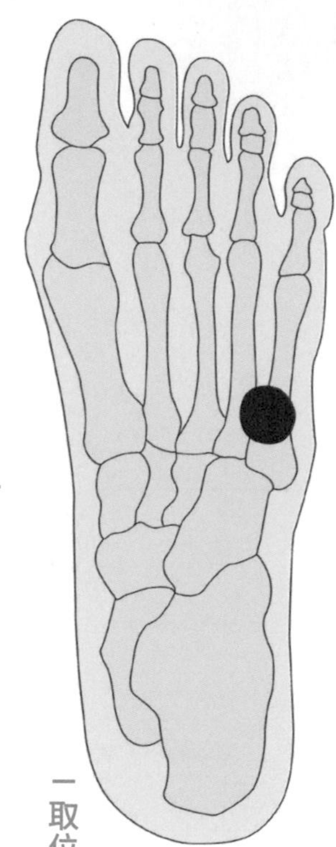

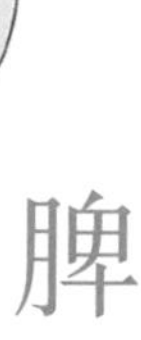

脾

位於左上腹部，具有儲血和免疫的功能。

—取位— 左足底第四、五蹠骨基底部之間，心反射區正下方一橫指處。

—手法— 食指扣拳法。

—要點— 一手握足，另一手半握拳，食指彎曲，以食指第一指間關節頂點施力，用食指扣拳法頂壓。力度以反射區產生酸痛為宜，力度逐次加重。

—功用— 健脾化濕，統攝血液，增強機體免疫能力。

—主治— 發熱、炎症、貧血、高血壓病、舌炎、唇炎、食欲缺乏、消化不良、皮膚過敏等。

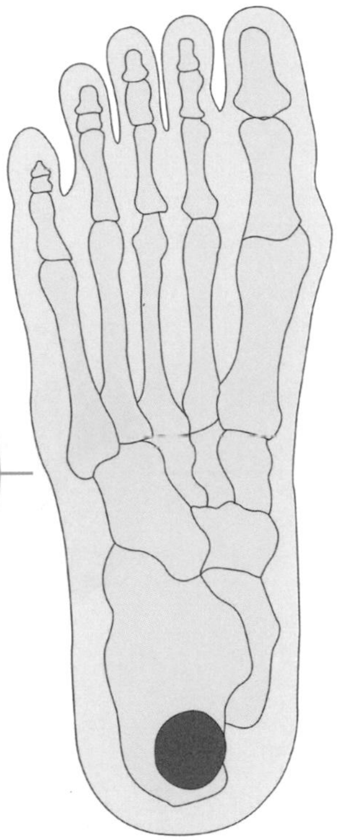

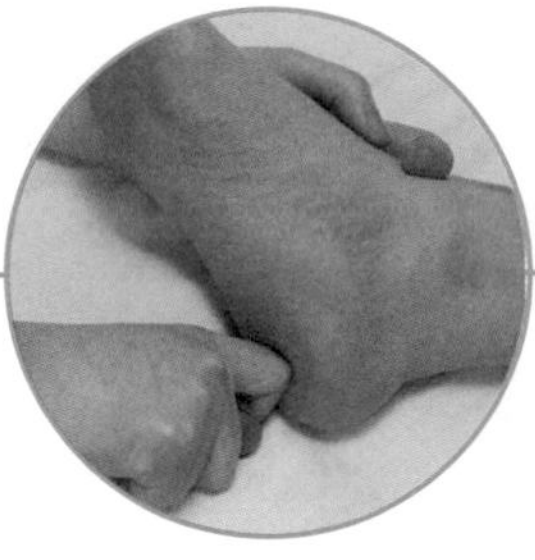

生殖腺（卵巢或睪丸）

男性生殖腺睪丸位於陰囊內，左右各一，是生產精子和分泌男性激素的器官；女性生殖腺卵巢位於骨盆內，左右各一，是生產卵子和分泌女性激素的器官。

—取位— 位於足底，足跟部的中央。

—手法— 食指扣拳法。

—要點— 用食指近側指間關節背側突出部頂壓，另一手扶住足部；頂壓時不要移動或旋扭；力度均勻並逐次加重。

—功用— 補腎益精，抗衰老。

—主治— 男女性功能低下、前列腺肥大、不孕症、月經不調、子宮肌瘤等。

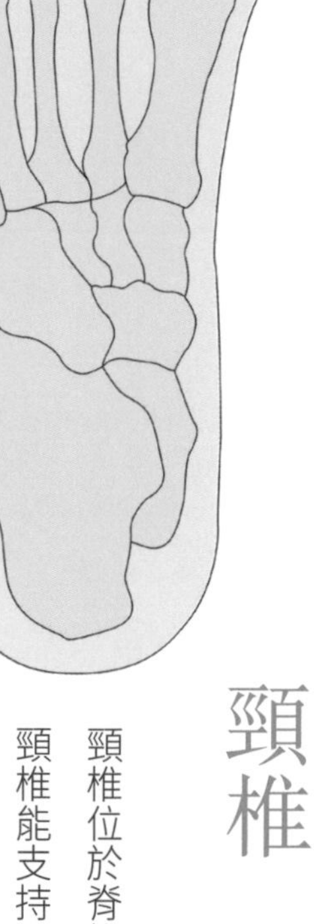

頸椎

頸椎位於脊椎的最上端，由七節頸椎體構成。頸椎能支持頭部，保持全身平衡。

—取位— 雙足趾根部內側紋盡頭處的凹陷區域，拇趾趾關節後處。

—手法— 用拇指推掌法或雙指鉗法。推或鉗的力度要均勻，並由輕逐次加重而達到適宜的刺激量。

—功用— 舒筋，活血，和脈。

—主治— 頸椎病、落枕等。

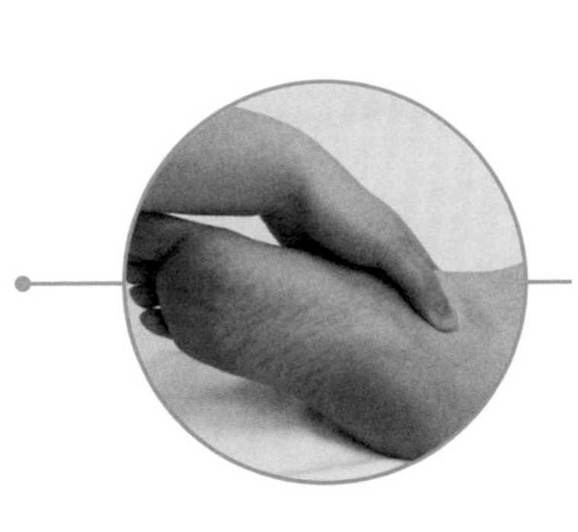

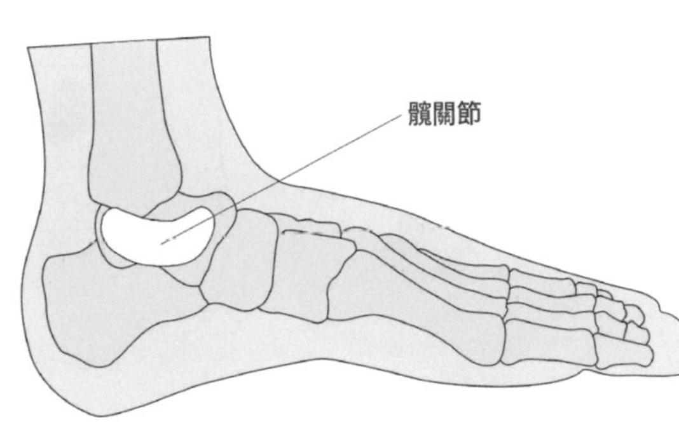

髖關節

髖關節位於肢體連接部，是連接軀體與下肢的運動關節。

【取位】雙足內踝及內踝下緣一呈弧形的區域。

【手法】拇指推掌法。

【要點】用拇指沿骨縫從前下方推到後下方，逐次加力；拇指推時應使力作用於骨縫內，並要獲得酸脹感；推至後方時腕部需扭轉，使拇指盡可能推入骨縫；用力均勻並逐次加重。

【功用】活血，通絡，止痛。

【主治】髖關節疼痛、坐骨神經痛、股骨頸骨折疼痛、臀肌損傷、下肢癱瘓，以及膝、肘、肩、踝、腕等關節疾病。

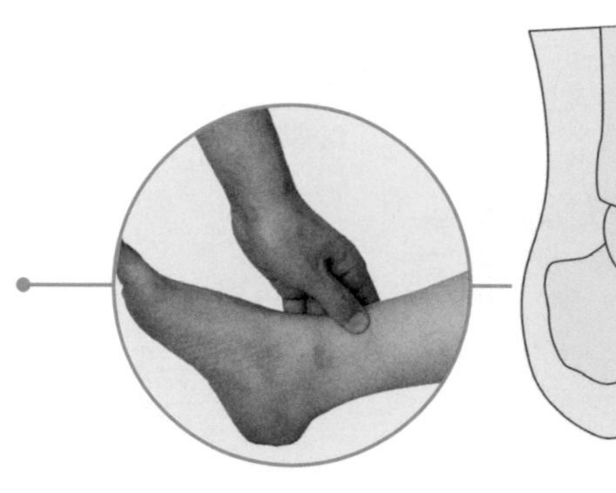

腹股溝

腹股溝位於下腹部兩側的三角區域。男性的精索、女性的子宮圓韌帶透過腹股溝管，腹壁在此形成一條裂隙。

【取位】雙足內踝尖上方二橫指，脛骨內側凹陷中。

【手法】拇指推掌法。

【要點】用拇指指端推壓，每次均有酸痛感；推壓力度要均勻。

【功用】溫腎壯陽，抗衰老。

【主治】腹股溝部疾病、疝氣、淋巴結炎、生殖系統疾病、性功能低下、精索靜脈曲張等。

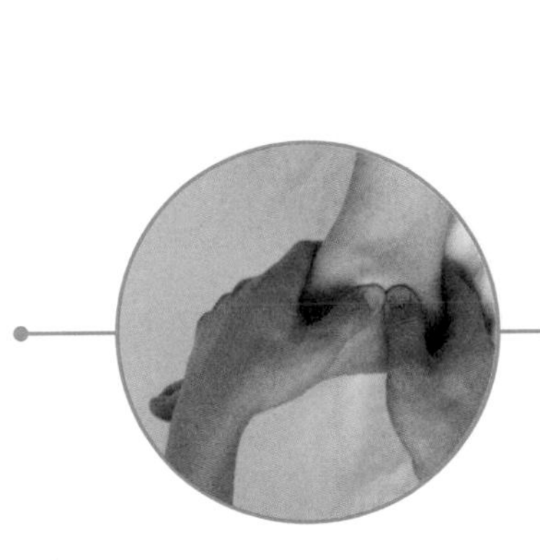

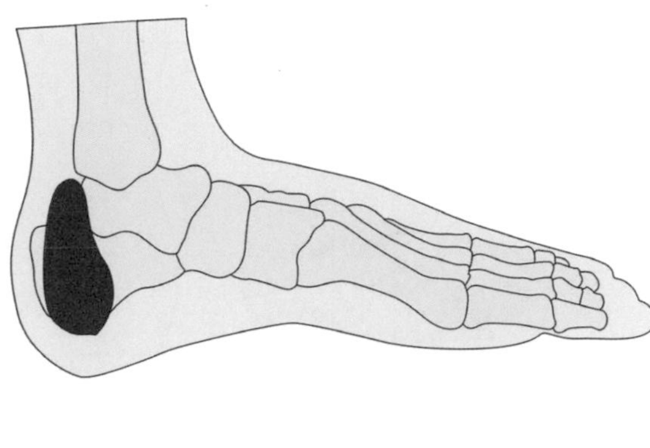

前列腺或子宮

男性前列腺位於膀胱下方，圍繞膀胱頸和尿道起始部，被尿道和輸精管貫穿。前列腺分泌乳白色的弱鹼性液體，此液體是精液的主要成分。女性子宮位於盆腔中部，是受精卵發育及胎兒成長的場所。

—取位— 雙足跟骨內側，內踝的後下方近似三角形區域，前列腺敏感點在三角形直角頂點附近，子宮頸敏感點在三角形斜邊的上段。

—手法— 拇指指腹推壓法。

—要點— 雙手拇指自下而上推壓，做3～5次，逐次加重，力度以反射區產生酸痛為宜。

—功用— 補腎益精，活血養宮。

—主治— 子宮病變、痛經、尿路感染、前列腺炎、前列腺肥大、性功能低下等。

尿道、陰道

男性尿道起於膀胱，終於陰莖頭，具有排尿和排精的作用。女性尿道與膀胱連接，僅有排尿功能。女性的陰道與子宮連接，是女性的性交器官，還具有導入精液、排出月經及分娩出胎兒的功能。

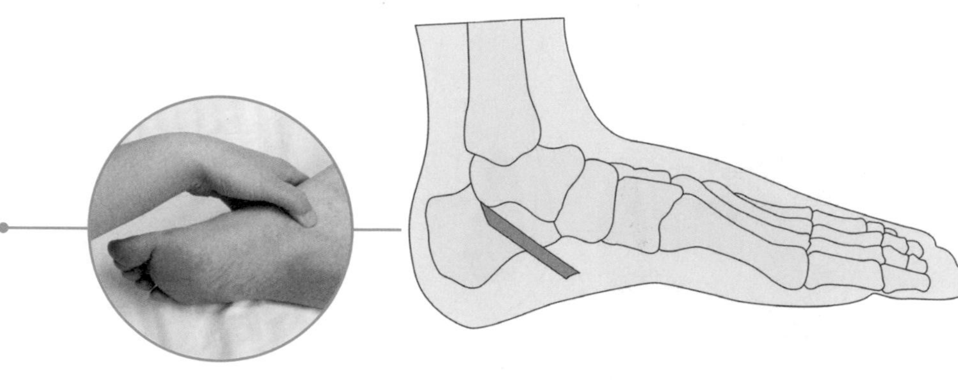

–取位–足跟內側，自膀胱反射區斜向後上方延伸，經距骨止於內踝的後下方。

–手法–拇指指腹推壓法。

–要點–用拇指指腹從膀胱區後下方推向內踝的後下方。當推至內踝後下方時，將手腕內旋，用拇指橈側峰向內踝後下方的骨縫擠壓，以出現酸脹感為度。用力逐次加重，推壓的速度宜緩慢。

–功用–消炎解毒，通淋利尿。

–主治–泌尿系統感染、排尿障礙、會陰部病症等。

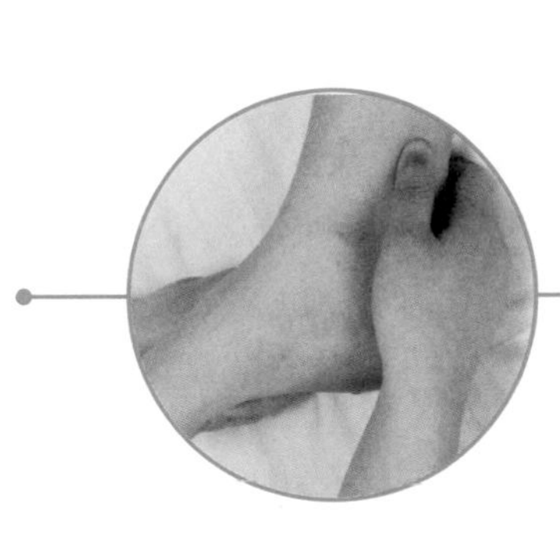

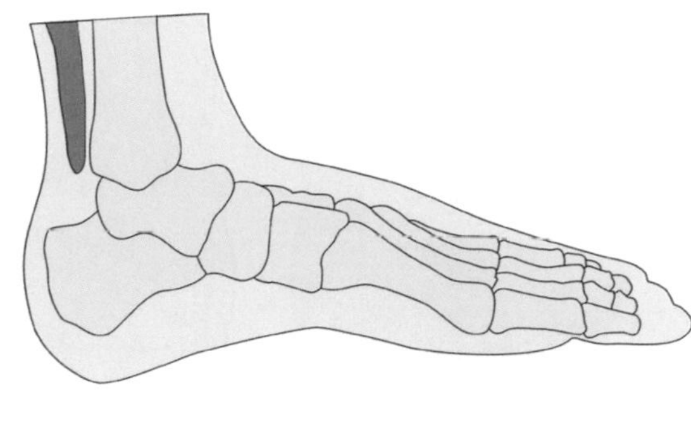

直腸和肛門

直腸位於盆腔內，骶骨和尾骨的前方，上接乙狀結腸，下端終於肛門。它是大腸的末端，有暫時儲存、排出糞便的作用。

—取位— 雙足脛骨內側，內踝後溝內，從內踝後方向上延伸四橫指的帶狀區域。

—手法— 拇指推掌法。

一手從下向上推按，另一手扶住足背；拇指推時要獲得酸脹感；用力均勻並逐次加重。

—功用— 寬腸，通便，消痔，解毒。

—主治— 痔、肛裂、直腸炎、便秘、腹瀉等。

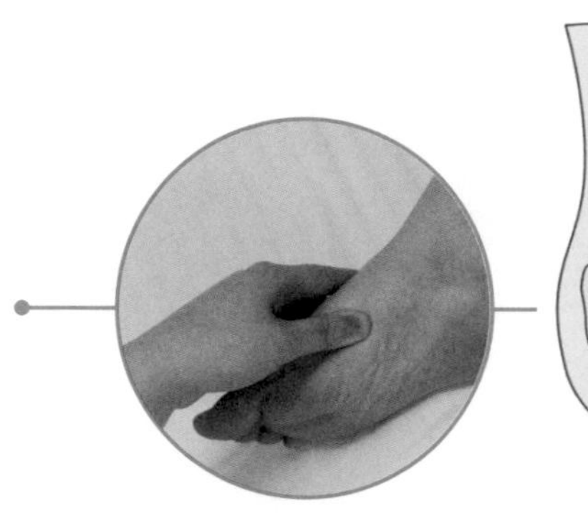

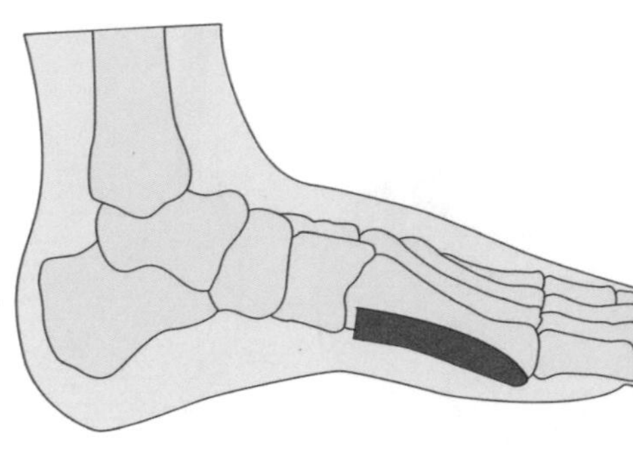

胸椎

胸椎位於脊椎的上端，由十二節胸椎體構成，上接頸椎，下連腰椎，可以支撐軀體，保持全身平衡。

【取位】位於雙足足弓內側緣，第一蹠骨頭下方到第一楔骨前。

【手法】用拇指推掌法或食指刮壓法。

【要點】由遠而近，逐次加力，推或刮壓的力度要均勻，並由輕逐次加重而達到適宜的刺激量；腰椎反射區與胸椎反射區是連接的，手法操作時要注意銜接。

【功用】舒筋，活血，通脈。

【主治】胸背部病症，如胸椎間盤突出症、胸椎病變、肩背疼痛、肋間神經痛等，胸腔內器官疾病（如心、肺、食道、氣管的病症）。

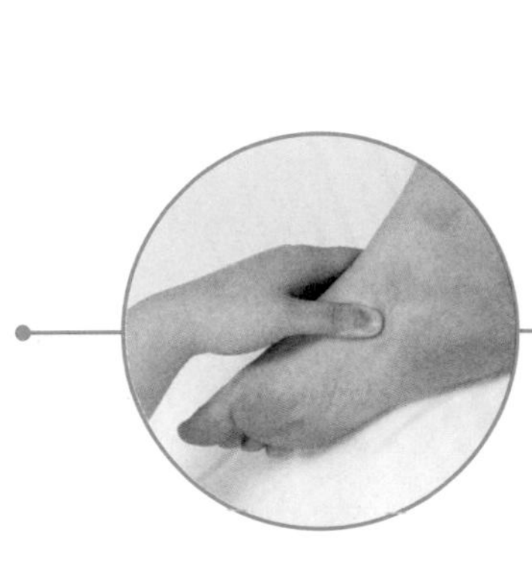

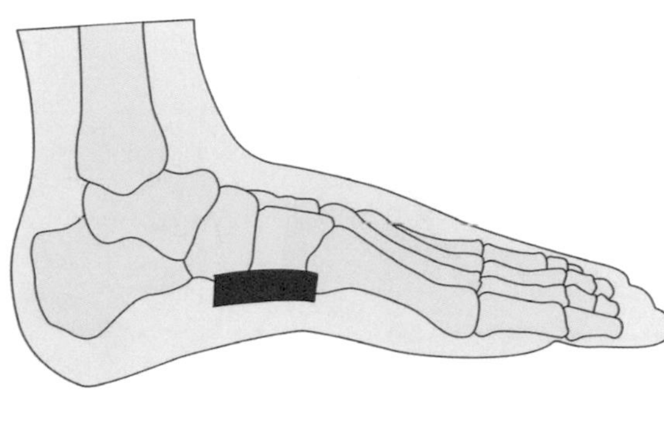

腰椎

腰椎位於脊椎的中下端，由五節腰椎體構成，上接胸椎，下連骶骨，可以保持全身平衡，並使軀體轉動。

—取位— 雙足足弓內側緣，第一楔骨至足舟骨，上接胸椎反射區。

—手法— 用拇指推掌法或食指刮壓法。

—要點— 由遠而近，逐次加力，推或刮壓的力度要均勻，並由輕逐次加重，以達到適宜的刺激量；腰椎反射區與骶骨反射區的接合部是足弓最高處，宜用力向上頂壓。

—功用— 活血，通絡，止痛。

—主治— 腰背酸痛、腰肌勞損、腰椎間盤突出症、腰椎骨質增生、坐骨神經痛以及腰椎其他疾病，腹腔和盆腔內的病症等。

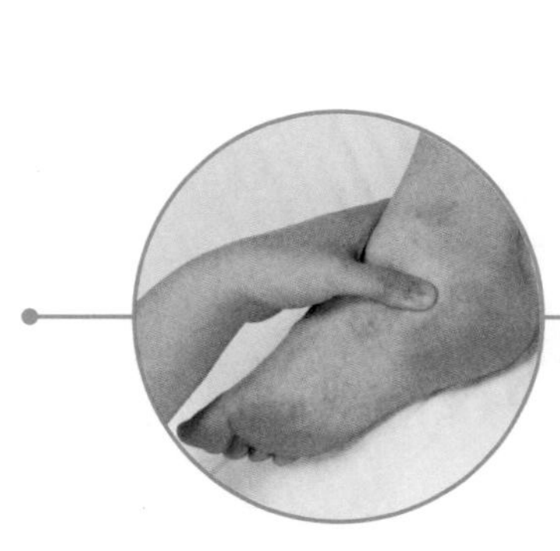

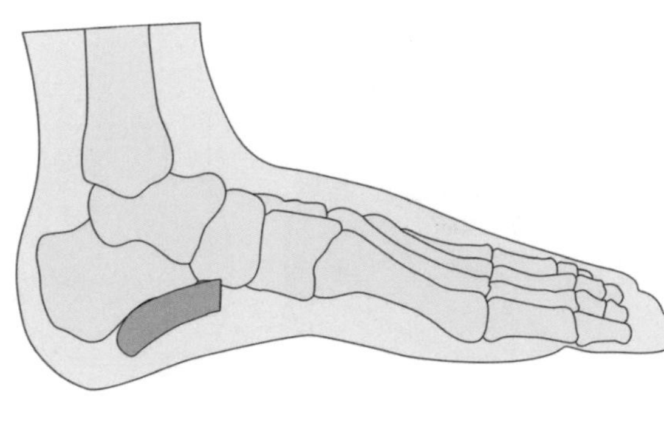

骶骨

位於脊椎的末端，由五塊骶椎骨組合而成，上接腰椎，下連尾骨，保持全身平衡。

—取位— 雙足足弓內側緣，起於足舟骨後方，經距骨下方到跟骨前緣。

—手法— 拇指推掌法或食指刮壓法。

—要點— 由前向後，逐次加力，推或刮壓時需用力向上壓才能獲得適宜的刺激量；力度要均勻並逐次加重。

—功用— 活血，通絡。

—主治— 骶椎挫傷、骶骨骨質增生、會陰部疾病、坐骨神經痛、頸椎病、失眠、便秘、不孕症、性功能障礙等。

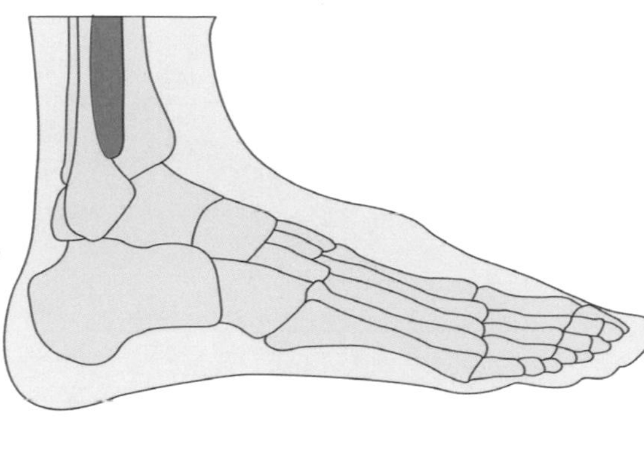

坐骨神經

坐骨神經是人體最長最粗的神經。它從盆腔經大轉子與坐骨結節之間，到達股骨後，下降至膕窩上方，分為脛神經與腓總神經，支配肌肉運動及感覺。

—取位— 內側坐骨神經反射區位於雙側足內踝關節後方，沿脛骨內後緣上行至脛骨內側髁下，外側坐骨神經反射區位於雙側足外踝外緣沿腓骨前側上行至腓骨小頭處。

—手法— 拇指推掌法。

—要點— 按摩前要塗抹按摩膏，以便於操作和防止皮膚損傷；從下向上，用力均勻並由輕到重逐次加力，推的速度宜緩慢。

—功用— 活血，通絡，止痛。

—主治— 坐骨神經痛、腰椎間盤突出症、急性腰扭傷、雙下肢末梢神經炎、膝和小腿疼痛、腦中風、糖尿病等。

醫學放大鏡

大轉子：是臀大肌，臀中肌和臀小肌的附著點。

坐骨結節：人體臀部的骨骼是由盆骨構成的，其中坐骨構成盆骨的重要組成部分，坐骨可分為上下兩個分支，在分支骨匯合處有向後下凸起的粗隆，即坐骨結節，當人採取坐位姿勢時，坐骨恰好與凳面接觸。

臀大肌：是人體內最大的肌肉。它從骨盆後面延伸到股的上部。從事站立行走奔跑和上臺階等動作。實際上凡是伸直或伸展腿部時，都必須要運用這塊肌肉。臀大肌也與其他數塊肌肉一起形成臀部。

膕窩：膝蓋後方凹陷處。

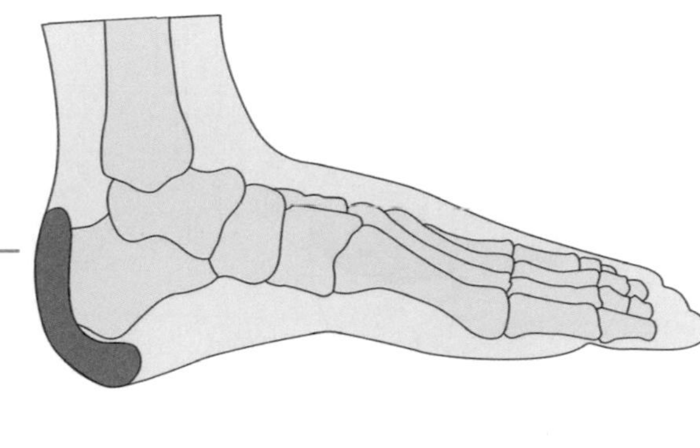

內尾骨

內尾骨位於脊椎的尾部，由四至五塊退化的尾椎骨形成，上接骶骨，下端遊離，具有保持全身平衡的作用。

【取位】雙足足弓內側緣，沿跟骨結節後內側呈「L」形區域。

【手法】食指勾掌法或食指扣拳法。

【要點】用食指中節橈側面勾刮尾骨內側反射區的後部，用食指近側指間關節背側突出部頂壓跟骨內下角處，用食指中節勾刮尾骨內側反射區的前部，勾刮的力度要均勻並逐次加重，以局部感到酸痛為好。

【功用】活血，通絡，消痔，止痛。

【主治】骶尾部挫傷、骶骨軟組織損傷、坐骨神經痛、神經衰弱、失眠、頭痛、痔、生殖系統疾病等。

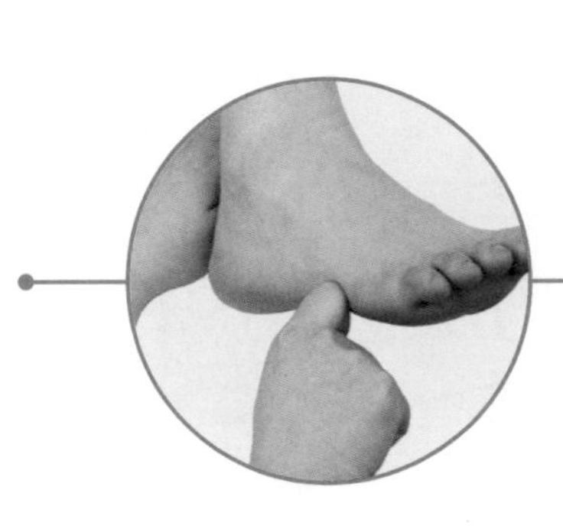

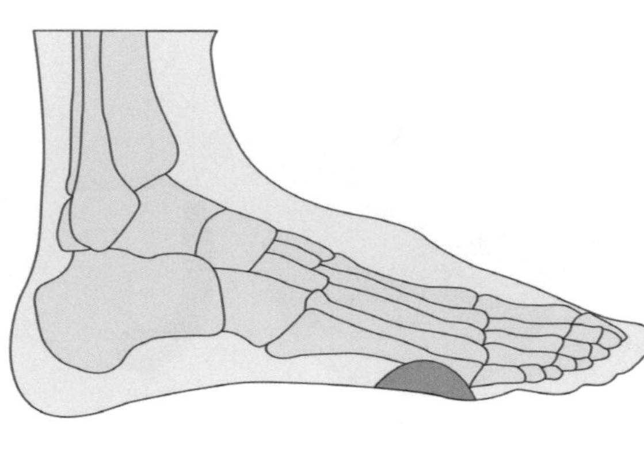

肩關節

肩關節由肱骨頭與肩胛骨的關節盂構成。肩可做多方向較大幅度的運動。

【取位】位於雙足外側第五蹠趾關節處。

【手法】食指扣拳法。

【要點】一手握足，另一手半握拳，食指彎曲、定點施力按壓；力度以產生酸痛為宜。

【功用】通經活絡，祛風除濕，止痛利節。

【主治】肩關節疼痛、肩周炎、手臂無力、肩背痛、頸椎病、上肢癱瘓，以及髖、膝、肘、踝、腕等關節疾病。

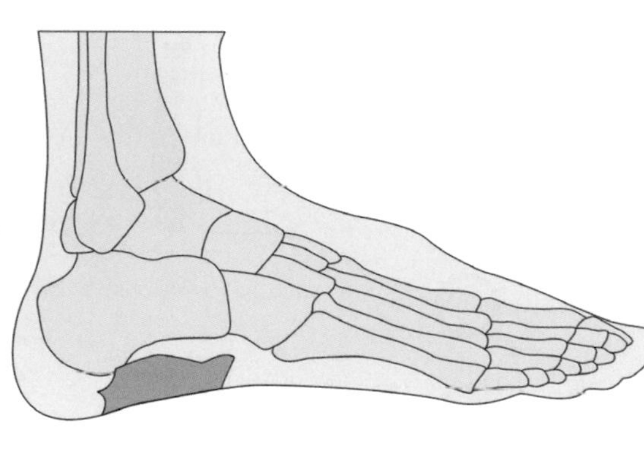

膝關節

膝關節是由股骨內、外側髁，脛骨內、外側髁以及髕骨構成，主管下肢的屈、伸活動。

取位 位於雙足外側跟骨前緣，骰骨、距骨下方形成的半圓形凹陷處。

手法 食指扣拳法。

要點 一手握足，另一手半握拳，食指彎曲，用食指第一指間關節頂點施力，環繞反射區的半月形區域按摩。

功用 活血通絡，祛風除濕，止痛。

主治 膝關節損傷、骨質增生、膝關節炎等。

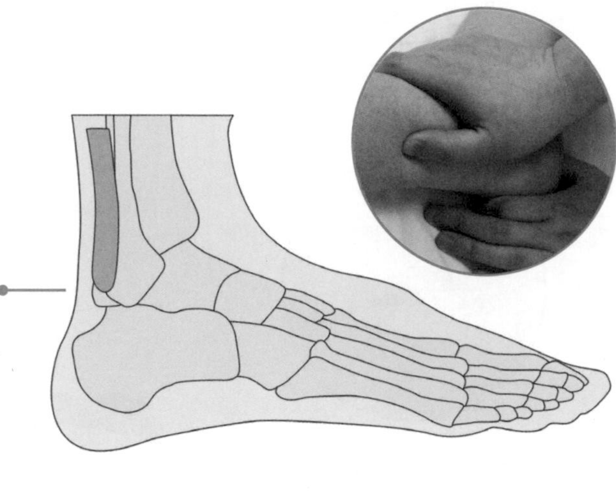

下腹部

下腹部即臍以下的區域。

取位　位於雙腿腓骨外後方，自外踝向上延伸四橫指的帶狀區域，與足內側的直腸和肛門反射區相對應。

手法　拇指推掌法。

要點　從外踝骨後方向上推壓，用力至有酸脹感。

功用　補腎，益精，活血，通經，利小便。

主治　月經不調、痛經、腹痛、腹脹等疾病。

醫學放大鏡

腓骨：是人和脊椎動物（四足類）小腿上的兩塊長骨之一，位於小腿外側，較細。

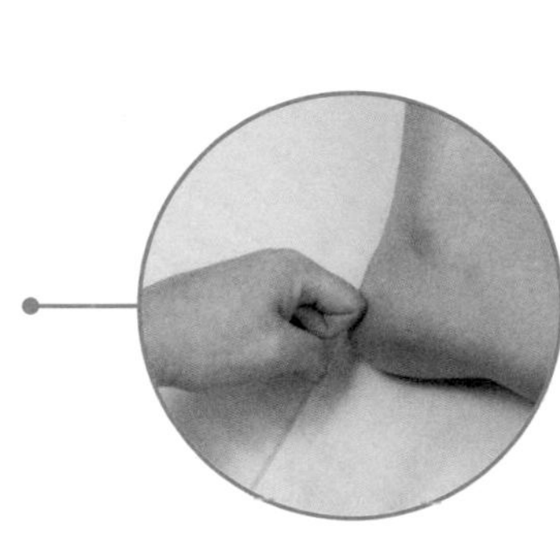

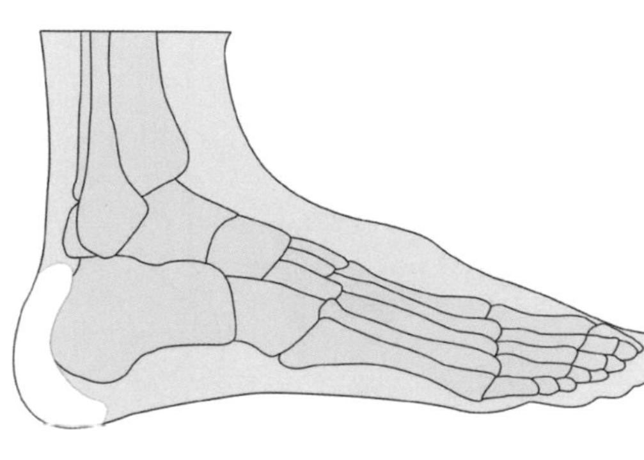

外尾骨

尾骨由四至五塊退化的尾椎骨形成，上接骶骨，下端遊離，具有保持全身平衡的作用。

—取位— 位於雙足跟骨外側，沿跟骨結節後外側呈「L」形區域。

—手法— 食指扣拳法或食指勾掌法。

—要點— 從跟骨後上方開始勾刮至足跟外後下方拐彎處時，用食指近側指間關節垂直頂壓至有酸脹感，然後再用食指勾刮外下方，到前方與膝關節反射區相接。

—功用— 活血，止痛，消痔。

—主治— 坐骨神經痛、骶尾部挫傷、生殖系統疾病等。

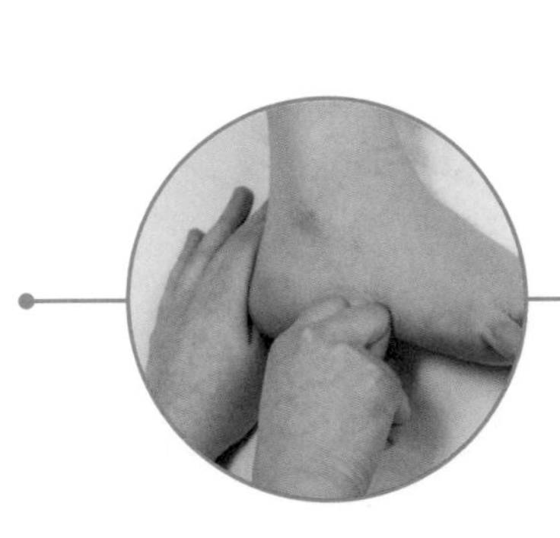

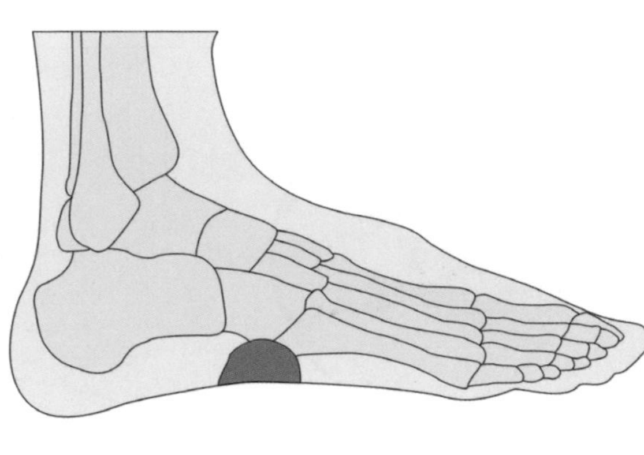

肘關節

肘關節是由肱骨下端和橈、尺骨上端構成的複合關節，包括肱尺關節、肱橈關節、橈尺近側關節，主管上肢的屈伸活動。

—取位— 位於雙足外側第五蹠骨下端，接近蹠骨粗隆處。

—手法— 雙食指扣拳法。

—要點— 用雙食指分別定點頂壓兩個凹陷處；也可用食指、中指近側指間關節背側同時頂壓兩個凹陷處。

—功用— 活血通絡，祛風除濕，止痛利節。

—主治— 肘關節外傷、網球肘、肘關節酸痛等。

上身淋巴結

上身淋巴結指臍以上、頸部以下，包括胸部與上肢的淋巴結，是重要的免疫器官。

【取位】位於雙足外踝與腓骨、距骨的凹陷部位。

【手法】拇指指腹按壓法。

【要點】用拇指尺側緣擠壓，另一手握住足前部，做踝關節的背伸與蹠屈動作；用拇指摸準該區的骨縫，當足屈伸時拇指尺側緣輕輕擠入，以有酸脹感為度。

【功用】扶正祛邪，增強機體免疫力。

【主治】各種炎症、發熱、免疫力低下等。

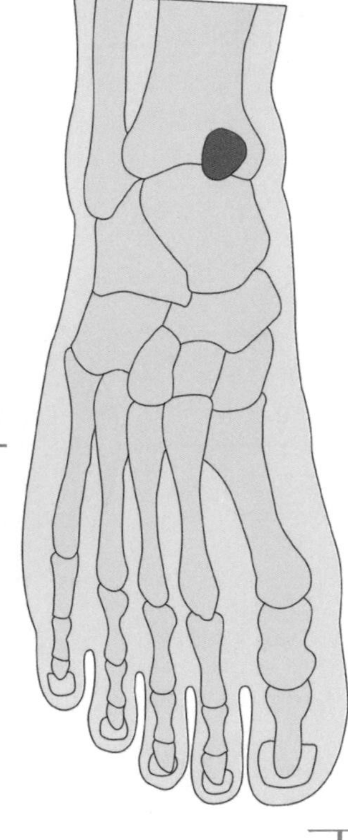

下身淋巴結

下身淋巴結指臍以下，包括腰部、盆腔部及下肢的淋巴系統。下身淋巴結是重要的免疫器官。

—取位— 雙足內踝與脛骨前肌肌腱形成的凹陷中。

—手法— 拇指指腹按壓法。

—要點— 將拇指尺側緣擠入內踝前下方的凹陷中，以出現酸脹為度。

—功用— 扶正祛邪，增強機體免疫力。

—主治— 各種炎症、發熱、下肢水腫、踝部腫脹、蜂窩性組織炎等。

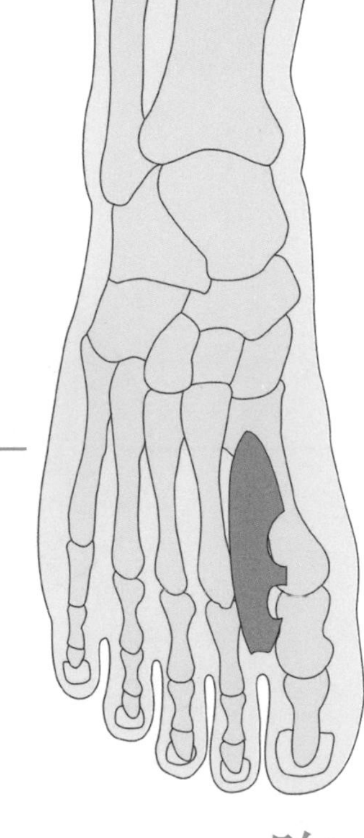

胸部淋巴結

胸部淋巴結包括胸導管、乳糜池、胸腺等。胸腺是一個淋巴器官，兼有內分泌功能。

【取位】雙足足背第一、二蹠骨之間，延伸至第一、二趾蹼處。

【手法】拇指推掌法。

【要點】由遠而近，逐次加力，操作時要沿第一蹠骨外側用力向上推，會出現麻脹感。

【功用】扶正祛邪，增強機體免疫力。

【主治】各種炎症、發熱、胸痛、免疫力低下。

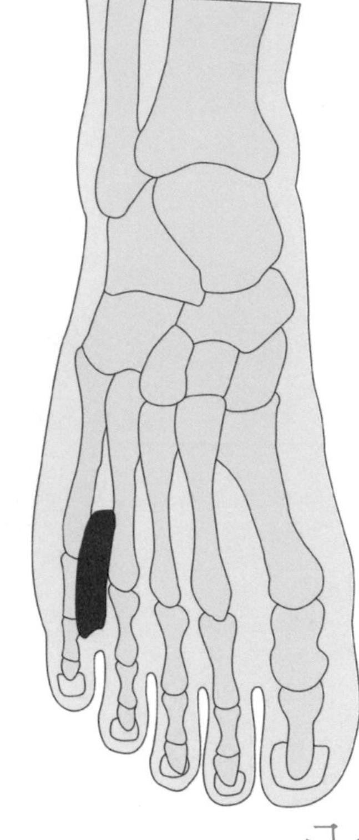

內耳迷路

內耳迷路位於內耳，由構造複雜的彎曲管道組成，故稱為內耳迷路。內耳有位、聽覺感受器，能傳導平衡感覺衝動，也稱平衡器官。

｜取位｜雙足足背第四、五趾蹼至第四、五蹠趾關節之間。

｜手法｜拇指推掌法。

｜要點｜推時由遠而近，逐次加力以出現麻脹感為宜。

｜功用｜平肝益腎，調理陰陽。

｜主治｜頭暈、暈車、暈船、梅尼爾氏症、耳鳴、耳聾、高血壓病、低血壓等。

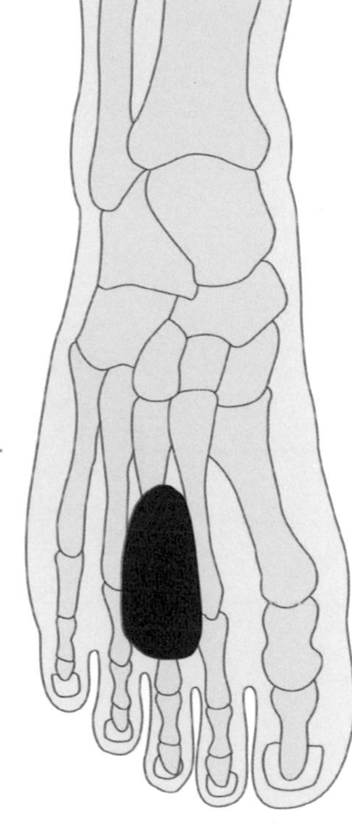

胸（乳房）

胸的上界為頸部下界，胸的下界相當於胸廓下口，外界為三角肌前後緣。

【取位】雙足足背第二、三、四趾蹼至第二、三、四蹠骨底的似圓形區域。

【手法】拇指推掌法。

【要點】從輕到重，由遠至近，要用雙手拇指指腹推，接觸面積宜大些；對疲勞、失眠、更年期症候群者推摩次數可增至數十次。

【功用】清熱解毒，抗癌護胸。

【主治】胸痛、乳腺炎、乳腺癌、乳汁不足、失眠、更年期症候群等。

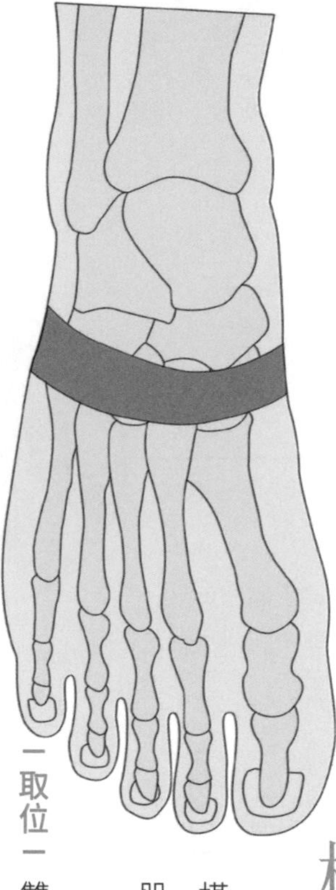

橫膈膜

橫膈膜是胸腔和腹腔之間的圓頂形扁薄的闊肌，分隔胸腔和腹腔。

—取位—雙足足背第一至五蹠骨底部與楔骨、骰骨之間，橫跨足背的帶狀區域。

—手法—食指刮壓法。

—要點—自足背中央向兩側刮壓，力度以出現酸脹感為度。

—功用—降逆和胃。

—主治—消化系統疾病、循環系統疾病、呼吸系統疾病，如膈肌痙攣、哮喘、腹脹、嘔吐等。

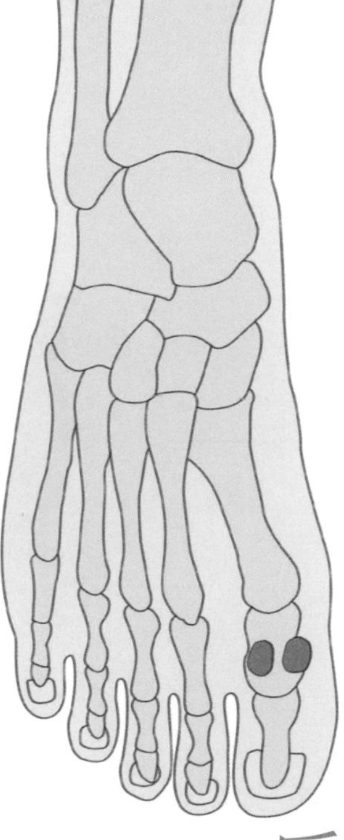

扁桃腺

扁桃腺位於咽喉處，由淋巴組織構成，是一個重要的免疫器官。

【取位】雙足足背拇趾第二節趾骨，拇長伸肌的左右兩側。

【手法】拇指指腹按壓法。

【要點】用雙手拇指指端按壓，逐次稍加力，定位要準確，要斜向上方用力按壓。

【功用】消炎，增強機體免疫力。

【主治】上呼吸道感染、扁桃腺炎、咽炎、喉炎、鼻炎等。

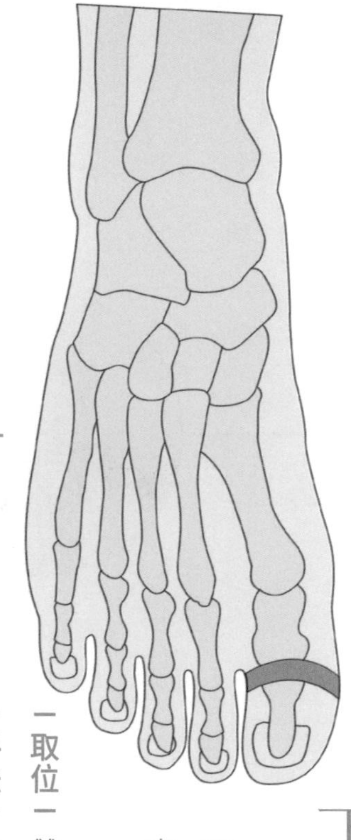

下頜

下頜位於下牙的根部，齶骨與下頜骨的連接處，包括下頜三叉神經分佈區。

－取位－雙足足背拇趾趾間橫紋後方的帶狀區域。

－手法－拇指推掌法。

－要點－由內向外，逐次加力，若要增加美容效果，可用拇指指端扣掐甲根及甲旁。

－功用－通經，活絡，止痛，美容。

－主治－牙痛、口腔潰瘍、打鼾、下頜關節功能紊亂等，並可用於面部美容。

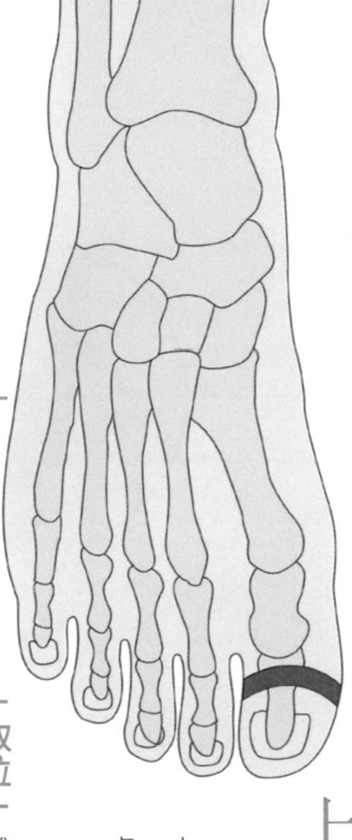

上頜

上頜位於上牙的根部，齶骨與上頜骨的連接處，包括上頜三叉神經分佈區。

－取位－雙足足背拇趾趾間橫紋前方的帶狀區域。

－手法－拇指推掌法。

－要點－由內向外，逐次加力，若要增加美容效果，可用拇指指端扣掐甲根及甲旁。

－功用－通經，活絡，止痛，美容。

－主治－牙痛、牙齦炎等口腔疾病，腮腺疾病等，並可用於面部美容。

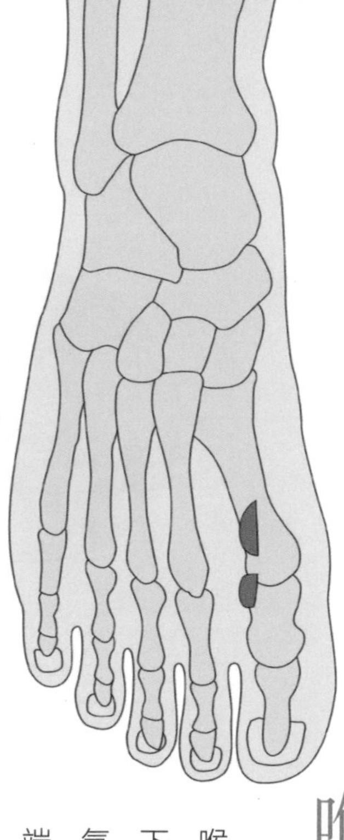

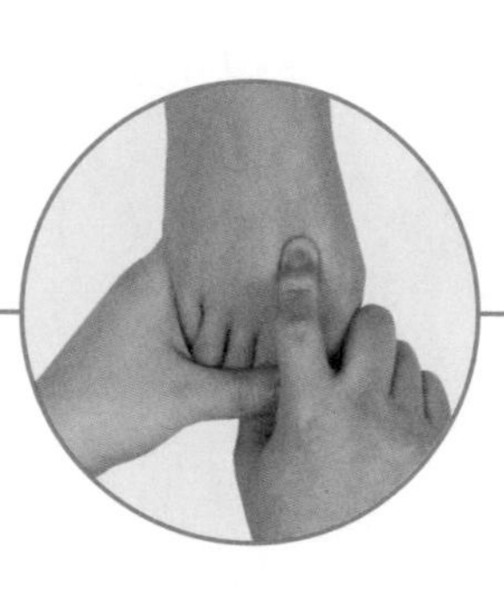

喉及氣管

喉位於頸前部中間，上方借韌帶連於舌骨，下方接氣管。喉是呼吸道，也是發音器官。氣管是略扁平的圓桶狀管道，具有彈性，上端與喉相連，向下進入胸腔。

—取位— 雙足足背第一、二蹠趾關節處。

—手法— 食指勾掌法。

—要點— 以拇指固定，用食指內側緣施力，力度以反射區產生酸痛為宜。逐次稍加力。

—功用— 調理氣血，瀉火清音。

—主治— 咽炎、扁桃腺炎、聲音嘶啞及其他上呼吸道感染、腦中風不語等。

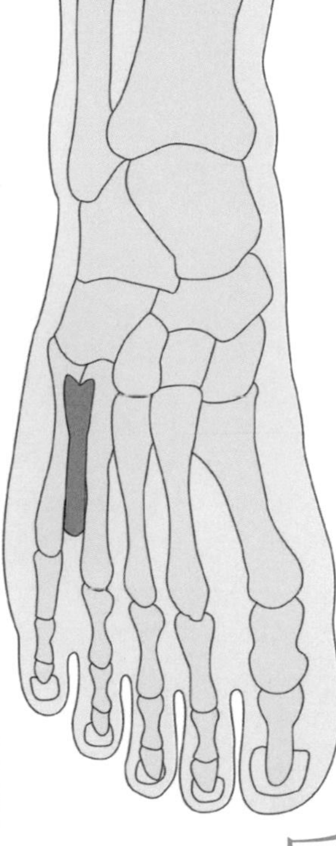

肩胛骨

肩胛骨位於背部的第二至七肋骨之間。肩胛骨是呈三角形的扁骨。

—取位— 位於雙足足背第四、五蹠骨間延伸到骰骨處稍向兩側分開的帶狀區域。

—手法— 拇指指腹推壓法。

—要點— 自遠而近，雙手其餘四指置於足底起輔助作用；用拇指指腹推，動作要協調，力度要均勻並逐次稍加力。

—功用— 活血，通絡，止痛。

—主治— 肩周炎、肩部酸脹疼痛、肩頸症候群、肩關節活動障礙等。

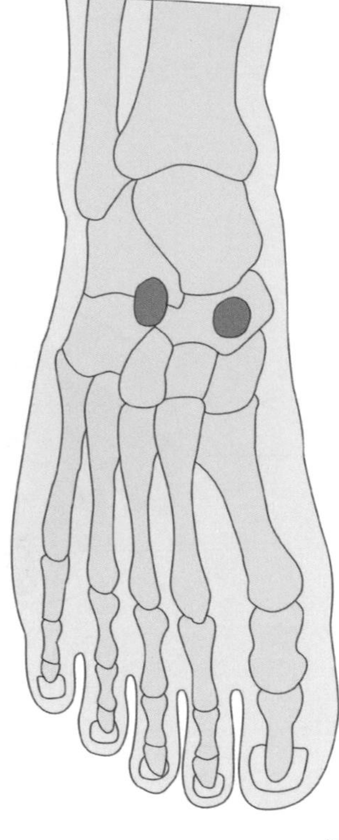

肋骨

肋骨左右共十二對，由肋骨和肋軟骨構成。第十一、十二對肋軟骨遊離於腹壁肌層中，也稱為浮肋。

一取位一 位於雙足足背，第一楔骨與舟骨之間形成的區域為內側肋骨。第三楔骨與骰骨之間形成的區域為外側肋骨。

一手法一 拇指指腹按壓法。

一要點一 找準穴位後用拇指指腹定點頂壓；力度均勻並逐次加力；若用拇指指端用力扣點時，有時可有明顯放射到肋骨的感覺。

一功用一 寬胸理氣，平肝止痛。

一主治一 胸悶、胸痛、肋軟骨炎、肋骨損傷等。

病症與反射區

不同的病症要選用不同的足部反射區，並制訂不同的足部按摩方案。病理反射區的分類具體如下。

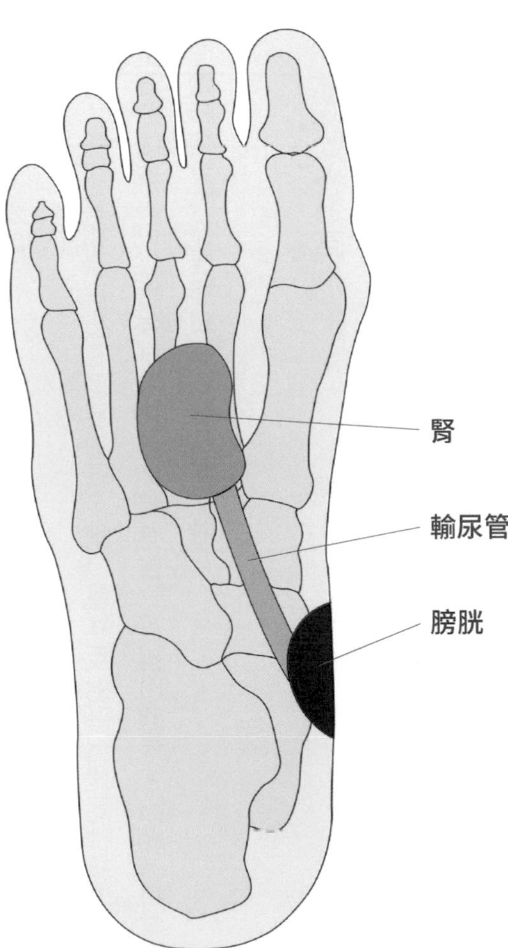

基本反射區

腎、輸尿管和膀胱這三個反射區，是足部按摩中極其重要的區域，可以增強排泄功能，將有害物質排出體外。因此，每次按摩開始和結束時都要連續按摩這三個反射區。

症狀反射區

指患者主要症狀相對應的反射區。如鼻炎選用鼻反射區；上呼吸道感染選用肺和支氣管反射區；前列腺增生選用前列腺反射區；膽囊炎選用膽囊反射區和肝反射區等。

輔助反射區

為關聯反射區，是與病因有關的病理反射區。如肺部疾病除已選取的反射區外，還應增加鼻、扁桃腺等反射區。各種炎症應選取肺、脾、淋巴結（依患病部位而選取）、腎上腺、副甲狀腺、扁桃腺等反射區來配合。總之，對不同的病症不能用一個不變的方案進行治療，應該具體問題具體分析。

足部按摩基本手法

以下是足部按摩手法，要認真、不斷地學習和不斷地練習，只有掌握了這些基本手法，才能取得良好的治療效果。

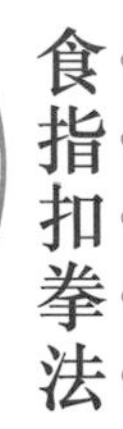

食指扣拳法

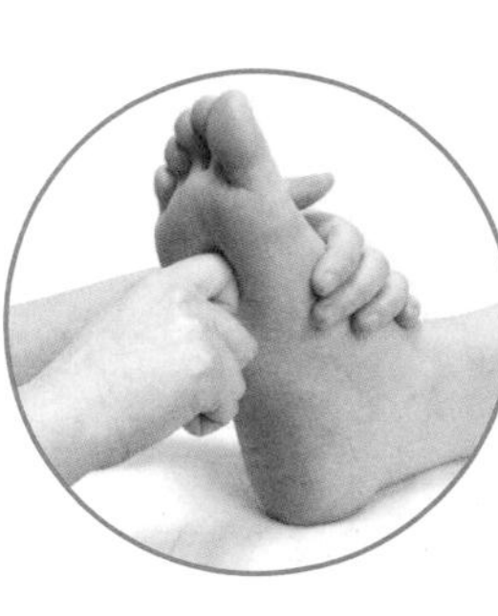

食指扣拳法是操作者一手持被按摩者的足，另一隻手半握拳，中指、無名指、小指屈曲，以食指中節近側第一指間關節背側為施力點，定點頂壓。

拇指指腹按壓法

拇指指腹按壓法是以拇指指腹為著力點進行按

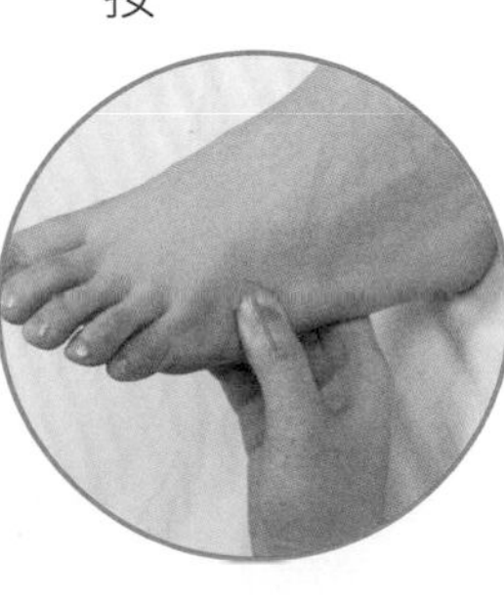

壓的手法。

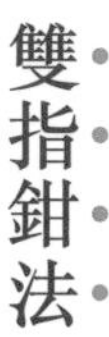

雙指鉗法

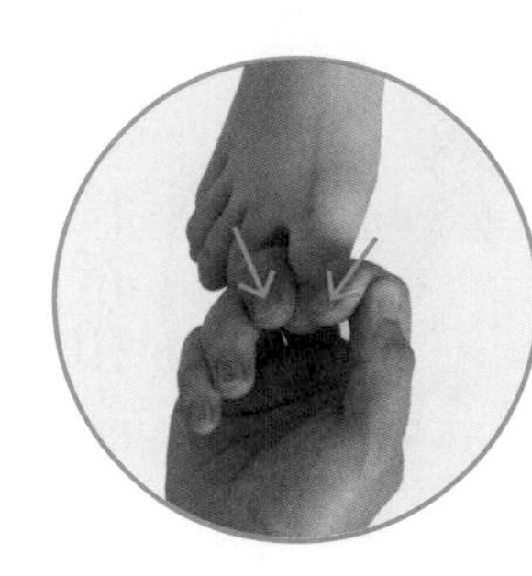

操作者的無名指、小指屈曲緊扣於手掌心，中指微微彎曲後插入被按摩者足趾之間作為襯托，食指第一指間關節屈曲90°，第二指間關節靠近中指側面放於準備按摩的反射區上，拇指指腹緊緊按在食指第二指間關節的拇指側，借拇指指間關節的屈伸動作按壓食指第二指間關節刺激反應區。

食指勾掌法

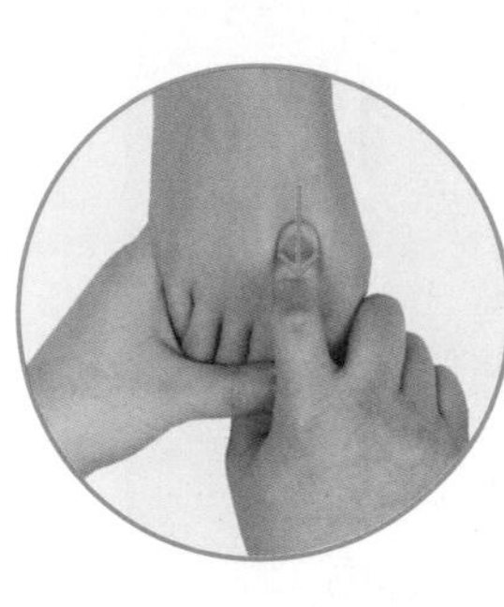

操作者的中指、無名指、小指的第一、二指間關節屈曲成90°緊扣於掌心，食指第一指間關節屈曲，第二指關節屈曲成45°，食指末節指腹指向掌心，拇指指間關節微微屈曲，虎

口張大，形成與食指對持的架式，形似鐮刀狀。以食指第一指間關節屈曲90°後頂點的拇指側為發力點。

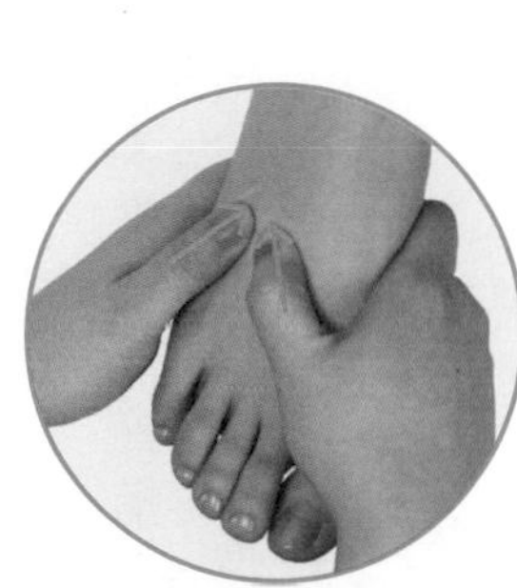

拇指指腹推壓法

用單手或雙手拇指指腹用力推壓。

拇指推掌法

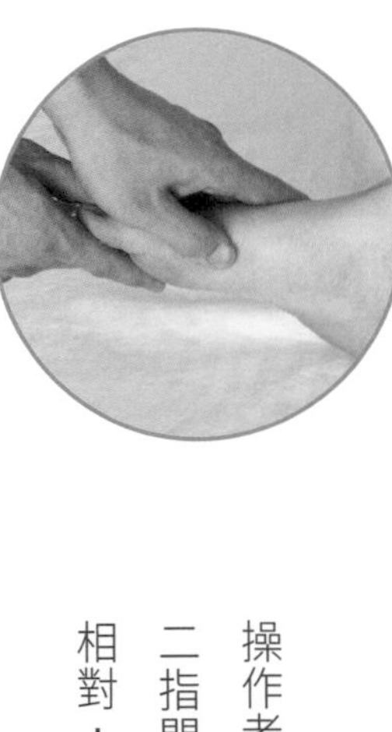

操作者的食指、中指、無名指、小指的第一、二指間關節微微屈曲，拇指指腹與其他四指相對，虎口張大。以拇指指腹為發力點。

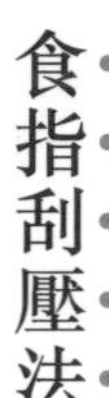

食指刮壓法

操作者用單手或雙手食指側緣同時施力刮壓。

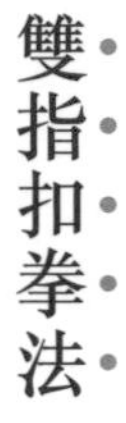

雙指扣拳法

操作者一手握足，另一隻手半握拳，食指、中指彎曲，以食指、中指的第一指間關節頂點施力按摩。

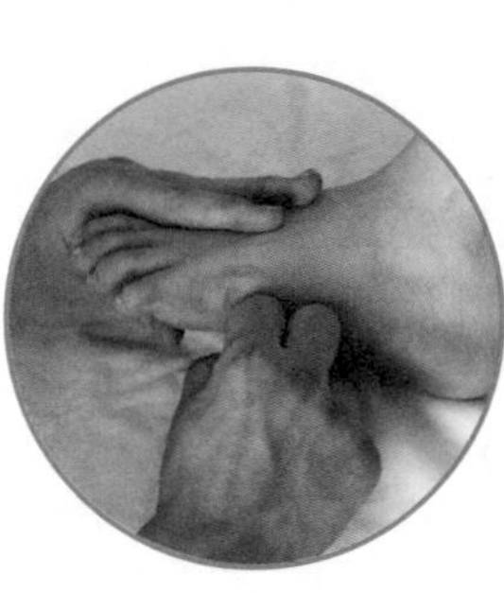

足部按摩的時間和次數

時間

應根據病情和具體情況選擇合適的按摩時間，其目的在於使患者獲得最佳的治療效果。下面是一些具體要求。

1. 每次按摩的總時間，一般在半小時左右。如病情複雜或病症較重，可適度延長時間。按摩時間太短達不到治療效果，但時間過長則易引起疲勞，可見適宜的按摩時間十分重要。

2. 對於具體每個反射區的按摩時間，主要根據病症反射區的變化而調整。一般情況下，腎、輸尿管、膀胱反射區各按摩2～3分鐘，頭頸部反射區大約3分鐘，其他反射區大約2分鐘。有些反射區（如肝反射區、肺和支氣管反射區）按摩時間不宜過長。主要病症反射區按摩時間長一些，約5分鐘，以保證足夠的治療量。

3. 最佳治療時間應選擇睡前半小時內。

次數

每日按摩的次數，如條件允許，以2次或3次為佳。

在足部按摩中，操作者如果沒有經過專業訓練，單純用手指按摩，手指很快就會疲勞、酸軟，達不到按摩力度，影響按摩效果。因此，最好配置一些按摩工具。

按摩錘

形狀如同傳統的錘子，質地分金屬和硬木兩種。錘頭一端為圓錐體，另一端為圓柱面，錘頭可以用橡膠墊包裹。按摩錘可以進行快節奏的叩擊、擦法、推法等手法，可以施術於足部的大部分穴位和反射區，使用時注意調整好力度和頻率。

按摩板

為橢圓形板狀器具，可以代替手部做壓、揉法。

按摩棒

自製按摩棒：將一硬木兩頭均磨成圓球形，用細砂紙打磨光滑即可。

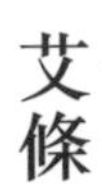

艾條

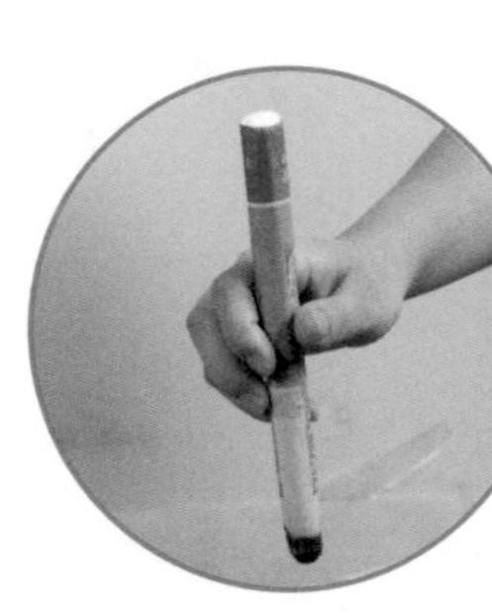

用艾條熏灸足部反射區及穴位。將點燃的艾條靠近足部相應部位，待有灼熱感時即可以離開，可以重複操作5～6次。

按摩膏

按摩膏有油性按摩膏和乳劑按摩膏兩種類型。油性按摩膏適合冬季使用，因為冬季人體皮膚較乾燥，油性按摩膏有防止皸裂、滋潤皮膚的作用；乳劑按摩膏適合春季、夏季、秋季。

足部反射區的按摩順序

・總體順序・

從左足開始，按①足底→②足內側→③足外側→④足背順序按摩，然後按以上順序按摩右足反射區。

・具體順序・

—左足—

腎上腺→腎→輸尿管→膀胱→額竇（右側）→垂體→小腦和腦幹（右側）→三叉神經（右側）→鼻（右側）→大腦（右側）→頸項（右側）→頸椎→副甲狀腺→甲狀腺→眼（右側）→耳（右側）→斜方肌→肺和支氣管→心→脾→胃→胰→十二指腸→小

腸↓橫結腸↓降結腸↓乙狀結腸和直腸↓肛門↓腹腔神經叢↓生殖腺↓胸椎↓腰椎↓骶骨↓內尾骨↓前列腺或子宮↓尿道、陰道（女性）↓內側髖關節↓直腸和肛門↓腹股溝↓內側坐骨神經↓外尾骨↓生殖腺↓外側髖關節↓下腹部↓外側坐骨神經↓膝關節↓肘關節↓肩關節↓肩胛骨↓上頜↓下頜↓扁桃腺↓喉及氣管↓胸部淋巴腺↓內耳迷路↓胸（乳房）↓橫膈膜↓肋骨↓上身淋巴結↓下身淋巴結↓腎↓輸尿管↓膀胱

—右足—

腎上腺↓腎↓輸尿管↓膀胱↓額竇（左側）↓垂體↓小腦和腦幹（左側）↓三叉神經（左側）↓鼻（左側）↓大腦（左側）↓頸項（左側）↓頸椎↓副甲狀腺↓甲狀腺↓眼（左側）↓耳（左側）↓斜方肌↓肺和支氣管↓胃↓胰↓十二指腸↓小腸↓肝↓膽囊↓盲腸和闌尾↓回盲瓣↓升結腸↓橫結腸↓腹腔神經叢↓生殖腺↓胸椎↓腰椎↓骶骨↓內尾骨↓前列腺或子宮↓尿道、陰道（女性）↓內側髖關節↓直腸和肛門↓腹股溝↓內側坐骨神經↓外尾骨↓生殖腺↓外側髖關節↓下腹部↓外側坐骨神經↓膝關節↓肘關節↓肩關節↓肩胛骨↓上頜↓下頜↓扁桃腺↓

喉及氣管↓胸部淋巴腺↓內耳迷路↓胸（乳房）↓橫膈膜↓肋骨↓上身淋巴結↓下身淋巴結↓腎↓輸尿管↓膀胱

大致按照①基本反射區↓②症狀反射區↓③關聯反射區↓④其他反射區的順序進行。

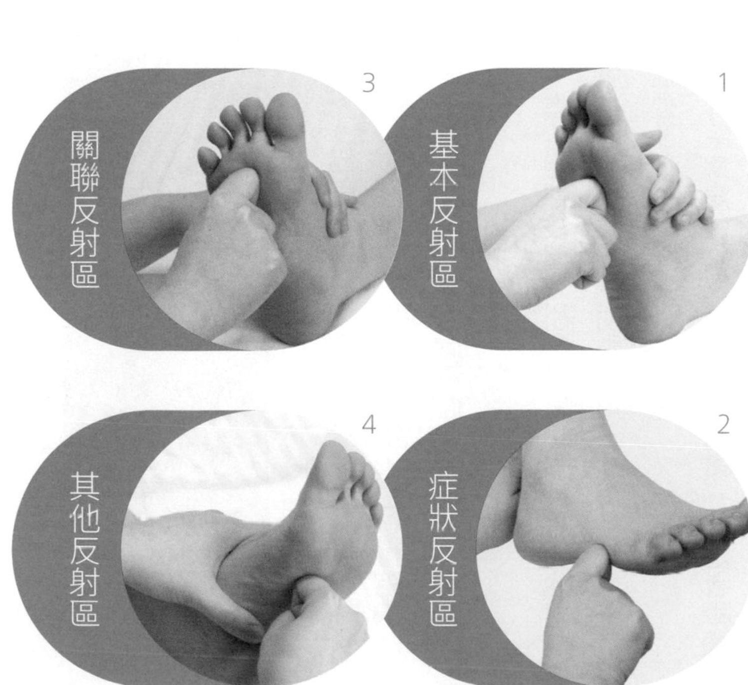

禁忌人群

足部按摩的好處固然很多，但有些人群不適合做足部按摩。

1. 吐血、嘔血、便血、腦出血、胃出血、子宮出血、內臟出血等症的患者，如進行足部按摩，會因血液循環加快而引起更嚴重的出血。

2. 婦女妊娠期間，進行足部按摩會引起子宮出血過多，也可能會影響胎兒的健康，因此婦女妊娠期應禁用。婦女月經過多者應慎用，以免出血過多。

3. 嚴重的心、肝、肺系疾病，急性心肌梗塞病情不穩定者和嚴重腎衰竭、心力衰竭以及肝壞死等嚴重疾病患者。

4. 一切危急重疾病如急性腹膜炎、宮外孕等；某些傳染性疾病，如流行性腦脊髓膜炎、流行性乙型腦炎急性期等。

5. 患有活動性結核性疾病（如肺結核活動期）、梅毒者，處於腦血管病昏迷期的患者，以及長時間服用激素和極度疲勞者。

足部按摩注意事項

為了提高療效並減少做足部按摩的不適反應，進行足部按摩要注意以下事項。

1. 按摩者治療前要將指甲剪短，以防在治療中刺傷皮膚。用肥皂將雙手洗淨。在按摩的反射區內均勻地塗上按摩乳或凡士林油，起到潤滑皮膚、防止擦傷的作用。
2. 按摩時患者先用熱水洗足後全身放鬆，情緒穩定，仰臥在床上；按摩者取坐勢，在膝蓋上置毛巾，將患者的足放置在自己的膝蓋上。
3. 按摩每個穴位前都應測定一下病理反射區的反射痛點。按摩者可用自製檢查棒（尖端，如圓珠筆尖端）。用檢查棒尖端輕扎探測一下病理反射區，如患者有扎刺樣痛感，即是病理穴點，即可在此著力按摩。
4. 老年人骨質脆而易碎、關節僵硬，兒童皮薄肉嫩，按摩時應以輕手法為主，可用指腹施力，不可用力過度，以免損傷皮肉筋骨。

5. 如是慢性病，在足療期間，切忌盲目停服藥物。患有其他病症時，同樣應該按照醫師處方服藥，絕對不能私自停藥。在系統進行正規治療的同時進行足部按摩，待病情好轉後再逐漸減少藥量。

6. 心臟病、糖尿病、腎臟病患者，按摩時間每次不宜超過十五分鐘。有嚴重疾病患者，應以系統的正規治療為主，可選擇足療配合治療。

7. 按摩後半小時內宜喝溫開水五百毫升，有嚴重腎臟病及心力衰竭、水腫患者，喝水不宜超過一百五十毫升。

8. 飯後一小時內不宜按摩，以免對胃產生不良刺激。在情緒激動、精神緊張和身體疲勞時均不宜進行足部按摩，需待情緒穩定、體質正常時再做。

9. 一些疑難疾病或長期服藥的患者，接受足部按摩效果較慢，需持之以恆方能見效。

第一章

足部按摩的基礎知識

101

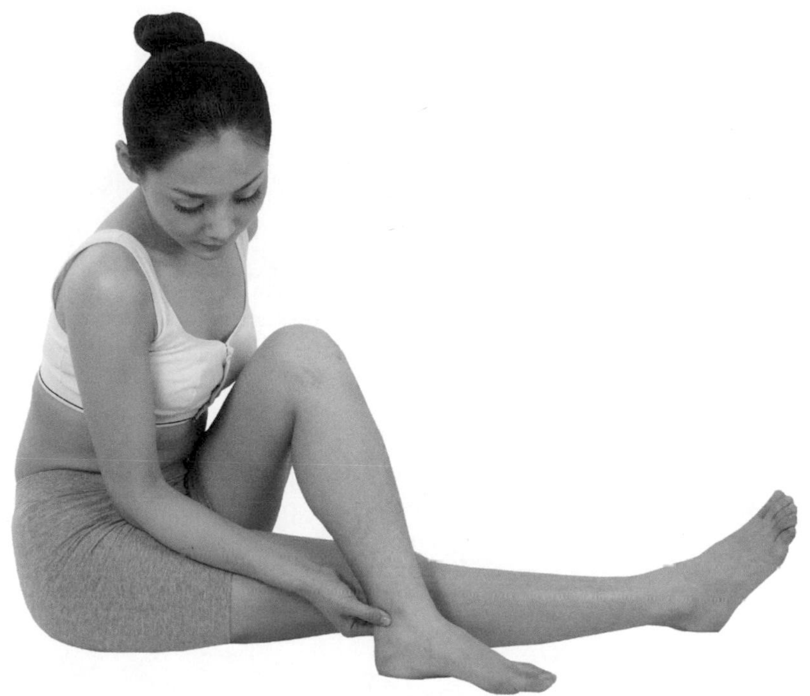

第二章

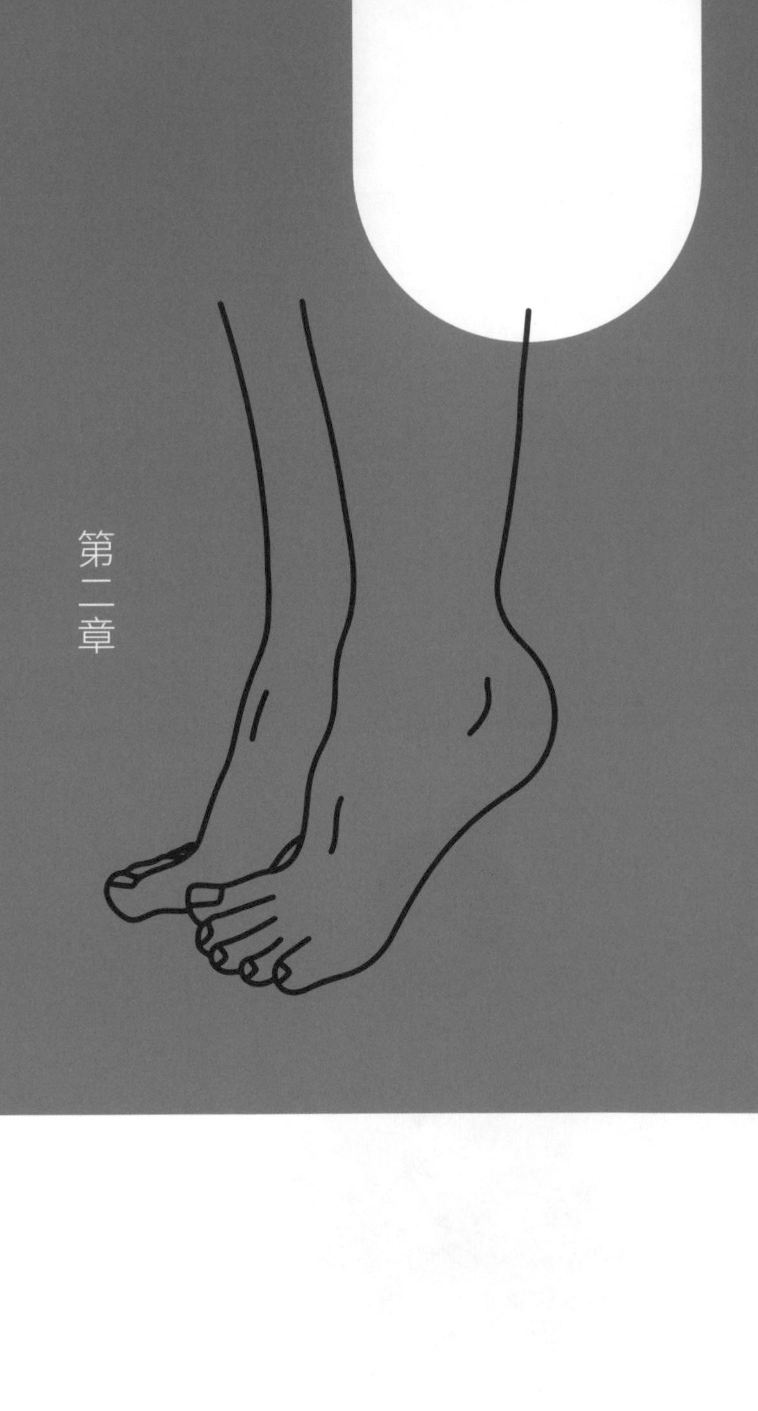

以足診病，
揭開隱藏在你身體
裡的疾病

以足診病，主要透過對足部外表的觀察、對足部反射區的觸摸按壓等方法，由表及裡，測知臟腑、組織、器官的病理資訊。以足診病包括望足診病和觸足診病。

以足診病有利於疾病的早期診斷，從而使治療和保健更有針對性。以足診病在臨床應用中，可以發現電腦斷層掃描（CT）檢查不出來的功能性疾病，可以彌補超音波檢查只能做形態診斷的不足，但是以足診病不是萬能的，它只能對那些現代設備難以診斷的功能性疾病進行輔助性診斷，說明哪種功能狀態失調，而並不能具體說明是什麼性質的疾病。比如，在膽區發現陽性體徵，只能說膽囊有病，而不能區分是膽囊炎還是膽道結石。因此，在運用以足診病時，還要根據患者的主訴、實驗室檢查、電腦斷層掃描、超音波檢查或磁振造影檢查（MRI）等現代化設備檢查的結果，來確定病變的性質、病情的嚴重程度等。

望足診病

許多疾病透過對人體雙足的觀察就能大致診斷出來。如足部反射區局部出現明顯的凹陷，提示該反射區相對應的臟腑器官可能「缺損」或「已摘除」；足部反射區局部出現明顯腫脹、隆起，可能提示該反射區相對應的臟腑器官患有慢性器質性病變。

注意順序

被按摩者的雙足豎起，放在按摩者的正前方，按照雙足反射區按摩的順序從足底反射區、足內側反射區、足外側反射區、足背反射區，從足趾看到足跟，先看一隻足再看另一隻，之後進行雙足對比。透過觀察雙足皮膚的顏色、皮膚的彈性、皮下組織的豐滿程度、皮膚表面異常的贅生物、局部是否有腫脹或凹陷、趾和趾甲的形態變異、足弓是否變形或消失等異常的現象，來判斷雙足的哪些反射區有異常，進而判斷相對應的臟腑器官有無病理變化。

望診關鍵

足部反射區局部出現明顯的凹陷，提示該反射區相對應的臟腑器官可能「缺損」或「已摘除」，如子宮切除術後，該臟器相對應的反射區就會出現明顯的凹陷，局部組織鬆軟。

足部反射區局部出現明顯腫脹、隆起，可能提示該反射區相對應的臟腑器官患有慢性器質性病變。比如，在患者雙足的膀胱反射區見到明顯的局部腫脹，說明該患者可能患有前列腺增生、慢性腎功能衰竭、慢性膀胱炎等疾病。

足趾部皮膚的水腫，提示該患者可能患有腎臟、心臟及循環系統的疾病，或因內分泌功能失調而致盆腔充血。足部內、外踉的損傷及淤血，與盆腔和髖關節的病變有關。

趾部望診

拇趾的皮膚呈暗紫色時，提示該患者可能有腦部缺血、缺氧或腦血管病變等。

拇趾的皮膚及皮下組織乾癟失去正常彈性，提示腦動脈硬化、腦供血不足，甚至可能患有腦軟化、腦萎縮等。

足部左右各五個足趾，如果趾尖端部的肉球飽滿圓滑，手按壓肉球部分感到柔軟並富有彈性，為實型；如果趾尖端部的肉球部分不豐滿而乾癟，手按壓肉球部分無彈性而感堅硬，為虛型。

如右足趾比左足趾大，表示該人身體健康；若左足趾大於右足趾，表示該人身體處於緊張疲勞狀態，提示該人可能有性功能減退及易患器質性疾病。

雙足不同足趾的異常現象，也是提示該人患各種癌症的先兆。比如，左足趾趾腹堅硬，趾腹頂端像筆尖般，第二足趾的蹠趾關節不能屈曲的人，有可能患胃癌；右足趾趾腹尖端堅硬，第四足趾趾根部有硬塊，提示有可能患肝癌；拇趾趾根部有硬塊，足跟部及足內側弓中部有硬塊，提示有可能患喉癌；第五足趾根部有硬塊時，提示可能患乳腺癌或子宮癌（足跟部有硬結）。

當然，如果足部不同部位生有硬結，可以肯定相對應的臟腑器官有病變，但是否患有癌症決不能單憑在某一部位有無硬塊或硬結來判斷，應參照全身其他症狀，否則，就太輕率了。然而，硬結的出現可以提醒人們早注意、早檢查、早治療。

足弓部望診

體足弓的變形，甚至骨骼構造發生變化，標誌著平衡力點的改變。足部不同部位支撐人體全身的重量也不同，導致足底有些反射區受壓，直接影響有關臟腑器官的生理功能。例如，患扁平足的人容易產生疲勞感，脊柱各椎體容易有骨質增生，容易患胃腸道疾病、便秘等，容易出現肩背軟組織病變，肝臟、膽囊、心臟的生理功能將直接受到影響。

足皮膚望診

足皮膚的異常現象（如皸裂、趾間疣、小囊腫、角質化、雞眼、足癬、皮膚淤血或發紅等）出現在反射區上，說明其相對應的臟腑器官有病理變化。雙足底的皮膚乾癟皺褶，提示該人的新陳代謝障礙、胃腸功能差、內分泌失調。

透過對雙足的望診可以獲得對雙足的整體印象，從而提示其相對應的組織器官可能發生的病理變化。但是，人體足底有些反射區上出現的異常變化不見得都說明其相對應的組織器官有病理變化。比如，蹠趾關節處（人體足底前足掌部位）出現的角化層，可能是蹠骨頭的變異而引起的組織增生，不一定有特殊的病理含義。在對雙足望診時應予以鑒別，以提高對疾病的診斷率。

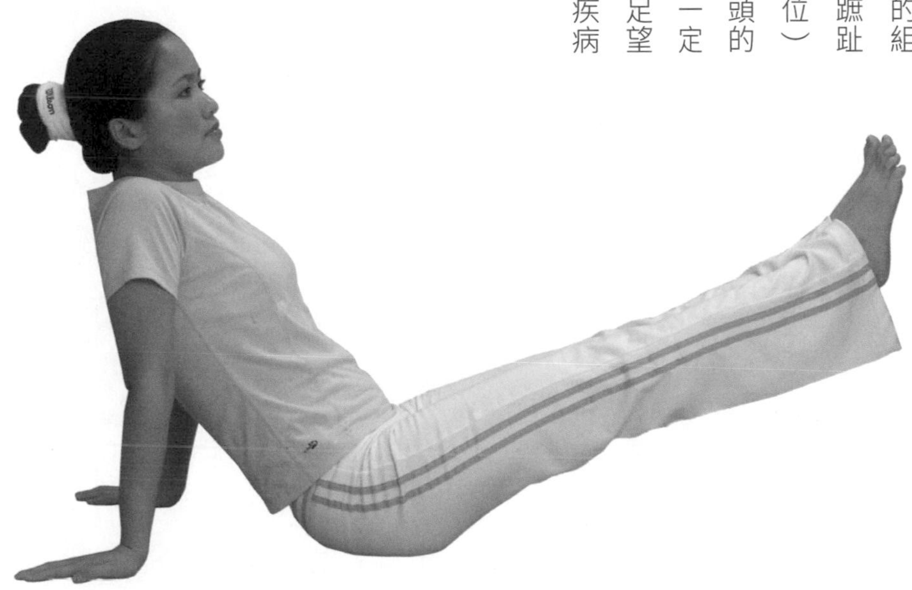

觸足診病

觸足診病就是按摩者用手指仔細按摩、擠壓患者足部反射區，以瞭解患者的身體狀況並推斷疾病的部位、性質和病情的輕重等。觸足診病一般分為有痛診斷和無痛診斷。

・・・・有痛診斷

在按摩過程中，如果在某反射區按壓時，患者感覺異常疼痛或觸摸到皮下結節，這說明相對應的組織器官可能有隱藏的疾病。每個人對疼痛的敏感程度有差異。另外，每個反射區的敏感程度也不一樣，所以要特別注意按壓的力度要均勻，以便準確地發現異常反射區域。

皮下結節往往和異常疼痛是同時存在的。這些結節有圓形的、條索狀的、小粒狀的等。初學者因為手指的感覺還不夠好，不一定能區別是否是小結節，但觸摸多了就會有所體會。

觸足診病方法獨特，簡便準確，雖然尚難以用科學的原理作出完美的解釋，但在臨床實踐中卻常常得到驗證。

無痛診斷

有些患者的足，在按壓時不覺疼痛，但有異樣的感覺，這也是病理反應，透過仔細地觸摸也可作出無痛診斷。在作無痛診斷時，要注意下列幾個方面。

—骨骼—觀察骨骼是否變形，如長期穿高跟鞋的女性，足跟部骨骼變形，往往伴有盆腔病變。鼻反射區凹陷的人可能有過敏症，鼻反射區凸出者則易發生炎症。某些臟器摘除的患者，其相應反射區內有凹陷。

—肌肉—足掌部肌肉過於鬆軟，表示氣虛陽衰；過於僵硬，表示氣滯血瘀，功能障礙。

—溫度—足掌冰冷，屬於陽虛血凝、循環不暢；足心發燙，屬於陰虛火旺。

—濕度—足的濕度可反映內分泌腺和腎的功能，尤以足趾之間更為明顯。足趾間乾裂角化，多見於血虛早衰的中年人；足趾間過於潮濕，多見於濕熱偏盛、內分泌失調的患者。

—顏色—某反射區如發現有顏色變化或出現異常的藍色或白色點狀物，說明相對應的組織器官可能有問題。如大腦反射區及額竇反射區呈現紫暗色，提示腦血管有疾患，可能是腦中風的先兆。

—觸感—按摩足部各反射區時，如觸摸到皮下有異常結節，說明相對應的組織器官可能有問題。例如，脊柱有損傷或病變時，在相對應的反射區內可能會摸到類似骨質增生的結節或條索狀物；失眠患者，在其腹腔神經叢反射區可觸摸到米粒大小的硬結。

觸足診病有時會出現下列兩種情況：第一，當按壓足部反射區時，幾乎所有反射區都有疼痛反應，但不能認為這個人全身有病，只表明此人各系統的功能不是處於高水準的健康狀態；第二，已經過臨床各項檢查確診某一器官有病變，但擠壓足部相對應的反射區卻無任何反應，這時最好對先前的診斷重新考慮，仔細複查。

常見病症在足部反射區的手感

糖尿病

糖尿病患者的雙足反射區均比較敏感，其胰、眼、心、上身淋巴結、下身淋巴結、甲狀腺等反射區皮下可觸摸到顆粒狀小結節，在小腿內側中部可觸及一痛性結節（糖尿病結節），結節的大小與血糖濃度有關，血糖濃度高，結節變大；血糖濃度低，結節變小。這可以作為診治糖尿病的重要體徵。

前列腺疾病

在患者的前列腺、腎、輸尿管、膀胱等反射區可觸及病理性小結節，並伴有壓痛。足部反射區按摩對前列腺炎和前列腺增生有良好的治療效果。由於當前對此類疾病尚無特殊的治療方法，運用足部按摩療法便更具有實際意義。特別是足部按摩療法對前列腺疾病有輔助診斷意義。

高血壓病

患者的頸項、腦垂體、腹腔神經叢、腎上腺、輸尿管、膀胱等反射區都有比較明顯的壓痛，皮下一般都能觸到小結節，按摩降壓點反射區，感覺是緊繃的，類似脈診的弦脈。

低血壓病

按摩患者的降壓點反射區有一種空虛的感覺。

腦中風：腦中風患者雙足不對稱，患者足變形、內翻，足部肌肉弛緩或痙攣，氣血運行不暢，可見瘀斑，皮膚粗糙、無華。按壓頸項、腎、坐骨神經等反射區均有壓痛，並有空虛感覺或凹陷，還可觸及小結節或條索狀物。

月經異常

月經異常包括月經量多、月經量少、痛經、閉經等。仔細觀察患者的子宮、生殖腺等反射區可見青筋暴露、極淺瘀斑等；按壓患者相關的反射區時常有壓痛，有顆粒狀小結節。

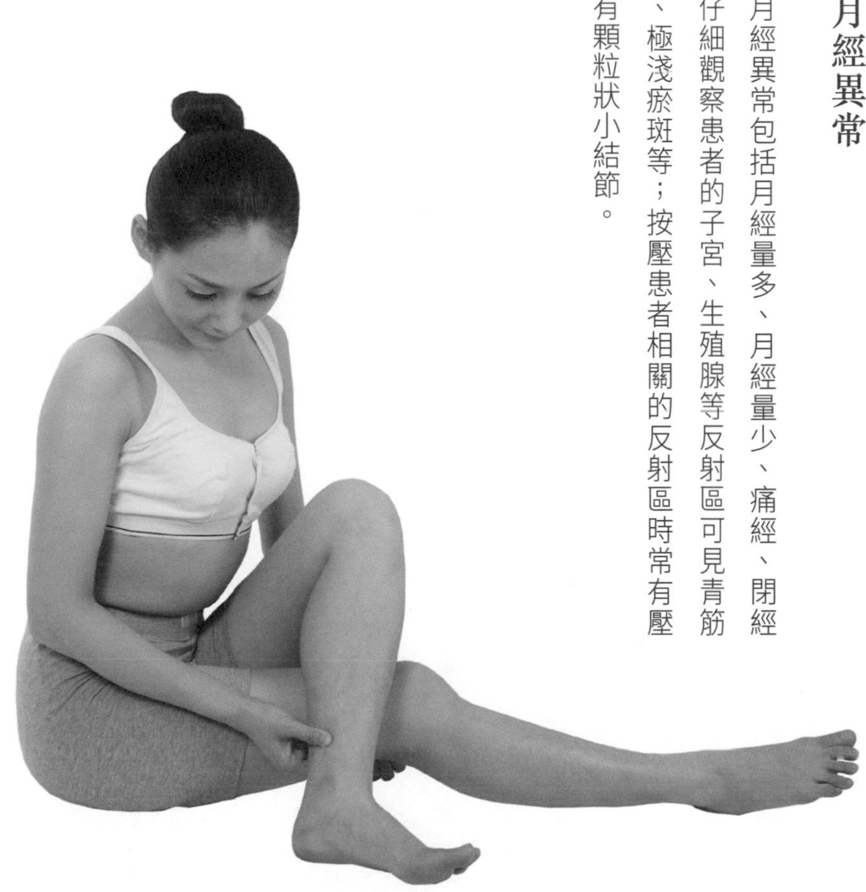

更年期症候群

患者足部可見脫皮、小丘疹、瘀斑、足掌紅潤。按壓患者的子宮、生殖腺、甲狀腺、副甲狀腺、腎、腎上腺等反射區均有不同程度的壓痛，並有顆粒狀小結節或條索狀硬塊等。

頸（腰）椎骨質增生

切按患者足部頸椎（腰椎）反射區、皮下骨骼處可觸到高低不平、類似骨質增生的結節，其他如頸項、斜方肌及上身淋巴結等反射區也可觸到顆粒狀小結節。同時，按壓以上反射區均有壓痛感，特別是頸項反射區及腰椎反射區。

不同的病變、不同的反射區所出現的病理特徵也有所不同，這要憑按摩者得當的手法，用手指按壓患者的足部反射區，以手感探測病理特徵，瞭解病情，辨別病症。

第三章

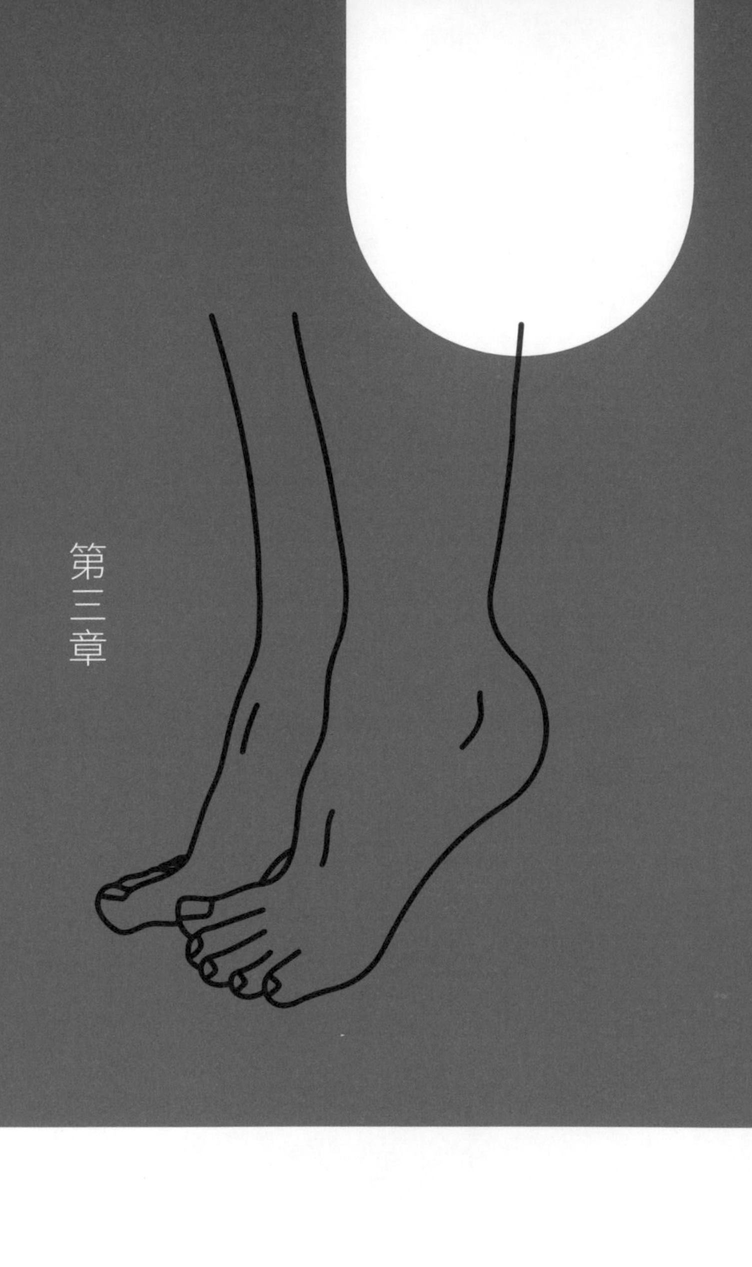

神奇雙足，
從頭到足保健康

頭部保健

提神醒腦，腦力勞動者的法寶

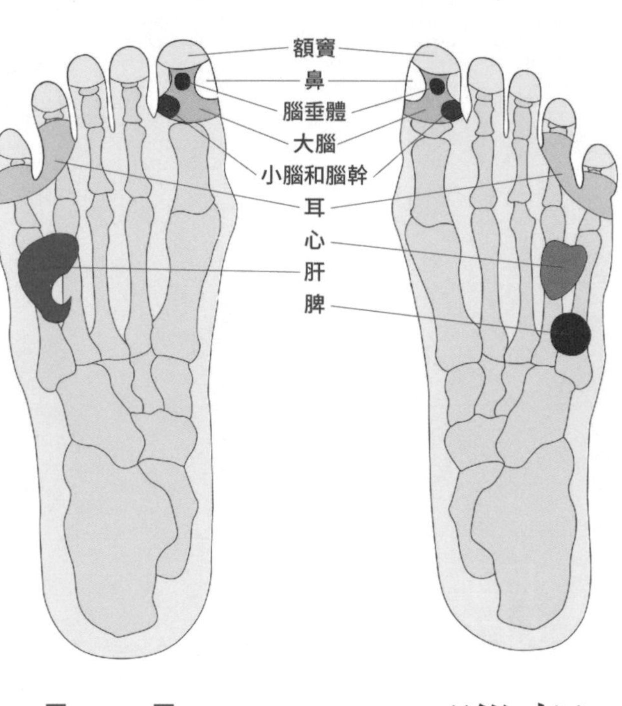

頭部的大腦是人體的指揮中樞，因此頭部保健足底按摩法尤其適用於腦力勞動者。長期堅持，可以聰耳明目，使人精力充沛。

一位置一 反射區：大腦、小腦和腦幹、腦垂體、額竇、心、肝、脾、鼻、耳。

一手法一 鼻反射區、小腦和腦幹反射區運用拇指指腹按壓法，其餘反射區運用食指扣拳法。

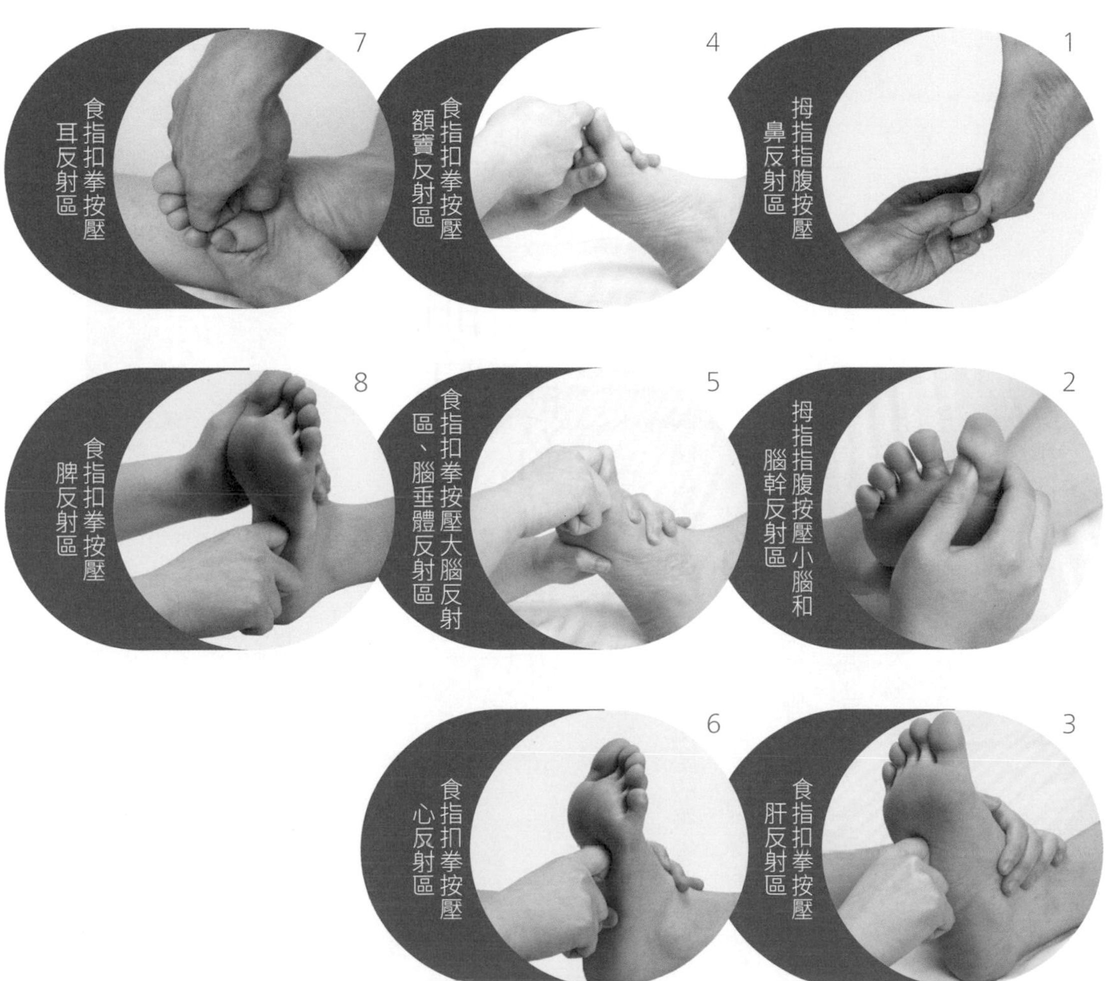
1
拇指指腹按壓
鼻反射區
2
拇指指腹按壓小腦和
腦幹反射區
3
食指扣拳按壓
肝反射區
4
食指扣拳按壓
額竇反射區
5
食指扣拳按壓大腦反射
區、腦垂體反射區
6
食指扣拳按壓
心反射區
7
食指扣拳按壓
耳反射區
8
食指扣拳按壓
脾反射區

眼部保健

明目防疾，保護你的雙眼

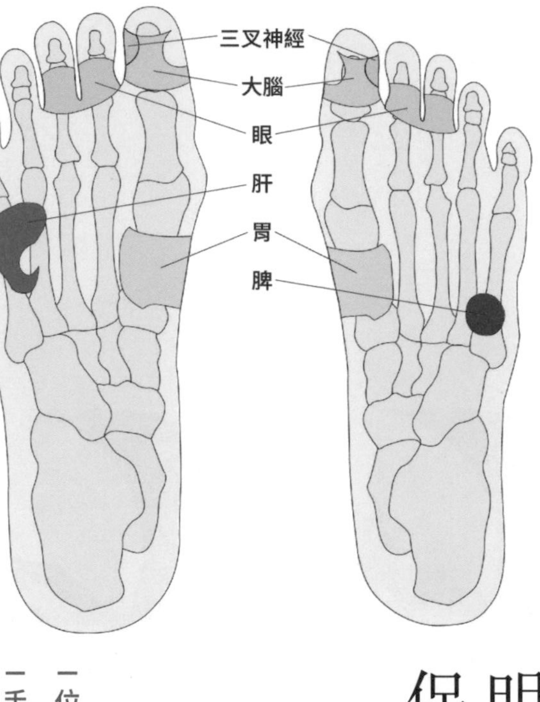

眼睛是心靈的窗戶，是重要的視覺器官，眼部保健足底按摩法可以增強眼部的血液循環，增強眼部肌肉的彈性，達到預防眼病、防治近視及眼部美容的作用。

—位置— 反射區：眼、肝、大腦、三叉神經、脾、胃。

—手法— 三叉神經反射區運用拇指指腹按壓法，其餘反射區運用食指扣拳法。

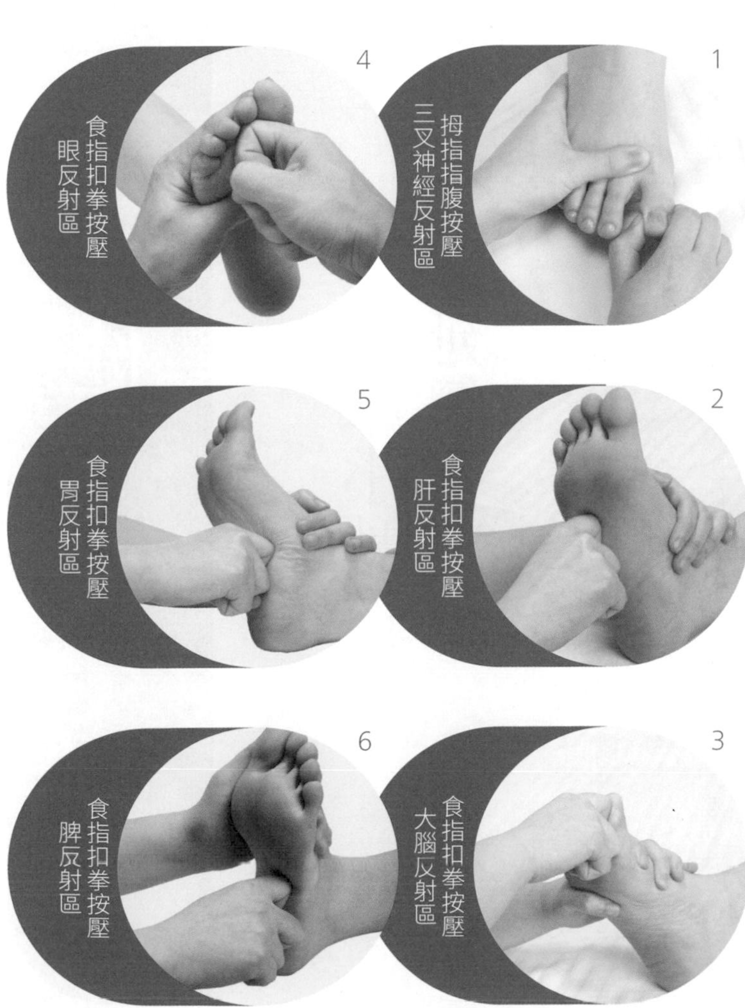
1
拇指指腹按壓
三叉神經反射區
2
食指扣拳按壓
肝反射區
3
食指扣拳按壓
大腦反射區
4
食指扣拳按壓
眼反射區
5
食指扣拳按壓
胃反射區
6
食指扣拳按壓
脾反射區

耳部保健

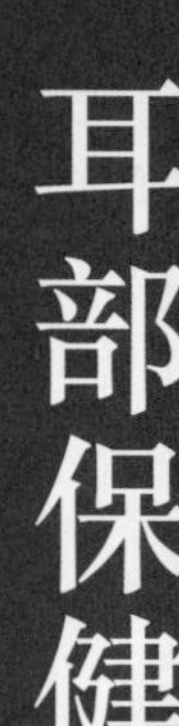

按摩小動作，延緩耳衰老

長期堅持耳部保健足底按摩法，可以促進耳部血液循環，刺激聽神經，提高聽力。

—位置— 反射區：耳、內耳迷路、大腦、肝、脾、三叉神經。

—手法— 三叉神經反射區運用拇指指腹按壓法，內耳迷路反射區運用食指勾掌法。其餘反射區運用食指扣拳法。

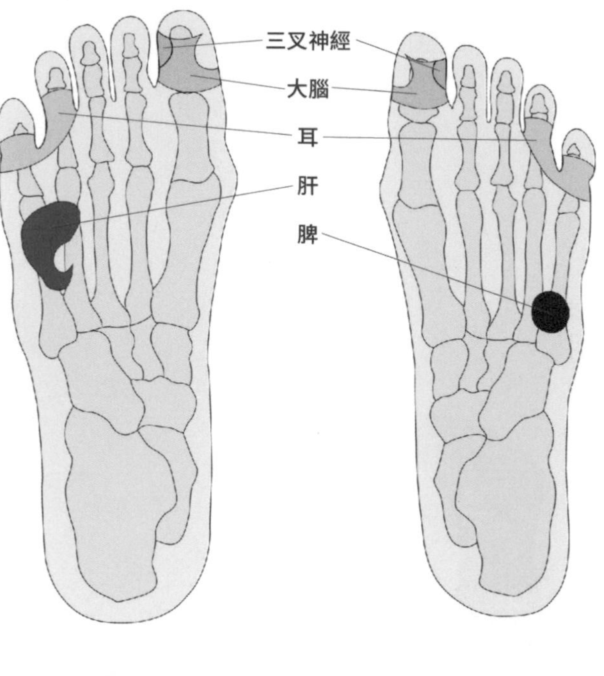

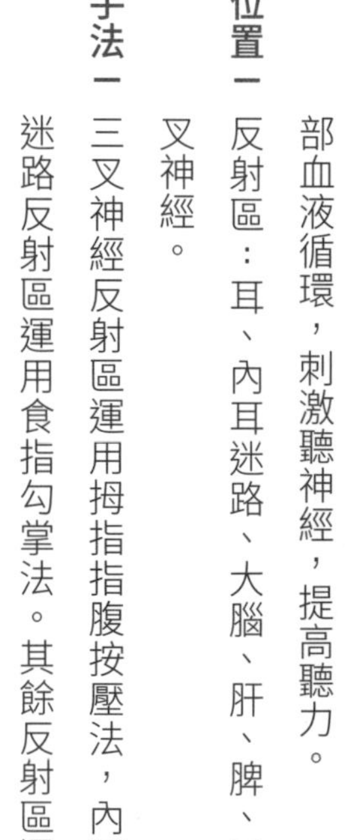

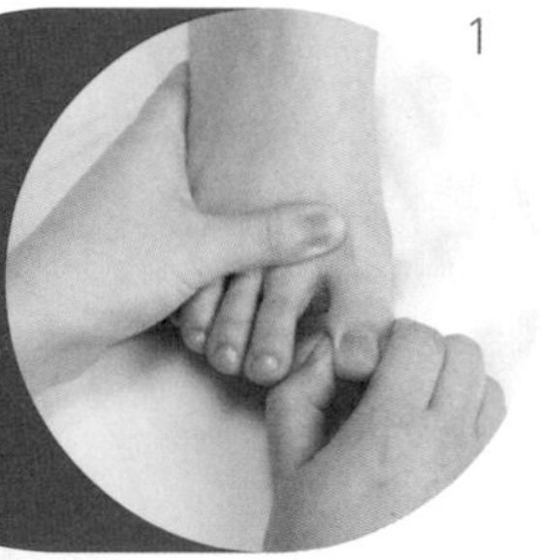

1
拇指指腹按壓
三叉神經反射區

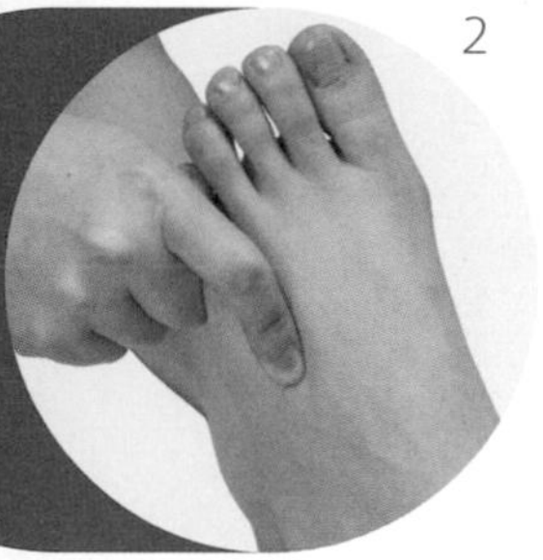

2
食指勾掌按壓
內耳迷路反射區

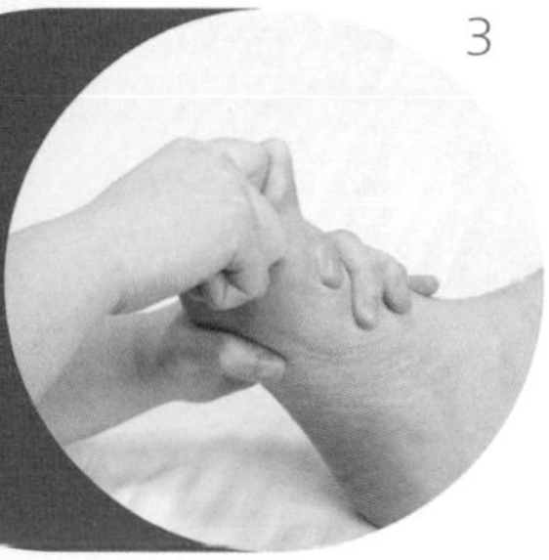

3
食指扣拳按壓
大腦反射區

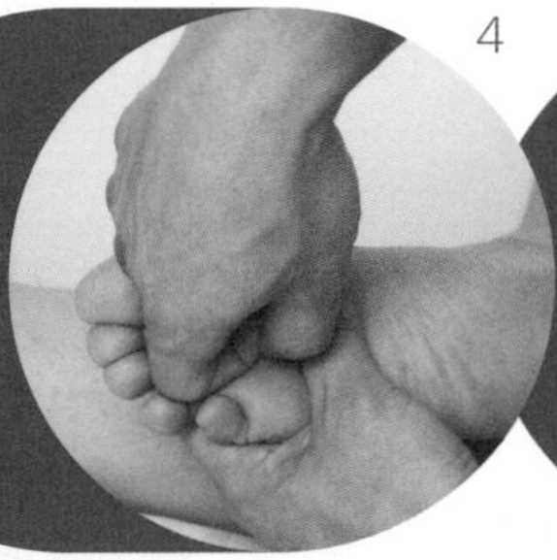

4
食指扣拳按壓
耳反射區

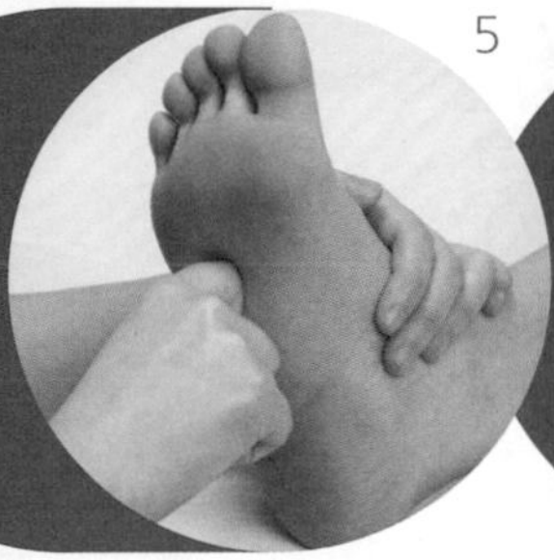

5
食指扣拳按壓
肝反射區

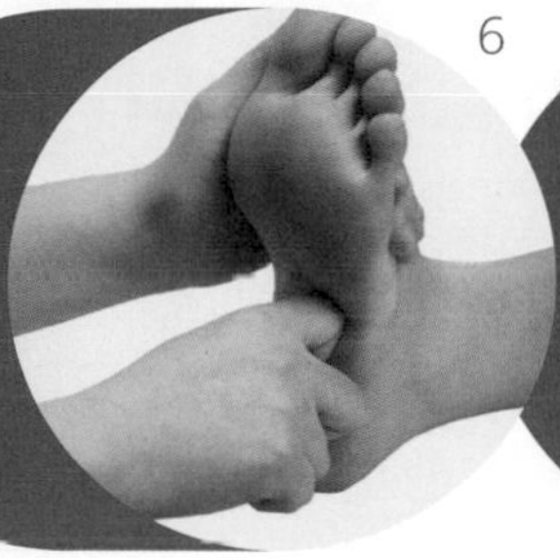

6
食指扣拳按壓
脾反射區

鼻部保健

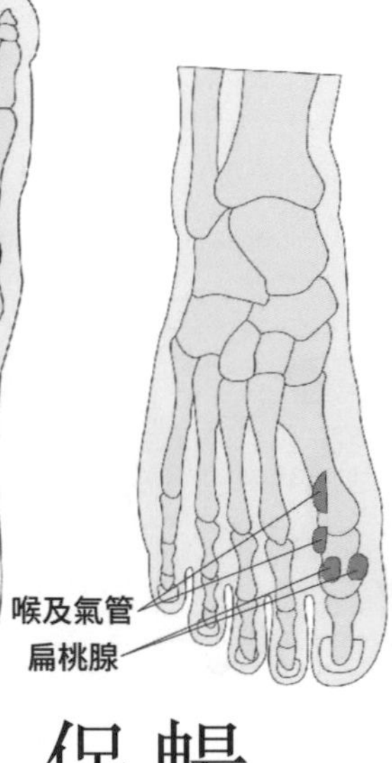

暢通鼻道，保護「氣門」

鼻為呼吸氣體出入的門戶，鼻道暢通，則肺氣也通暢。長期堅持鼻部保健足底按摩法，可以改善鼻部的血液循環，增強抵抗力，預防鼻炎的發生。

一位置一 反射區：鼻、喉及氣管、額竇、大腦、肝、脾、扁桃腺。

一手法一 鼻反射區運用拇指指腹按壓法，喉及氣管反射區運用食指勾掌法。其餘反射區運用食指扣拳法。

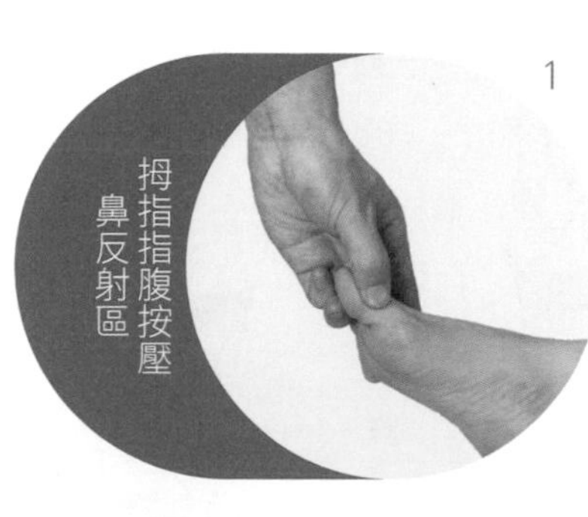
1 拇指指腹按壓 鼻反射區

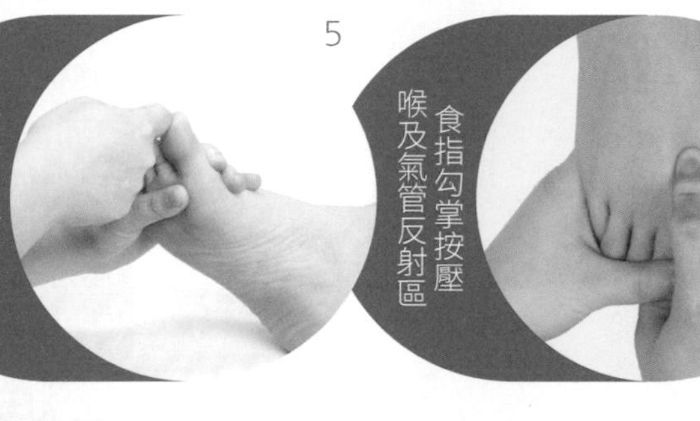
2 食指勾掌按壓 喉及氣管反射區

5 食指扣拳按壓 額竇反射區

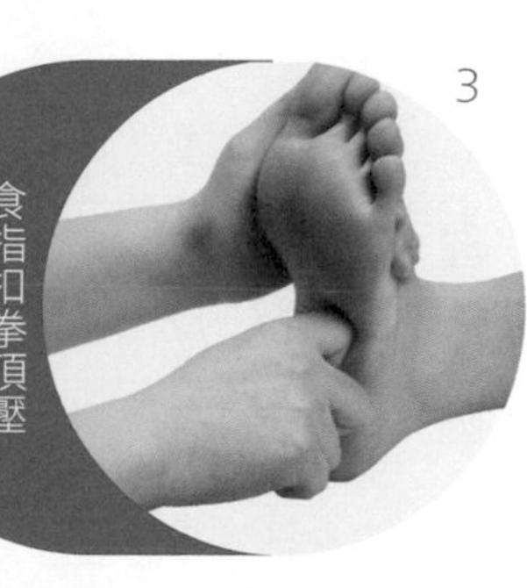
3 食指扣拳頂壓 脾反射區

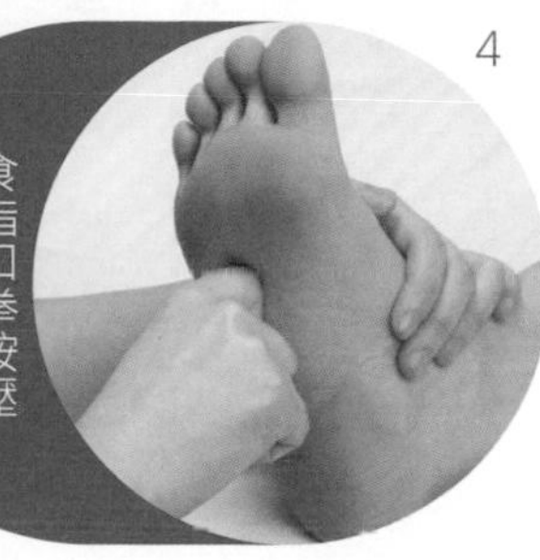
4 食指扣拳按壓 肝反射區

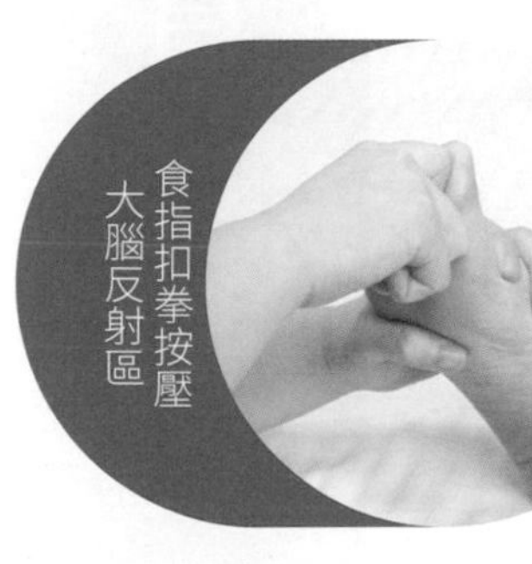
6 食指扣拳按壓 大腦反射區

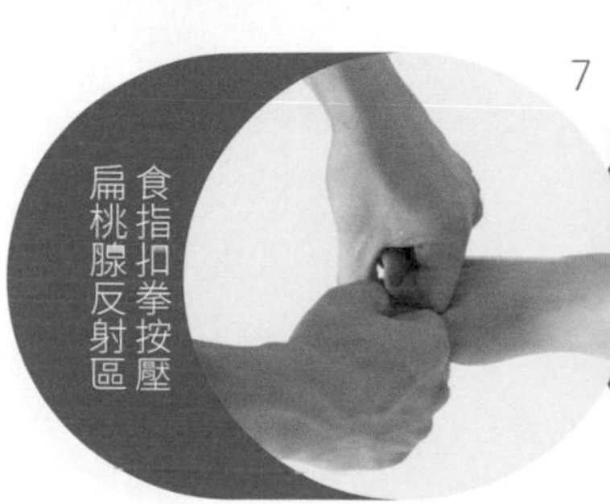
7 食指扣拳按壓 扁桃腺反射區

預防感冒

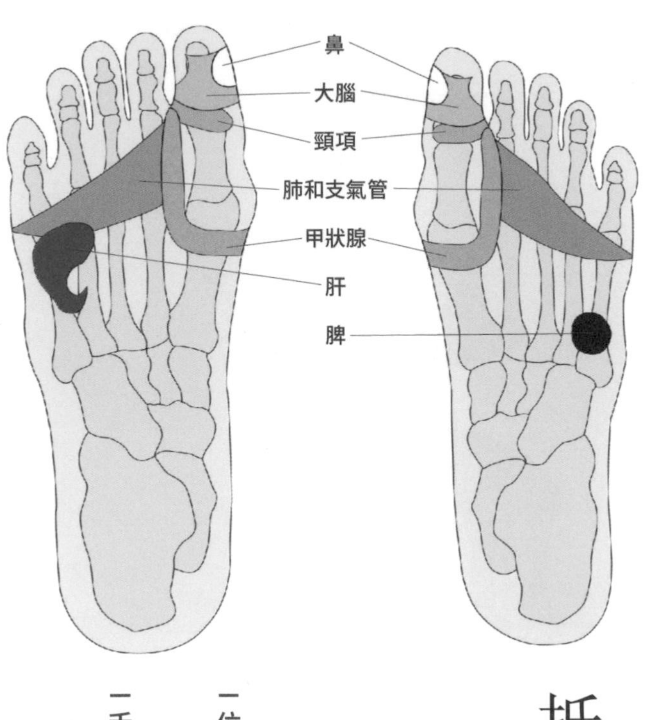

抵禦外邪不生病

肺主皮毛，外邪從皮毛侵入人體，首先侵犯到肺。皮毛是一身之表，是人體抵抗外邪的屏障，所以運用補益肺氣的方法，可以提高機體的抗病能力，預防感冒。

—位置—

反射區：大腦、頸項、肺和支氣管、甲狀腺、鼻、肝、脾。

—手法—

頸項反射區、鼻反射區、甲狀腺反射區運用拇指指腹按壓法，其餘反射區運用食指扣拳法。

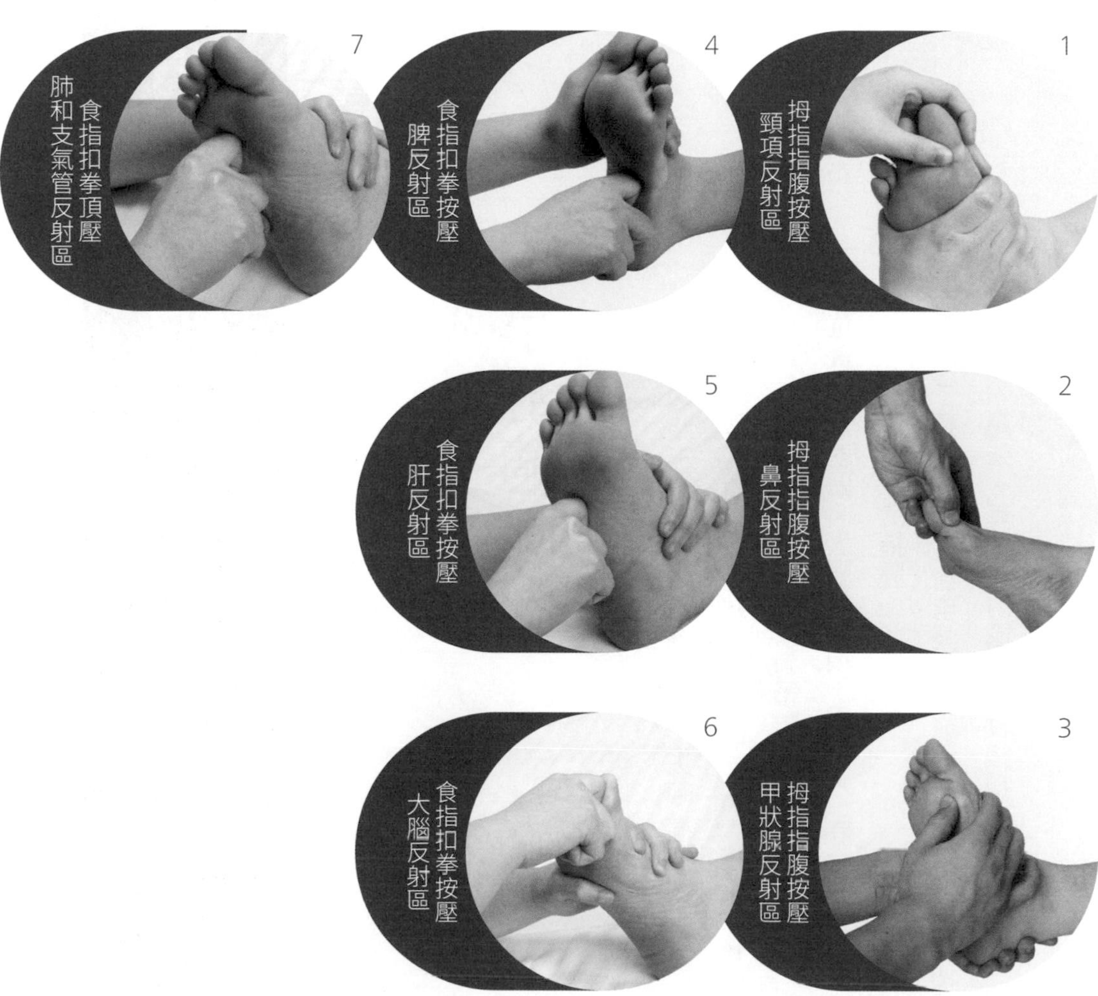
1
拇指指腹按壓
頸項反射區
2
拇指指腹按壓
鼻反射區
3
拇指指腹按壓
甲狀腺反射區
4
食指扣拳按壓
脾反射區
5
食指扣拳按壓
肝反射區
6
食指扣拳按壓
大腦反射區
7
食指扣拳頂壓
肺和支氣管反射區

預防失眠

寧心安神，享舒適睡眠

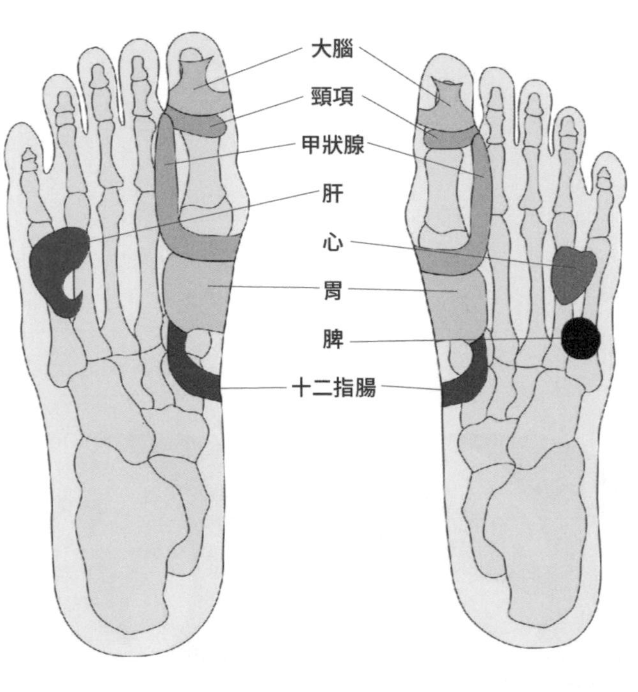

心主神明，中醫學認為，失眠為心神不安所致，所以運用補心安神的方法，可以調養心神、健腦益智，達到預防失眠的作用。

—位置— 反射區：大腦、頸項、甲狀腺、肝、脾、心、胃、十二指腸。

—手法— 頸項反射區、甲狀腺反射區運用拇指指腹按壓法，其餘反射區運用食指扣拳法。

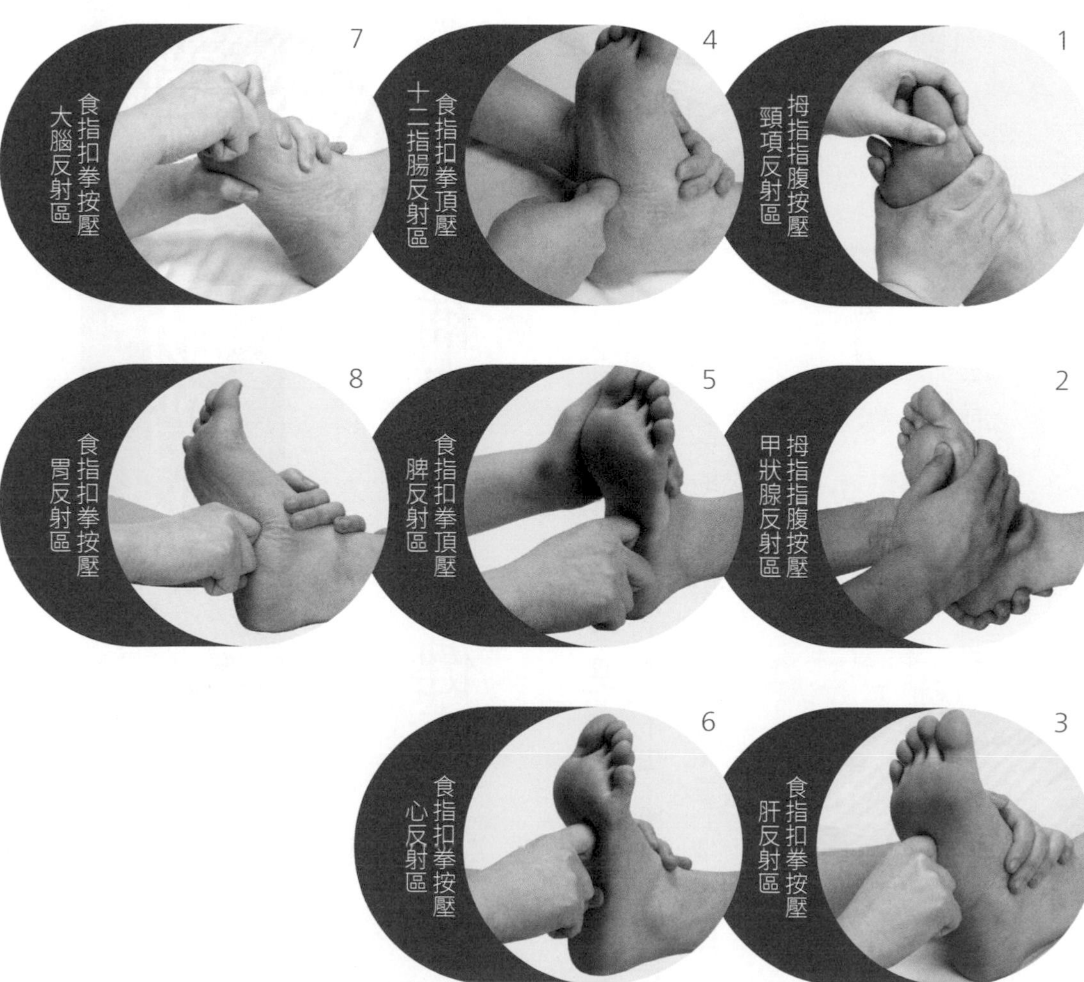
1
拇指指腹按壓
頸項反射區
2
拇指指腹按壓
甲狀腺反射區
3
食指扣拳按壓
肝反射區
4
食指扣拳頂壓
十二指腸反射區
5
食指扣拳頂壓
脾反射區
6
食指扣拳按壓
心反射區
7
食指扣拳按壓
大腦反射區
8
食指扣拳按壓
胃反射區

調脾胃助消化

補血補氣，健康無病

脾為後天之本，氣血化生之源。脾胃功能正常，則氣血充足，百病不生。所以運用調理脾胃的方法，可以助消化，達到增強機體抵抗力的作用。

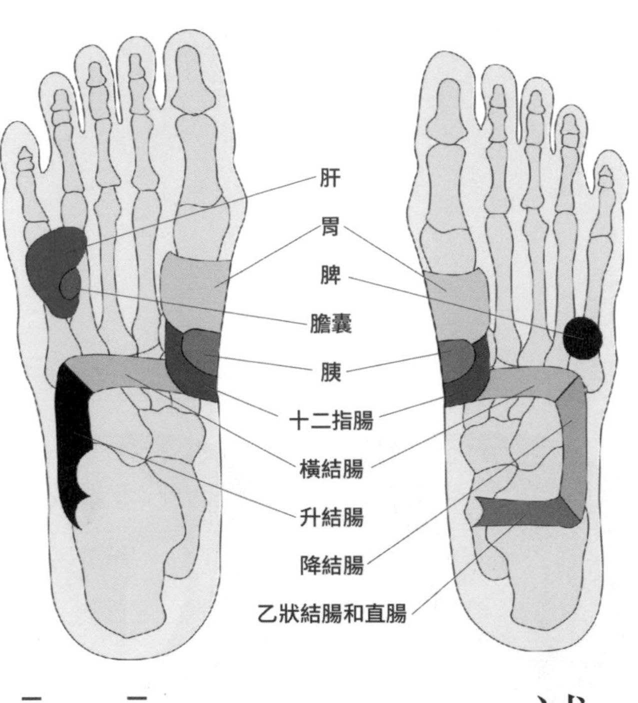

－位置－ 反射區：肝、脾、胃、十二指腸、胰、膽囊、升結腸、橫結腸、降結腸、乙狀結腸和直腸。

－手法－ 所有反射區運用食指扣拳法。

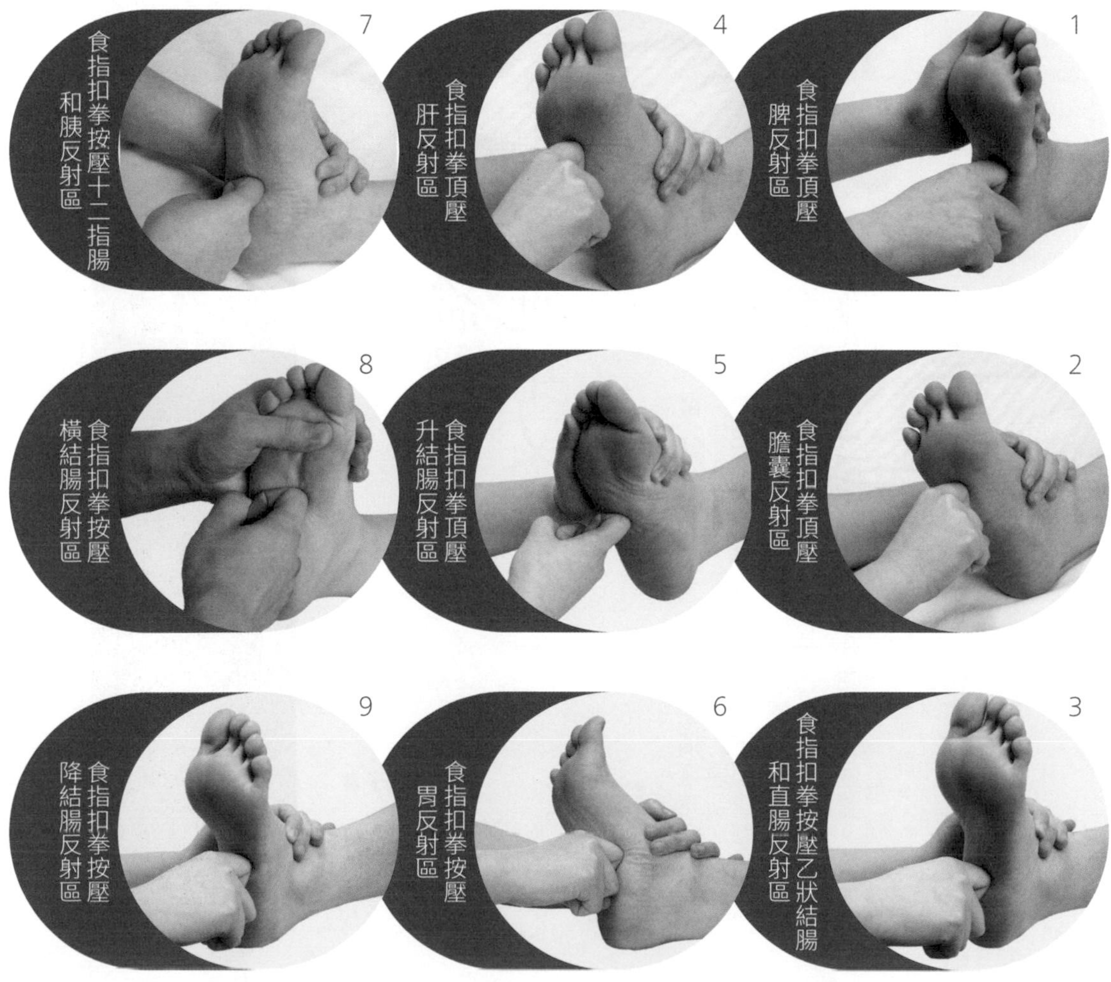
1
食指扣拳頂壓脾反射區
2
食指扣拳頂壓膽囊反射區
3
食指扣拳按壓乙狀結腸和直腸反射區
4
食指扣拳頂壓肝反射區
5
食指扣拳頂壓升結腸反射區
6
食指扣拳按壓胃反射區
7
食指扣拳按壓十二指腸和胰反射區
8
食指扣拳按壓橫結腸反射區
9
食指扣拳按壓降結腸反射區

養腎延年

益腎又養精，延年又抗老

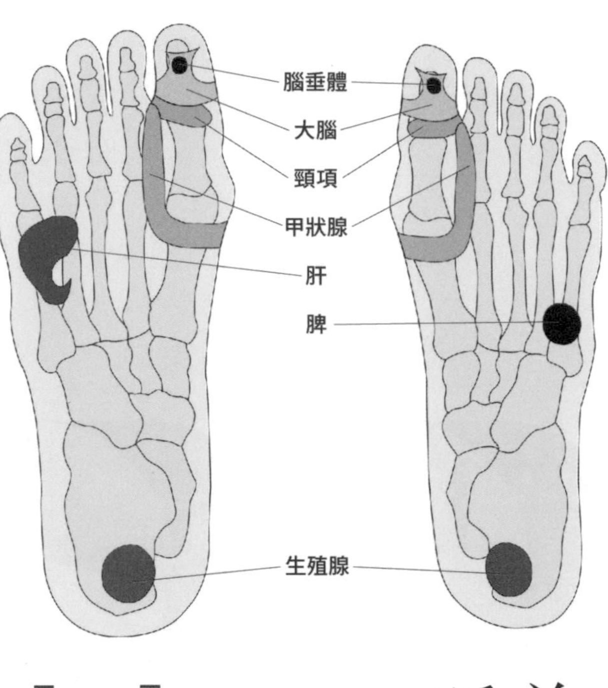

腎為人體先天之本，腎中精氣充盛則精氣化血生髓，充養骨骼。運用足部按摩法可以養腎填精、延年益壽。

—位置— 反射區：大腦、甲狀腺、腦垂體、前列腺或子宮、生殖腺、頸項、肝、脾。

—手法— 頸項反射區運用拇指指腹按壓法，其餘反射區運用食指扣拳法。

前列腺或子宮

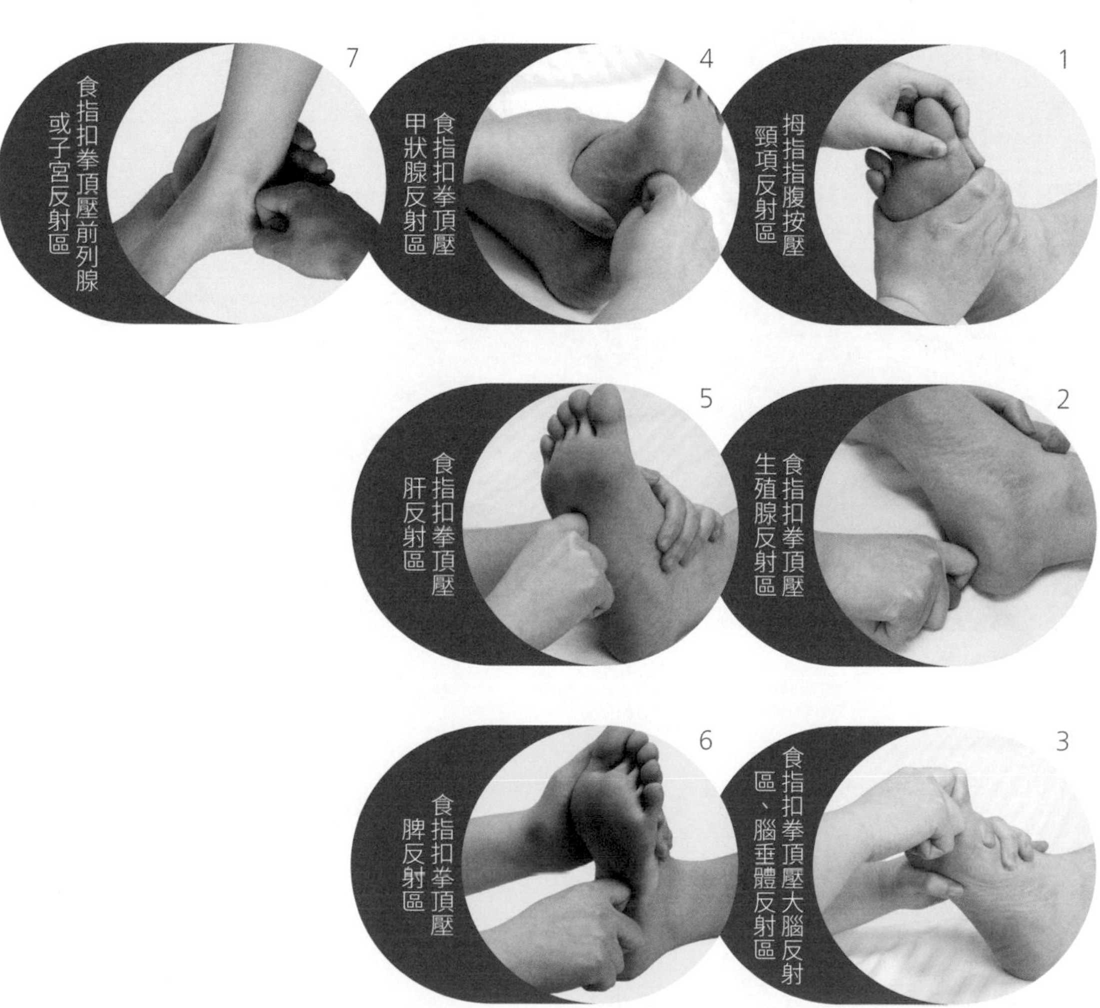
1
拇指指腹按壓頸項反射區
2
食指扣拳頂壓生殖腺反射區
3
食指扣拳頂壓大腦反射區、腦垂體反射區
4
食指扣拳頂壓甲狀腺反射區
5
食指扣拳頂壓肝反射區
6
食指扣拳頂壓脾反射區
7
食指扣拳頂壓前列腺或子宮反射區

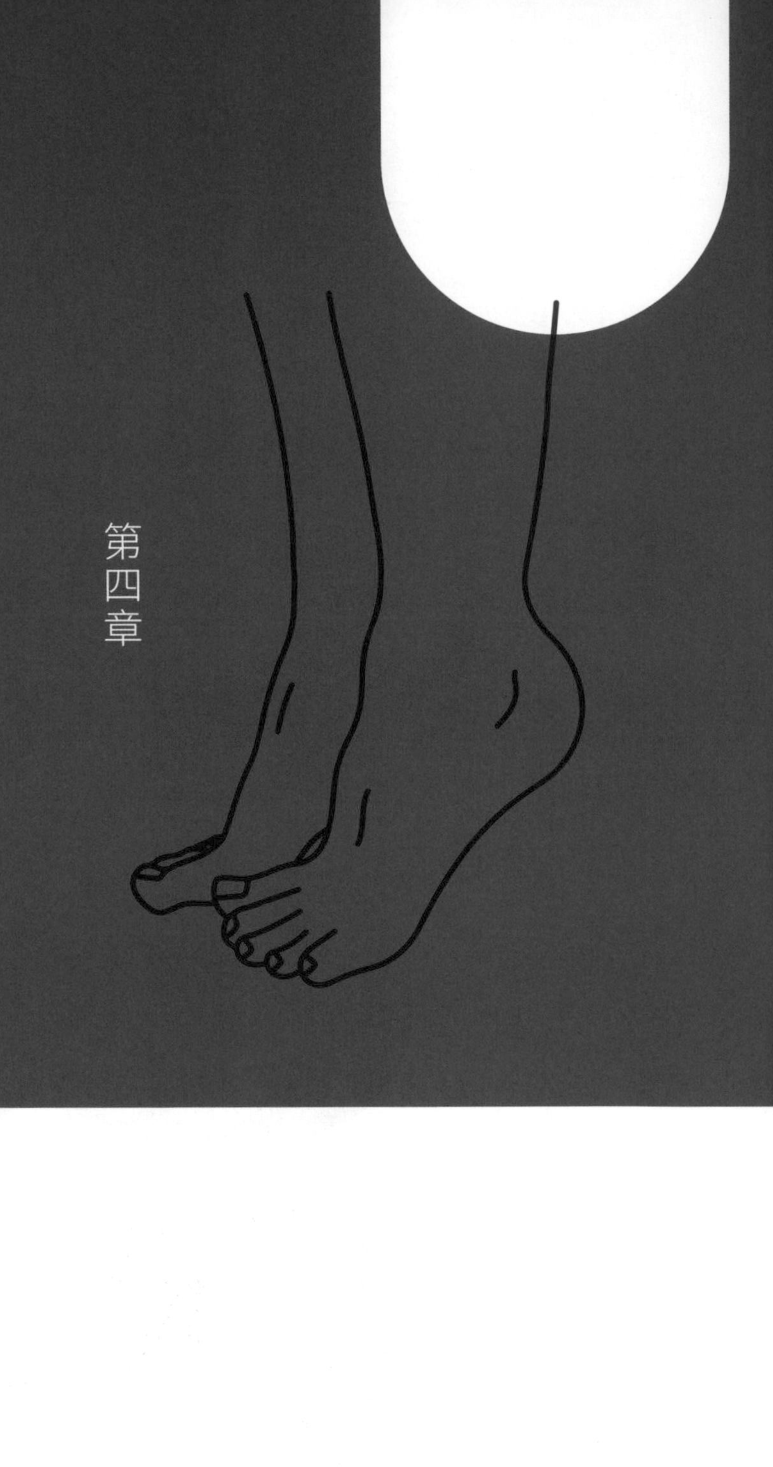

第四章

足部按摩，
簡單輕鬆治療多種
常見病症

一 內科

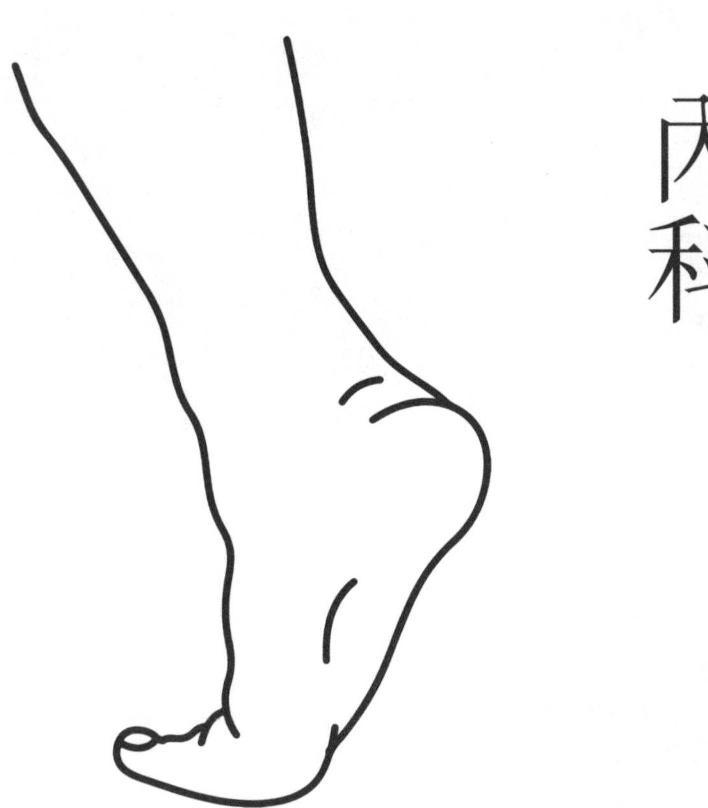

感冒

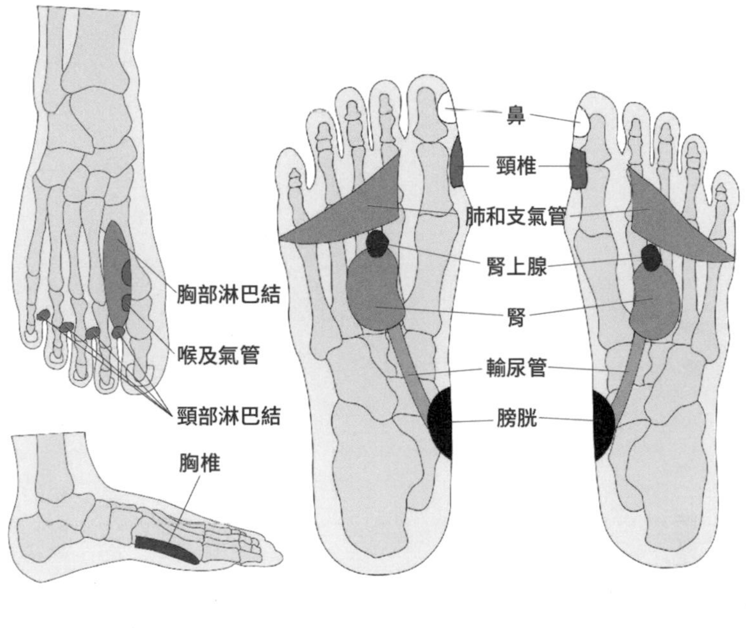

普通感冒是病毒引起的呼吸道傳染病；流行性感冒簡稱「流感」，是由流感病毒引起的急性呼吸道傳染病。感冒四季皆可發病，主要透過飛沫傳播。流感的臨床特點為起病急，全身症狀明顯，如發熱、劇烈頭痛、全身酸痛，而呼吸道症狀較輕。嬰幼兒、老年人及身體虛弱者發病後易併發肺炎等症。普通感冒與流感屬於中醫學外感病「時行感冒」的範疇。

足部按摩對感冒有較好的療效，按摩足部反射區不但能增強免疫功能，而且能增強機體的各項生理功能，使機體發揮其自身的抗病能力，抵抗病毒和細菌的感染，以達到治病強身的目的。這是單純應用藥物療法所不能達到的。

一按摩方法一每次按摩15～20分鐘，每日2次，5～7天為一個療程。

1 依次用食指扣拳法頂壓腎和腎上腺反射區各50次，向足跟方向頂壓。

2 用拇指指腹推壓法推壓輸尿管反射區。

3 用食指扣拳法頂壓膀胱、鼻、頸部淋巴結反射區各50次。

4 拇指由足外側向內側推壓肺和支氣管反射區50次。

5 用食指扣拳法頂壓胸部淋巴結和喉及氣管反射區各50次。

6 用拇指指腹推壓法推壓頸椎和胸椎反射區各30次。

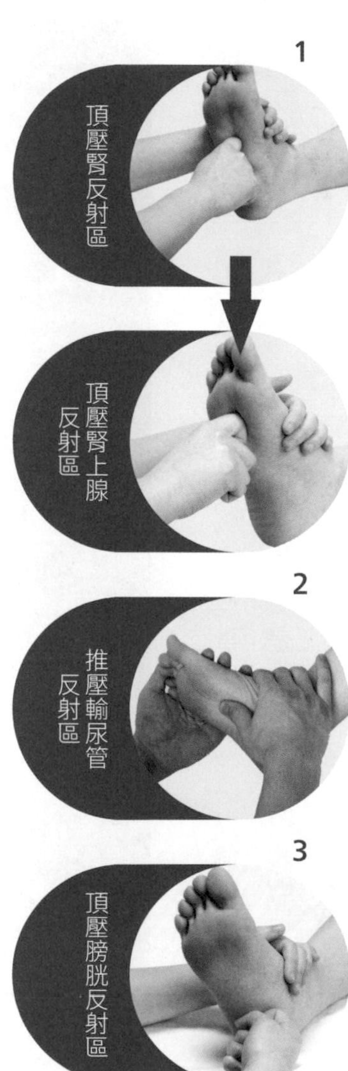

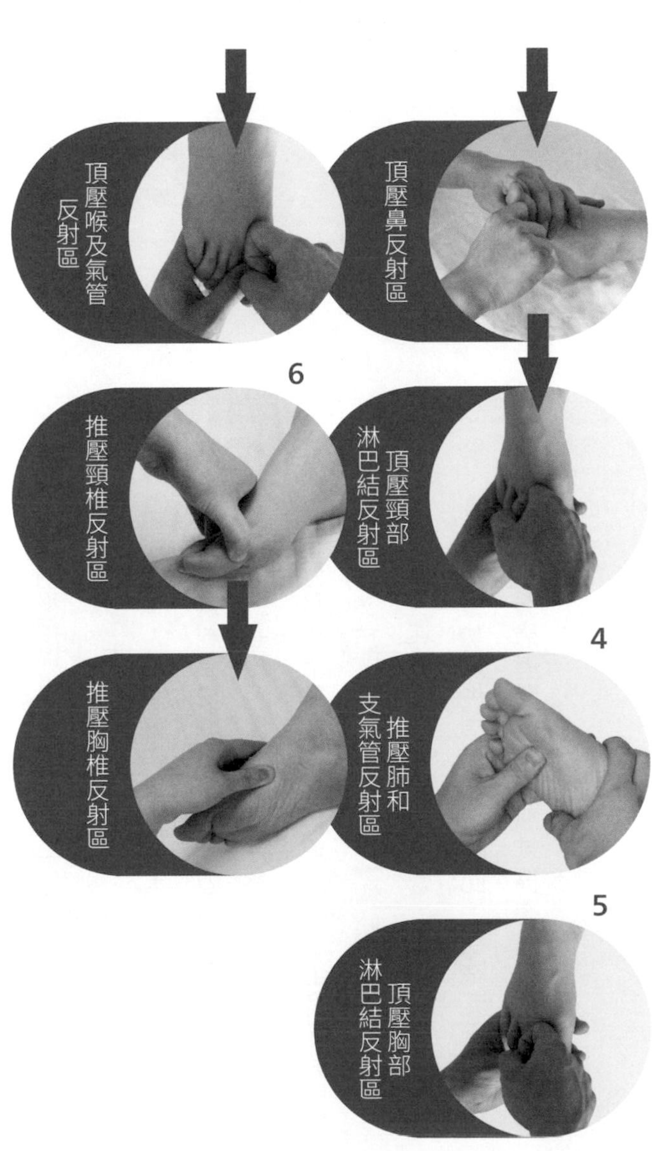
頂壓鼻反射區
4
頂壓頸部淋巴結反射區
5
推壓肺和支氣管反射區
頂壓胸部淋巴結反射區
頂壓喉及氣管反射區
6
推壓頸椎反射區
推壓胸椎反射區

慢性支氣管炎

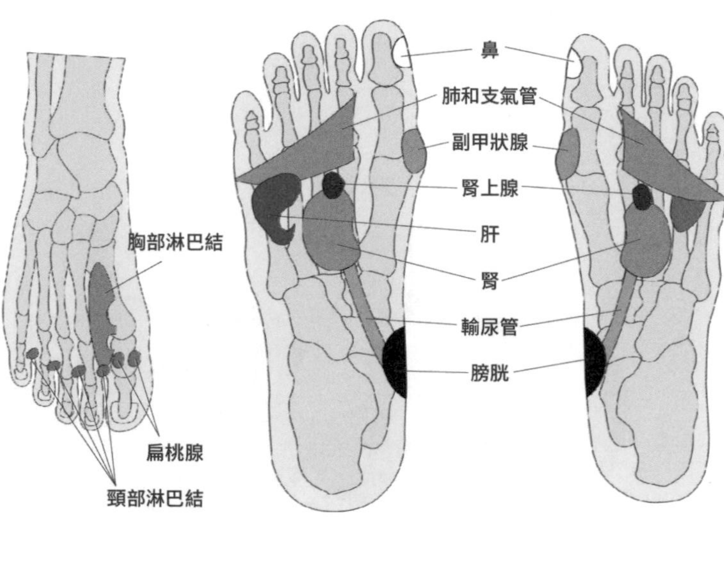

慢性支氣管炎是一種常見病、多發病。其主要臨床表現為慢性或反復性咳嗽、咳痰，冬季加重，夏季緩解，持續兩年以上。部分患者有哮喘症狀，稱為「喘息性支氣管炎」。

一般來說，慢性支氣管炎老年人發病率高，北方高於南方，農村高於城市，吸煙者高於不吸煙者，以咳嗽、咳痰為主要症狀，部分患者伴有喘息。每年發作累計三個月以上並持續兩年或兩年以上者屬於中醫學「咳嗽」、「懸飲」、「喘證」等範疇。

從中醫學理論來看，慢性支氣管炎主要與肺、脾、腎、肝等內臟功能失調有關，因此，慢性支氣管炎的治療應以增強患者體質，提高其機體免疫力，調節各臟腑功能為主。

一按摩方法一每次按摩30～40分鐘，每日1次，10～15天為一個療程。

1 依次用食指扣拳法頂壓腎、腎上腺、膀胱反射區各50次，用力可以稍重，以酸痛為度。

2 用拇指指腹推壓法推壓輸尿管反射區50次，用力和速度要均勻，每分鐘30～50次。

3 依次用食指扣拳法頂壓肺和支氣管、胸部淋巴結、扁桃腺、頸部淋巴結、副甲狀腺、心、肝、鼻反射區各50次。

1

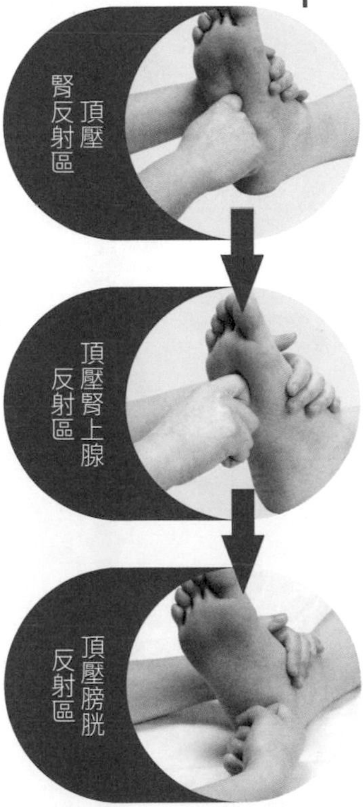

2

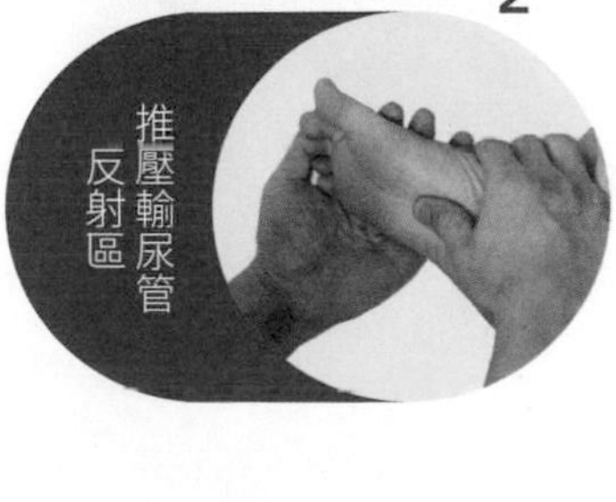

3

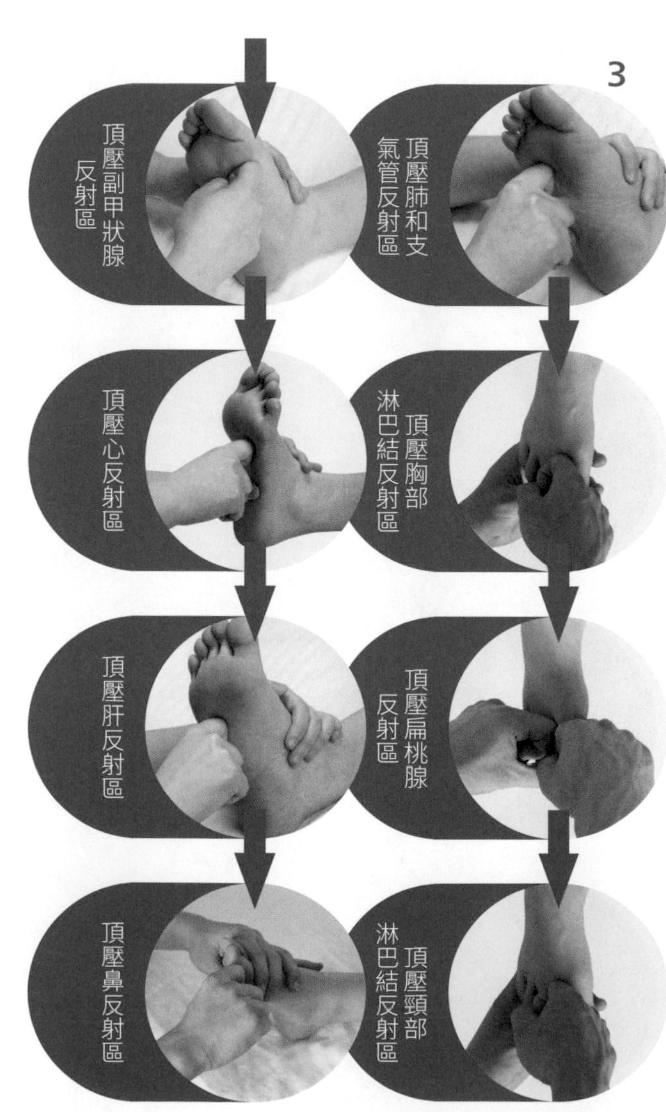
頂壓副甲狀腺反射區
頂壓心反射區
頂壓肝反射區
頂壓鼻反射區
頂壓肺和支氣管反射區
頂壓胸部淋巴結反射區
頂壓扁桃腺反射區
頂壓頸部淋巴結反射區

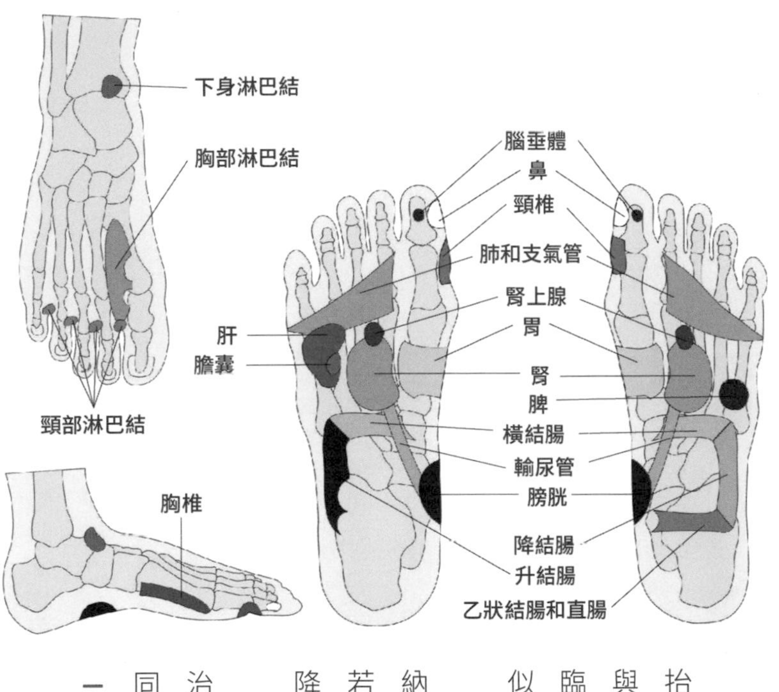

支氣管哮喘

支氣管哮喘是一種以呼吸急促、哮鳴有聲、張口抬肩、難以平臥為特徵的反復性發作的肺部疾病。哮與喘的症狀略有不同，喘指呼吸困難，哮指喉中哮鳴，臨床上不易區分，多同時併發，其病因病機也大致相似。

中醫學認為，哮喘的形成主要是由於氣機升降出納失常所致，並且與肺、腎二臟的功能狀況密切相關，若肺腎功能失常，再遇誘發因素，就會擾亂氣機的升降出納，從而發為支氣管哮喘。

足部按摩療法是防治哮喘常用的輔助方法，具有治本之功。對於慢性病患者來說，要堅持長期治療，同時在季節轉換前最好給予預防性治療。

－按摩方法－每次按摩30～40分鐘，每日1次，10～15天為一個療程。

1 用食指扣拳法頂壓腎、腎上腺、腦垂體、膀胱反射區各50次，按摩力度以局部感覺脹痛為宜。

2 由足跟向足趾方向用拇指指腹推壓法推壓輸尿管反射區50次。推壓速度以每分鐘30～50次為宜。

3 用拇指指腹推壓法推壓肺和支氣管反射區50次。

4 用食指扣拳法頂壓鼻、頸部淋巴結、胸部淋巴結、下身淋巴結反射區各50次。

5 從足跟向足趾方向用拇指指腹推壓法推壓升結腸反射區50次，從足外側向足內側推壓橫結腸反射區50次，從足趾向足跟方向推壓降結腸反射區50次，從足外側向足內側推壓乙狀結腸和直腸反射區50次，依次進行。

6 用食指扣拳法頂壓頸椎、胸椎、胃、膽囊、肝、脾反射區各30次。

1

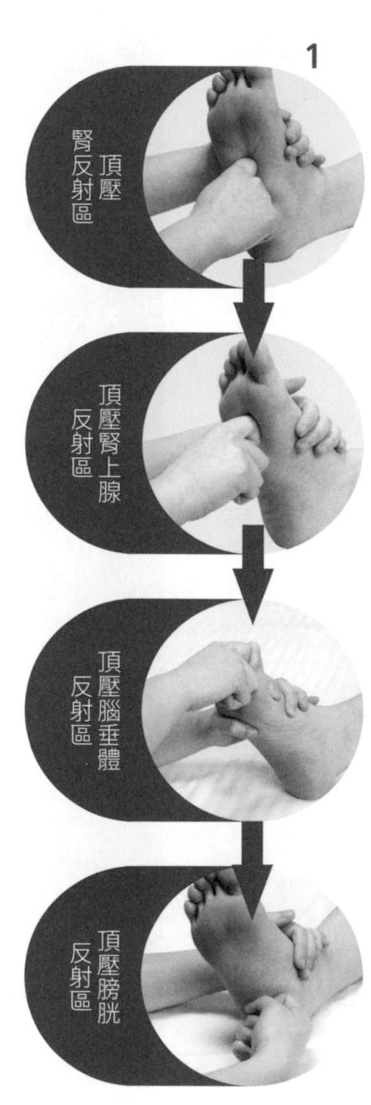

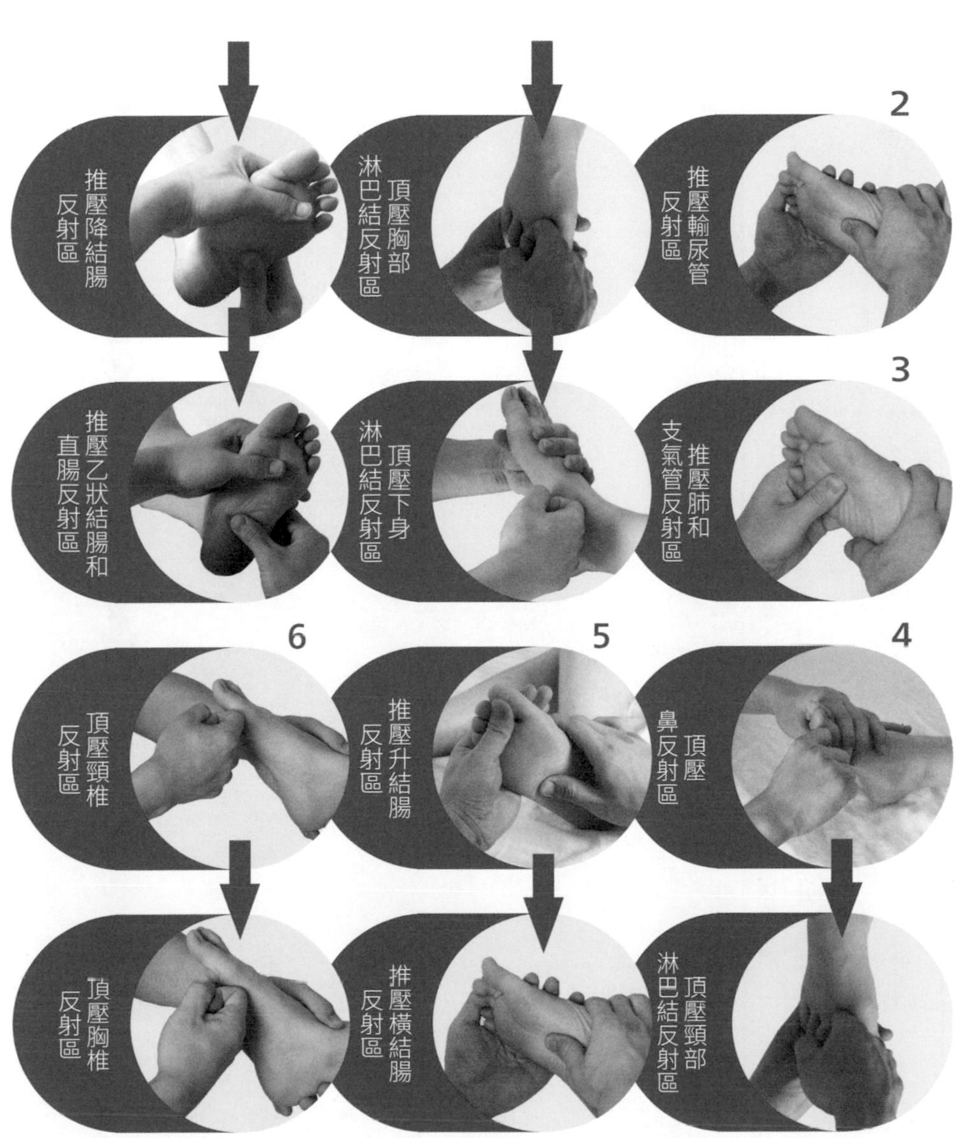
2
推壓輸尿管反射區
頂壓胸部淋巴結反射區
推壓降結腸反射區
3
推壓肺和支氣管反射區
頂壓下身淋巴結反射區
推壓乙狀結腸和直腸反射區
4
頂壓鼻反射區
5
推壓升結腸反射區
6
頂壓頸椎反射區
頂壓頸部淋巴結反射區
推壓橫結腸反射區
頂壓胸椎反射區

頂壓
胃反射區
頂壓
膽囊反射區
頂壓
肝反射區
頂壓
脾反射區

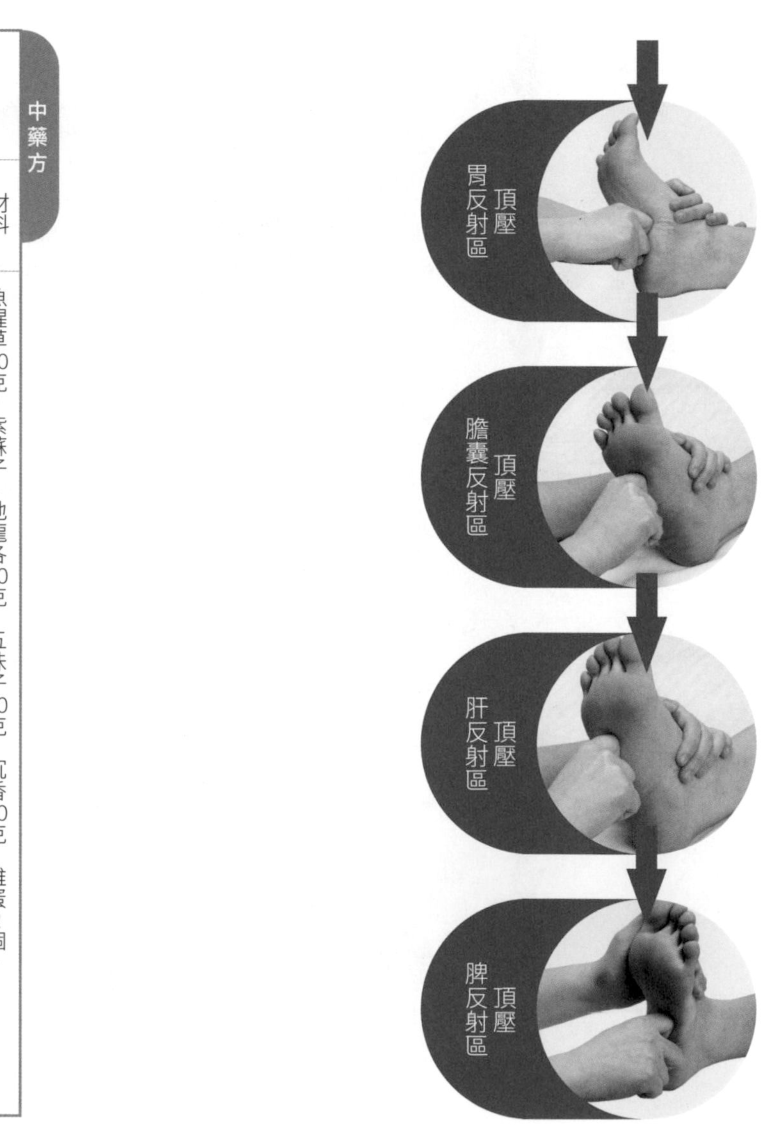

中藥方

藥方		
藥方一	材料	魚腥草60克，紫蘇子、地龍各30克，五味子20克，沉香10克，雞蛋2個。
	用法	先將中藥（沉香除外）、雞蛋放入鍋中，加水適量，煎煮30分鐘，再加入沉香稍煎，去渣取液，溫洗雙足，吃雞蛋，每晚1次。具有清熱解毒、止咳的作用。
藥方二	材料	芥子、延胡索各20克，甘遂、細辛各10克，麝香0.6克。
	用法	共研為末，和勻，在夏季三伏時，分3次用薑汁調敷肺俞、膏肓、百勞等穴，1～2小時去除，每10日敷1次。

呃逆

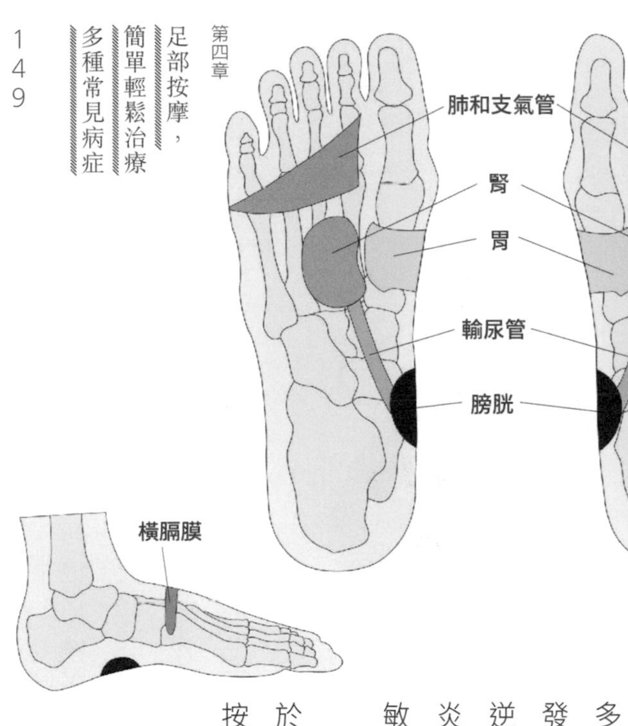

呃逆，俗稱打嗝，是氣逆上沖，喉間呃呃連聲，聲短而頻，不能自制的一種症狀。呃逆的發生原因很多，正常人在進食過程中食用過冷或過熱的食物容易發生呃逆現象。這種呃逆可自癒，不用特殊治療。呃逆也可由多種疾病引起，如腦血栓、腦炎、中暑、胃炎及肺部或胸膜病變，病後體虛、勞累過度、藥物過敏等因素都可引起呃逆。

本節介紹如何用足部按摩來治療一般的呃逆。對於由疾病引起的呃逆，應積極治療原發病，輔以足部按摩。

—按摩方法—每次按摩15～20分鐘，每日2次，5～7天為一個療程。

1 依次用拇指指腹按壓法按壓橫膈膜、胃反射區，以局部感覺脹痛難忍為佳。

2 用拇指指腹推壓法推壓輸尿管反射區50次。

3 用食指扣拳法頂壓腎、膀胱反射區各50次，按摩力度以局部感覺脹痛為宜。

4 用拇指指腹推壓法推壓肺和支氣管反射區50次。

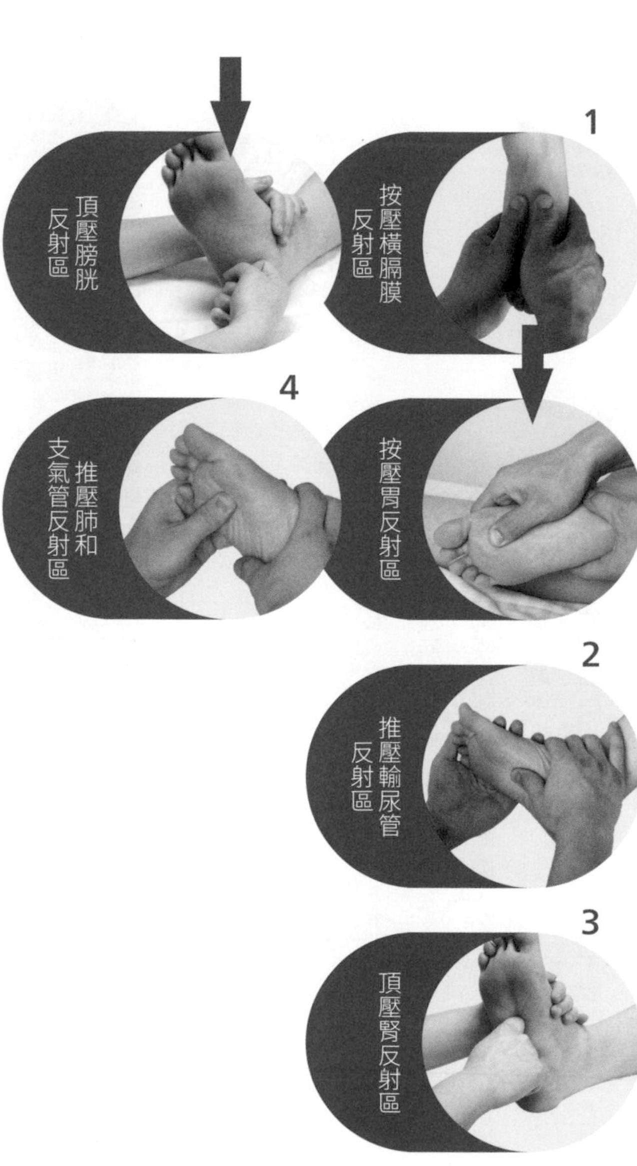

中藥方

藥方一	材料	白蘿蔔、生薑各適量。
	用法	將白蘿蔔、生薑分別洗淨、搗爛取汁，飯後飲用1小杯。
藥方二	材料	柿蒂3個，丁香5克，人參6克。
	用法	上三藥研細末，水煎取汁，飯後服用。
藥方三	材料	南瓜蒂4個，陳皮、生薑各10克。
	用法	上三藥研細末，水煎取汁，飯後服用。

慢性胃病

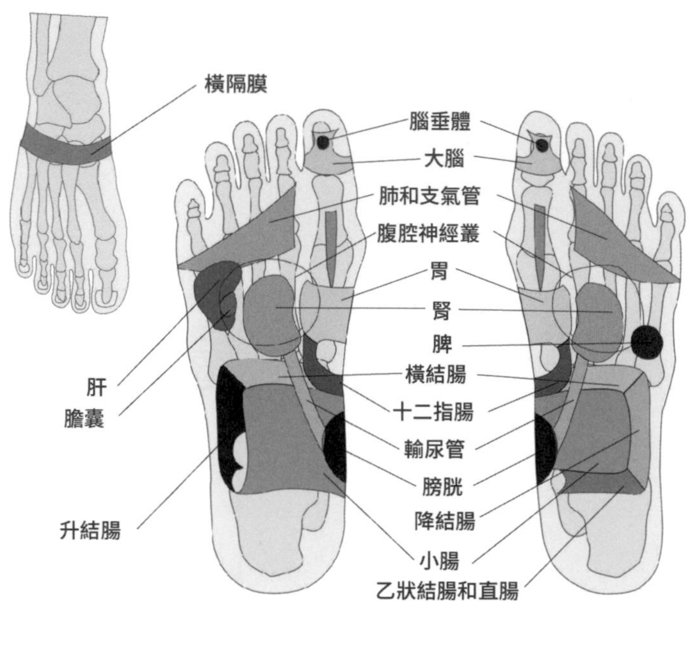

慢性胃病一般包括慢性胃炎、胃及十二指腸潰瘍和胃神經官能症。慢性胃炎是以胃黏膜非特異性慢性炎症為主要病理變化的慢性胃病，其發病率在各種胃病中居首位，主要症狀是上腹痛，有食後上腹部不適、飽脹、噯氣、噁心、嘈雜等症狀。胃潰瘍好發於胃小彎，疼痛多在進食後三十分鐘至兩小時發生；十二指腸潰瘍多為夜間痛，吃點東西後就能緩解；潰瘍病的其他伴隨症狀有吞酸、嘈雜等。胃神經官能症是一種胃神經功能性疾病，發作與情緒有關，以突然而劇烈的胃痙攣性疼痛為主要症狀。

中醫學認為，慢性胃病的病位在胃，與肝、脾二臟關係密切，氣候寒冷、飲食不節、情志不調常是此類疾病的重要誘因。慢性胃病大多可應用足部按摩療法，療效較好。足部按摩重在調節胃、脾、肝三臟的功能。

按摩方法 每次按摩30～40分鐘，每日1次，10～15天為一個療程。

1 用食指扣拳法依次頂壓胃、十二指腸、脾、肝、腎、膀胱反射區各50次，按摩力度以局部感覺脹痛為宜。

2 用拇指指腹推壓法推壓輸尿管反射區50次。

3 用拇指指腹推壓法推壓肺和支氣管反射區50次。

4 用食指扣拳法頂壓大腦、腦垂體反射區各50次。

5 用食指扣拳法頂壓小腸、膽囊反射區各50次。

6 從足跟向足趾方向用拇指指腹推壓法推壓升結腸反射區50次，從足外側向足內側推壓橫結腸反射區50次，從足趾向足跟方向推壓降結腸反射區50次，從足外側向足內側推壓乙狀結腸和直腸反射區50次。

7 用雙拇指指腹按壓法按壓橫膈膜反射區，由輕到重，至局部有酸脹感為度。

8 用四指刮壓法刮壓腹腔神經叢反射區。食指、中指、無名指、小指屈曲，以近側指間關節背側由足趾向足跟方向刮壓，力度由輕到重，以局部有酸脹感或局部發熱為度。

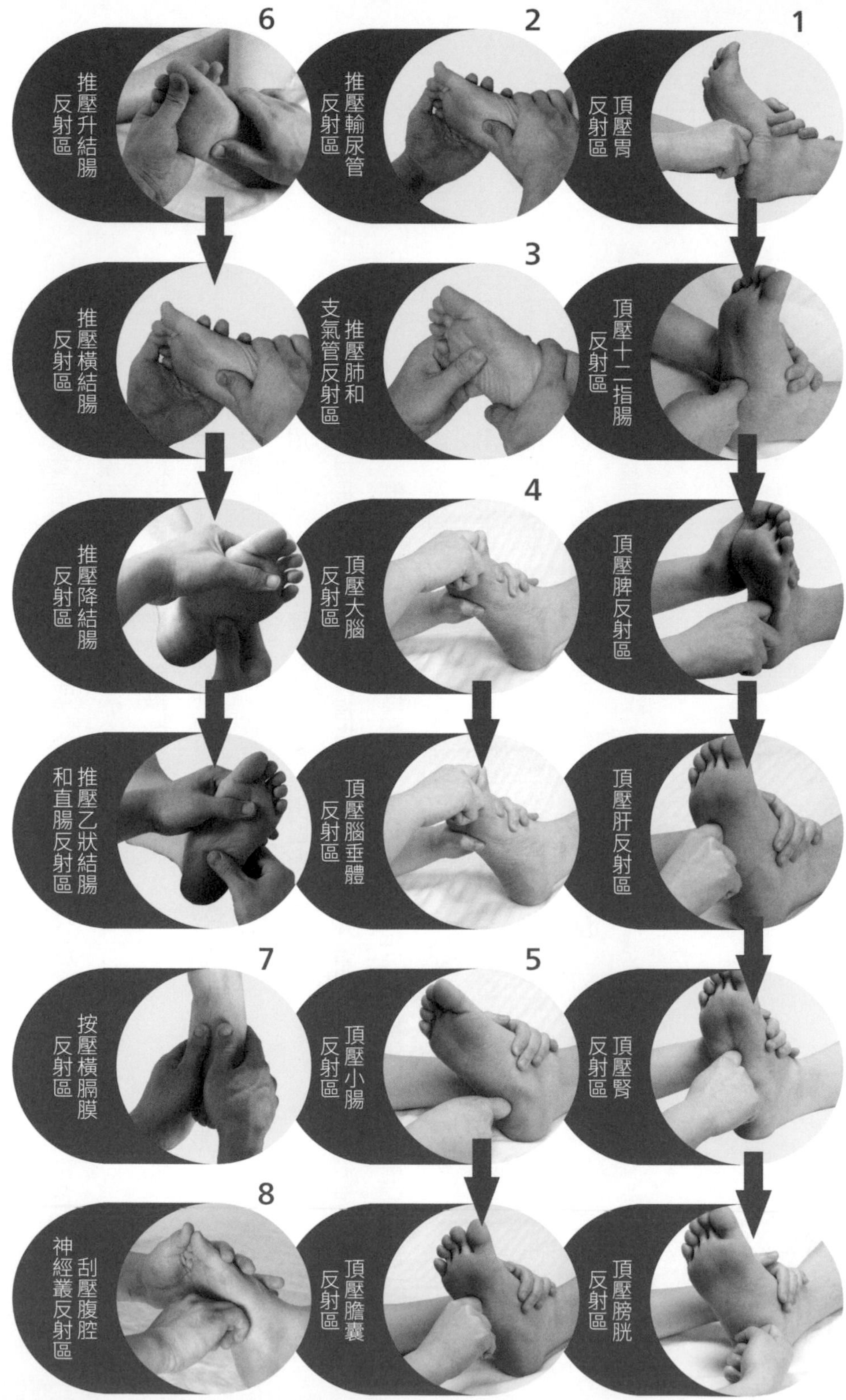
1
頂壓胃反射區
頂壓十二指腸反射區
頂壓脾反射區
頂壓肝反射區
頂壓腎反射區
頂壓膀胱反射區
2
推壓輸尿管反射區
3
推壓肺和支氣管反射區
4
頂壓大腦反射區
頂壓腦垂體反射區
5
頂壓小腸反射區
頂壓膽囊反射區
6
推壓升結腸反射區
推壓橫結腸反射區
推壓降結腸反射區
推壓乙狀結腸和直腸反射區
7
按壓橫膈膜反射區
8
刮壓腹腔神經叢反射區

胃下垂

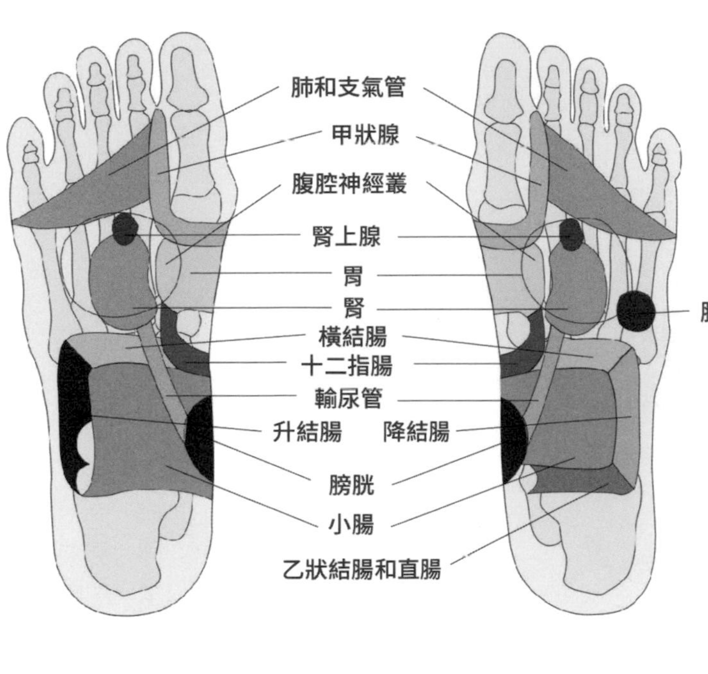

胃下垂是指站立時胃下緣達盆腔。本病多見於體型瘦長、腹壁鬆弛、腹肌瘦薄者，也可見於經產婦、慢性消耗性疾病患者，以及多次腹部手術有切口瘡者和長期臥床少動者。輕度胃下垂多無症狀，中度以上是由於胃腸動力差，排空減慢，有易飽脹、痞滿、厭食、噁心、便秘等症狀，常伴有其他內臟下垂。有時腹部深部有隱痛感，常於餐後、久立及勞累後症狀加重，平臥可減輕，或有站立性昏厥、低血壓、心悸等表現。

中醫學認為，本病主要是由於脾胃不健、中氣下陷所致。足部按摩以健脾和胃、益氣舉陷為原則。

一按摩方法一每次按摩30～40分鐘，每日1次，10～15天為一個療程。

1 依次用食指扣拳法頂壓胃、十二指腸、腎、腎上腺、膀胱反射區各50次，按摩力度以局部感覺脹痛為宜。

2 由足跟向足趾方向用拇指指腹推壓法推壓輸尿管反射區50次。

3 由足外側向足內側用拇指指腹推壓法推壓肺和支氣管反射區50次。

4 用食指扣拳法頂壓脾、腹腔神經叢反射區各50次。

5 從足趾向足跟方向用拇指指腹推壓法推壓小腸反射區50次，從足跟向足趾方向推壓升結腸反射區50次，從足外側向足內側推壓橫結腸反射區50次，從足趾向足跟方向推壓降結腸反射區50次，從足外側向足內側推壓乙狀結腸和直腸反射區50次，依次進行。

6 用拇指指腹推壓法推壓甲狀腺50次。

1

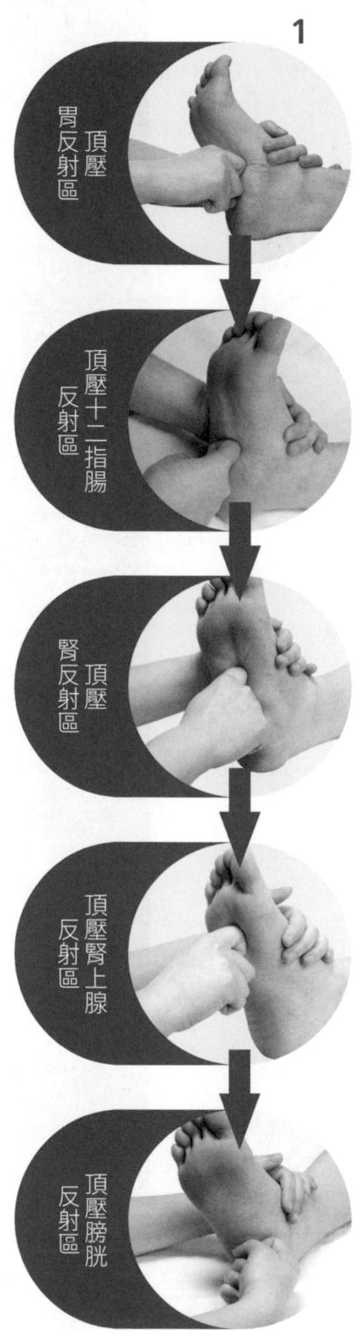

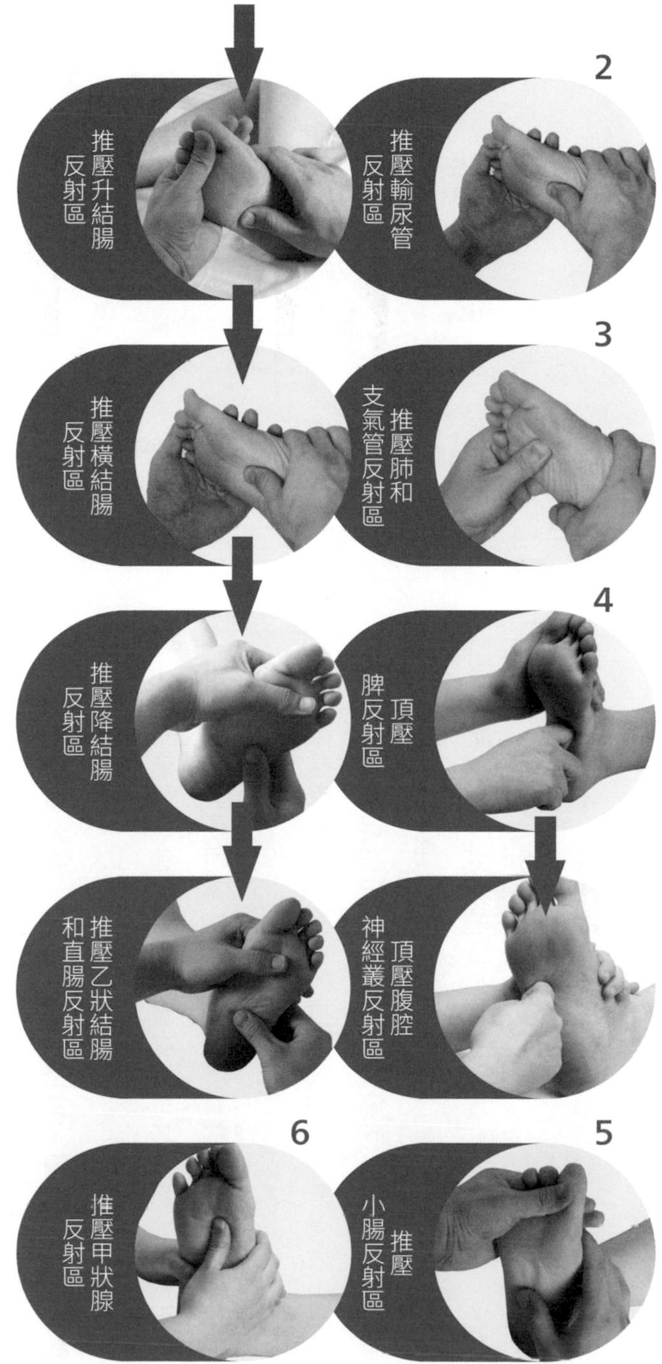

中藥方

藥方一

材料	附子120克，五倍子90克，蓖麻子150克，細辛10克。
用法	以上藥物搗爛後製成1.5公分厚的藥餅，分別貼於湧泉與百會，用紗布固定，2天換藥1次，3次為1個療程。可以治療胃下垂。

慢性腹瀉

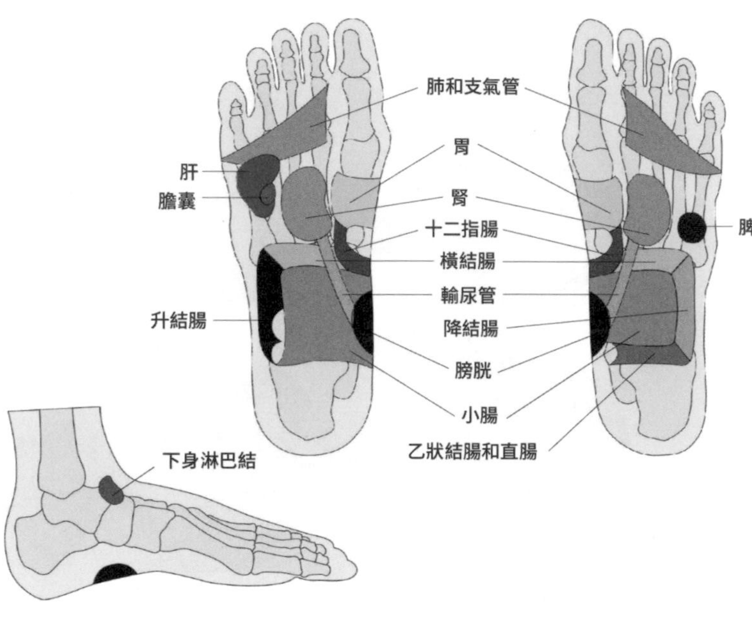

腹瀉是指排便次數增多，大便稀薄，甚至瀉出如水樣。腹瀉超過兩個月的稱為「慢性腹瀉」。慢性腹瀉可由腸道炎症、腫瘤、用藥不當、情緒波動及導致消化吸收障礙的一些疾病等引起。本症往往反復發作，久治不癒。輕者每日大便數次，重者每日大便數可達十餘次。大便可為水樣或糊狀，有的患者可能有膿血便，有的患者可能伴有腹脹、腹痛、食欲缺乏等症狀。

中醫學認為，腹瀉的主要病因為脾胃與大小腸的功能失調。足部按摩治療慢性腹瀉應以健脾和胃、溫腎壯陽、疏肝理氣為主。

一按摩方法一 每次按摩30～40分鐘，每日1次，10～15天為一個療程。

1 依次用食指扣拳法頂壓腎、膀胱反射區各50次，按摩力度以局部感覺脹痛為宜。

2 用拇指指腹推壓法推壓輸尿管反射區50次。

3 由足外側向足內側用拇指指腹推壓法推壓肺和支氣管反射區50次。

4 用食指扣拳法頂壓脾、胃、十二指腸反射區各50次。

5 用食指扣拳法頂壓肝、膽囊、下身淋巴結反射區各50次。

6 從足趾向足跟方向用拇指指腹推壓法推壓小腸反射區50次，從足跟向足趾方向推壓升結腸反射區50次，從足外側向足內側推壓橫結腸反射區50次，從足趾向足跟方向推壓降結腸反射區50次，從足外側向足內側推壓乙狀結腸和直腸反射區50次。

中藥方

藥方		
藥方一	材料	無花果葉60克。
	用法	加水兩千克，煎煮至五百克，去渣取液，溫洗雙足。每日2次，每次30分鐘，15天為1個療程。具有清利濕熱、止瀉的作用，適用於濕熱瀉者。
藥方二	材料	梧桐葉80克。
	用法	加水兩千克煎湯，去渣取液，溫洗雙足。每日2次，每劑可連用2～3天。具有利濕止瀉、清熱解毒的作用，適用於泄瀉者。
藥方三	材料	高粱殼90～150克。
	用法	加水煎煮，去渣取液，溫洗雙足。每天1次，連洗5～10天。具有止瀉的作用，適用於腹瀉者。
藥方四	材料	五倍子30克。
	用法	搗碎，醋調，敷足心。每天1次，5天為1個療程。具有固澀止瀉的作用，適用於慢性腹瀉。
藥方五	材料	柿蒂、艾葉各20克，生薑15克，鹽30克。
	用法	搗爛混勻，炒熱後用布包熨足心，熨冷再炒。每次20分鐘，每天1～2次。具有溫中散寒、固腸止瀉的作用，適用於久瀉不止之腹瀉。

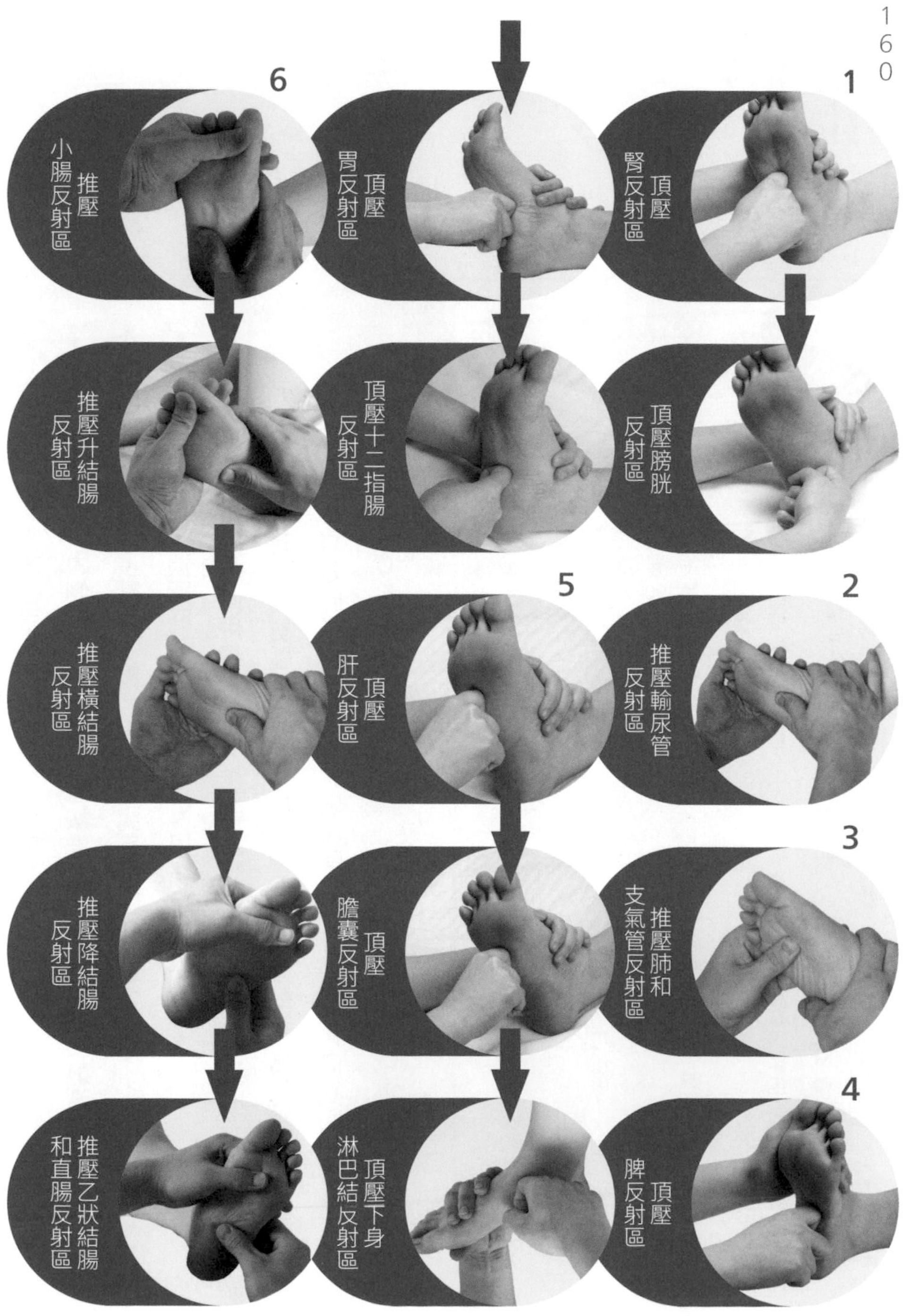
1
頂壓腎反射區
頂壓膀胱反射區
2
推壓輸尿管反射區
3
推壓肺和支氣管反射區
4
頂壓脾反射區
頂壓胃反射區
頂壓十二指腸反射區
5
頂壓肝反射區
頂壓膽囊反射區
頂壓下身淋巴結反射區
6
推壓小腸反射區
推壓升結腸反射區
推壓橫結腸反射區
推壓降結腸反射區
推壓乙狀結腸和直腸反射區

便秘

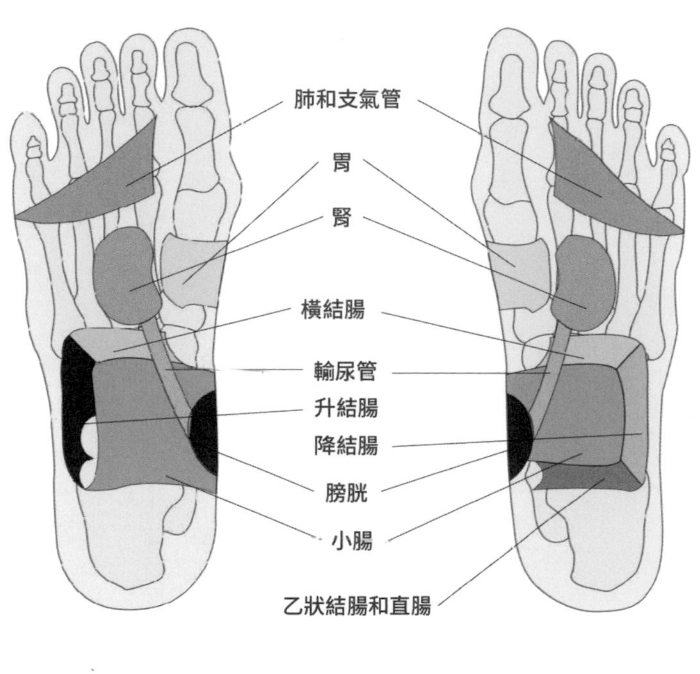

當人們出現大便乾燥、堅硬、量少、呈栗子狀，排便間隔時間長並且困難時，稱為「便秘」。便秘多數屬於單純性便秘，為腸道功能性紊亂。

中醫學認為，便秘與嗜食辛辣厚味、情志不暢、病後產後、年老體邁、氣血不足等因素有關。現代醫學研究表明，單純性便秘可由腹肌無力、結腸痙攣、腸蠕動功能減退、直腸排便反射遲鈍等因素造成。此病常給患者帶來很大的痛苦，嚴重時還會影響正常的工作和生活。

一般最容易有便意的時間是早飯以後。很多人由於飯後過分忙碌或精神緊張而抑制便意，由此引起便秘。患便秘的人易有疲勞、乏力、失眠、頸肩僵硬等表現，女性易出現月經不調、痤瘡、雀斑、皮膚粗糙等病症。

一按摩方法一每次按摩30～40分鐘，每日1次，15～20天為一個療程。

1 依次用食指扣拳法頂壓腎、膀胱反射區各50次，按摩力度以局部感覺脹痛為宜。

2 用拇指指腹推壓法推壓輸尿管反射區50次。

3 用拇指指腹推壓法推壓肺和支氣管反射區50次。

4 用食指扣拳法頂壓胃、小腸反射區各50次。

5 從足跟向足趾方向以拇指指腹推壓法推壓升結腸反射區50次，從足外側向足內側推壓橫結腸反射區50次，從足趾向足跟方向推壓降結腸反射區50次，從足外側向足內側推壓乙狀結腸和直腸反射區50次。

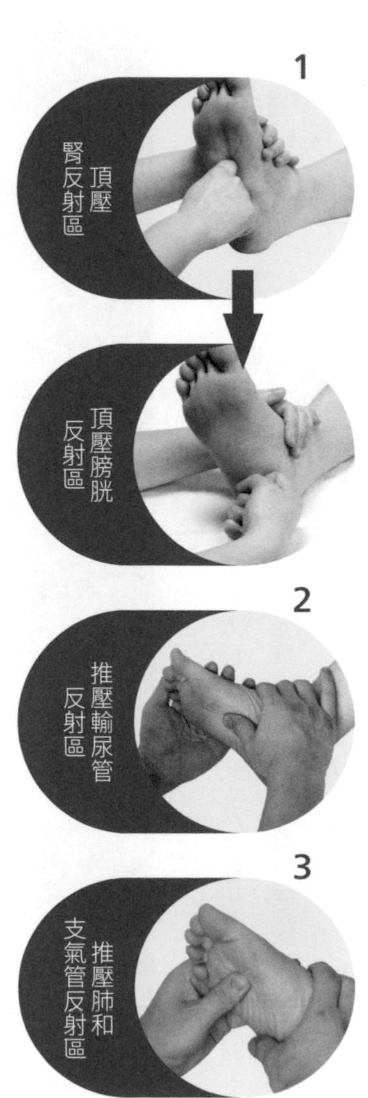

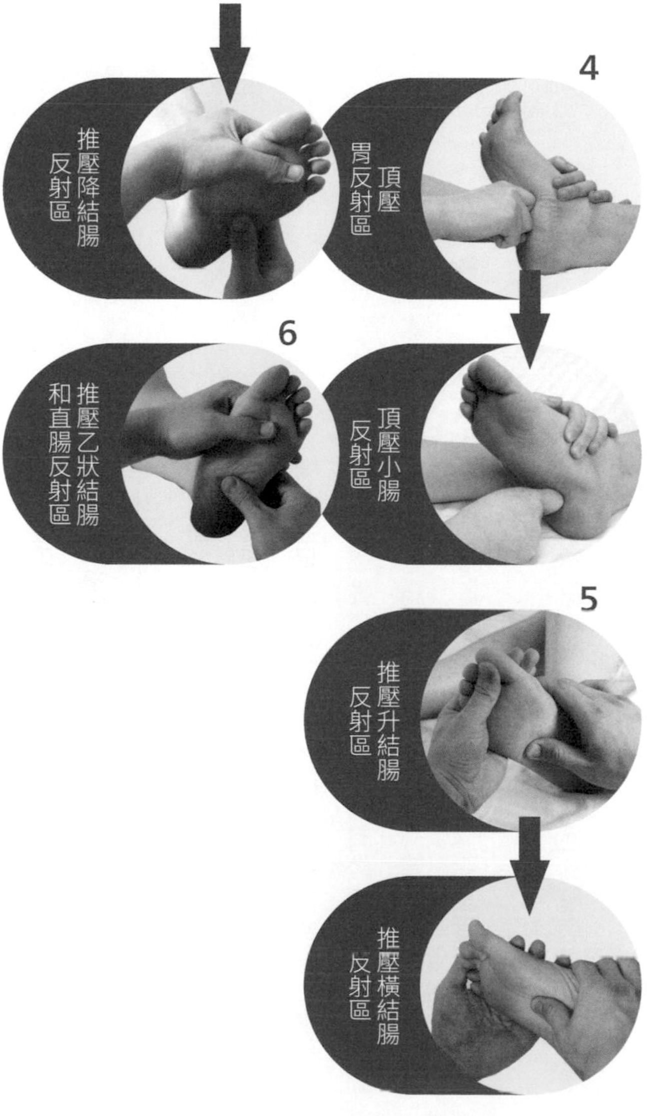

4

頂壓胃反射區

頂壓小腸反射區

5

推壓升結腸反射區

推壓橫結腸反射區

推壓降結腸反射區

6

推壓乙狀結腸和直腸反射區

慢性膽囊炎和膽石症

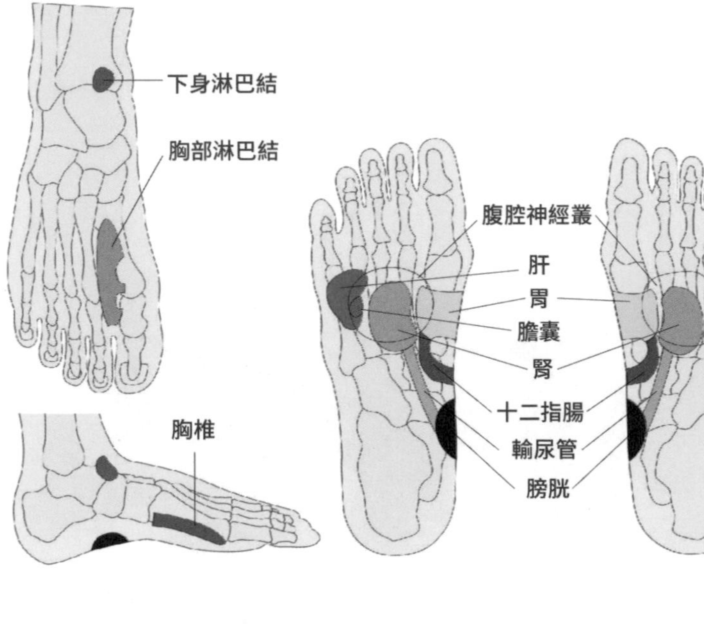

慢性膽囊炎是指膽囊的慢性炎症，主要危險因素有膽結石、細菌或病毒感染、寄生蟲刺激膽囊。本病有時為急性膽囊炎的後遺症，但多數患者既往無急性發作史，在發現時即為慢性。緩解期可無任何症狀，有時可出現持續性上腹鈍痛或不適感、噁心、噯氣、反酸、膽脹、胃部灼熱、右肩胛區疼痛，上述表現在進食高脂或油膩食物後加重。

膽石症是常見的膽囊疾病，症狀主要是上腹部或右上腹部持續性疼痛，嚴重時可有絞痛，同時伴有右上腹悶脹或右肩疼痛、噯氣、噁心等。其發病與細菌感染、進食油膩食物、精神過度緊張及受寒冷刺激等有關。

中醫學認為，膽囊炎和膽石症的發病主要與肝膽功能失調有關。

—按摩方法— 每次按摩15～20分鐘，每日2次，5～7天為一個療程。

1 依次用食指扣拳法頂壓腎、膀胱、膽囊、肝、胃、十二指腸反射區各50次，按摩力度以局部感覺脹痛為宜。

2 用拇指指腹推壓法推壓輸尿管反射區50次。

3 用食指扣拳法頂壓胸部淋巴結、下身淋巴結、腹腔神經叢、胸椎反射區各50次。

1

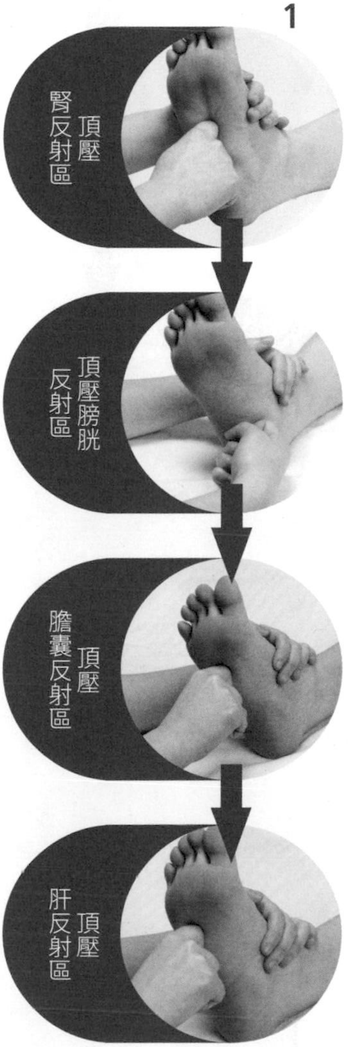

頂壓腎反射區

頂壓膀胱反射區

頂壓膽囊反射區

頂壓肝反射區

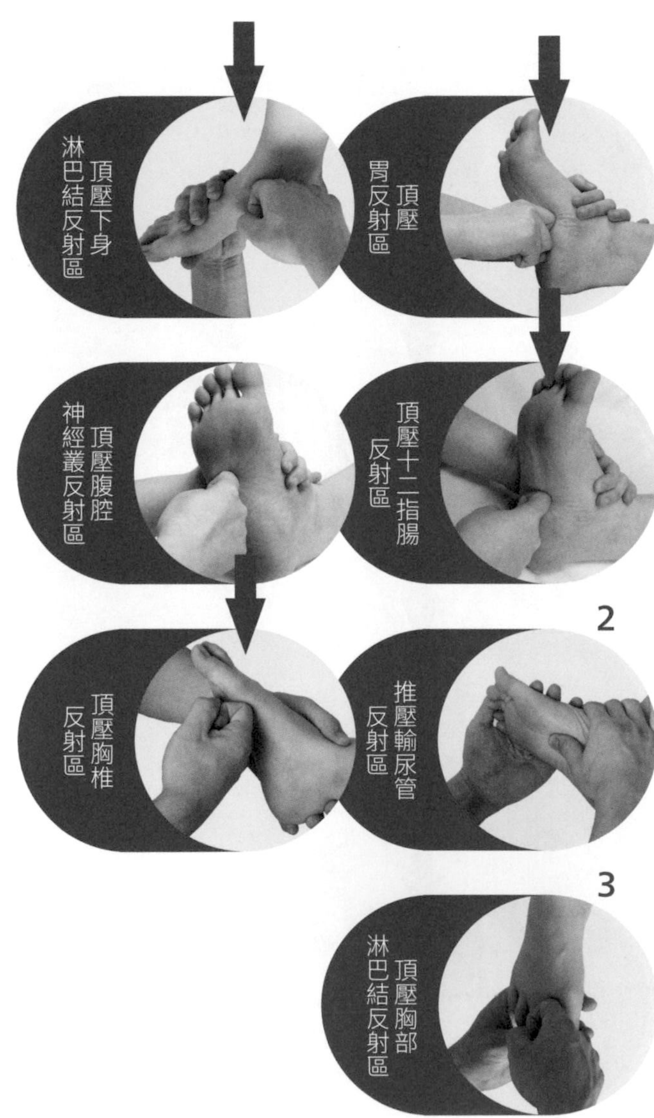
頂壓胃反射區
頂壓十二指腸反射區
2
推壓輸尿管反射區
3
頂壓胸部淋巴結反射區
頂壓下身淋巴結反射區
頂壓腹腔神經叢反射區
頂壓胸椎反射區

慢性肝炎和肝硬化

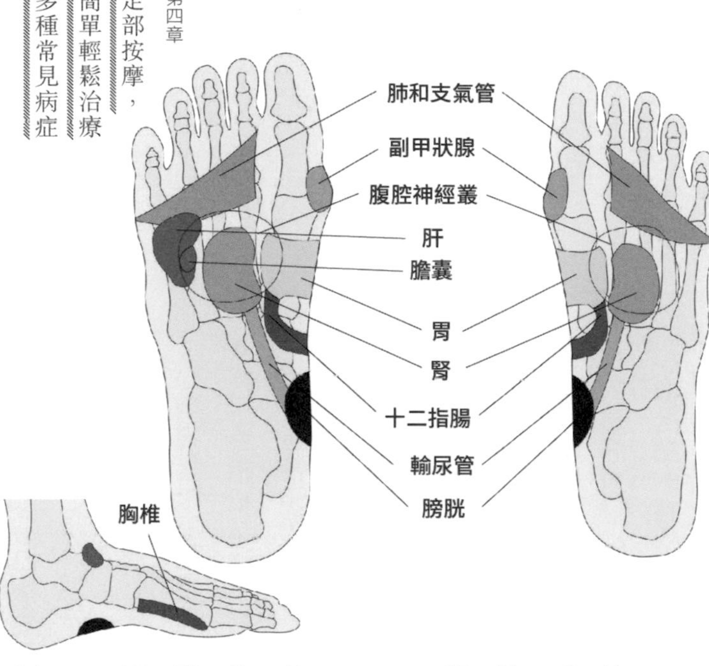

慢性肝炎是由肝炎病毒引起的肝臟慢性炎症性傳染病，病程達六個月以上，臨床症狀有食欲缺乏、疲乏無力、肝區或右上腹脹痛、排便習慣改變、腹脹腹瀉、有肝掌及蜘蛛痣等。治療不及時或不當會發展為肝硬化。

肝硬化是一種常見的影響全身的慢性疾病，是由一種或多種致病因素長期或反復損害肝臟所致。常見的臨床表現有食欲減退、嘔吐、消瘦、頭痛、失眠、腹痛、腹水、下肢水腫、肝脾腫大、皮膚黧黑、手掌發紅、毛髮脫落、上消化道出血、齒齦出血、紫癜、男性陽痿、女性月經失調等。

慢性肝炎和肝硬化屬中醫學「黃疸」的範疇，應以藥物等綜合治療為主。足部按摩療法配合使用保肝護肝藥物，可較好地改善臨床症狀。

按摩方法　每次按摩15～20分鐘，每日2次，5～7天為一個療程。

1 依次用食指扣拳法頂壓腎、肝、膀胱反射區各50次，按摩力度以局部感覺脹痛為宜。

2 用拇指指腹推壓法推壓輸尿管反射區50次。

3 用拇指指腹推壓法推壓肺和支氣管反射區50次。

4 用食指扣拳法頂壓膽囊、胃、十二指腸、胸椎、腹腔神經叢、副甲狀腺反射區各50次。

醫學放大鏡

紫癜：紫斑症。

指的是紅血球從微血管滲漏出來造成皮膚或黏膜的出血症狀，紫斑可能很小像針點一樣稱為瘀點，或是較大片稱為瘀斑，因為是紫紅色故稱為紫斑。引起紫斑症的原因很多，最常見的是血小板減少所引起的。另外有凝集因子缺乏、血管壁脆弱（老年性紫斑，藥物性紫斑）及過敏引起的紫斑等。

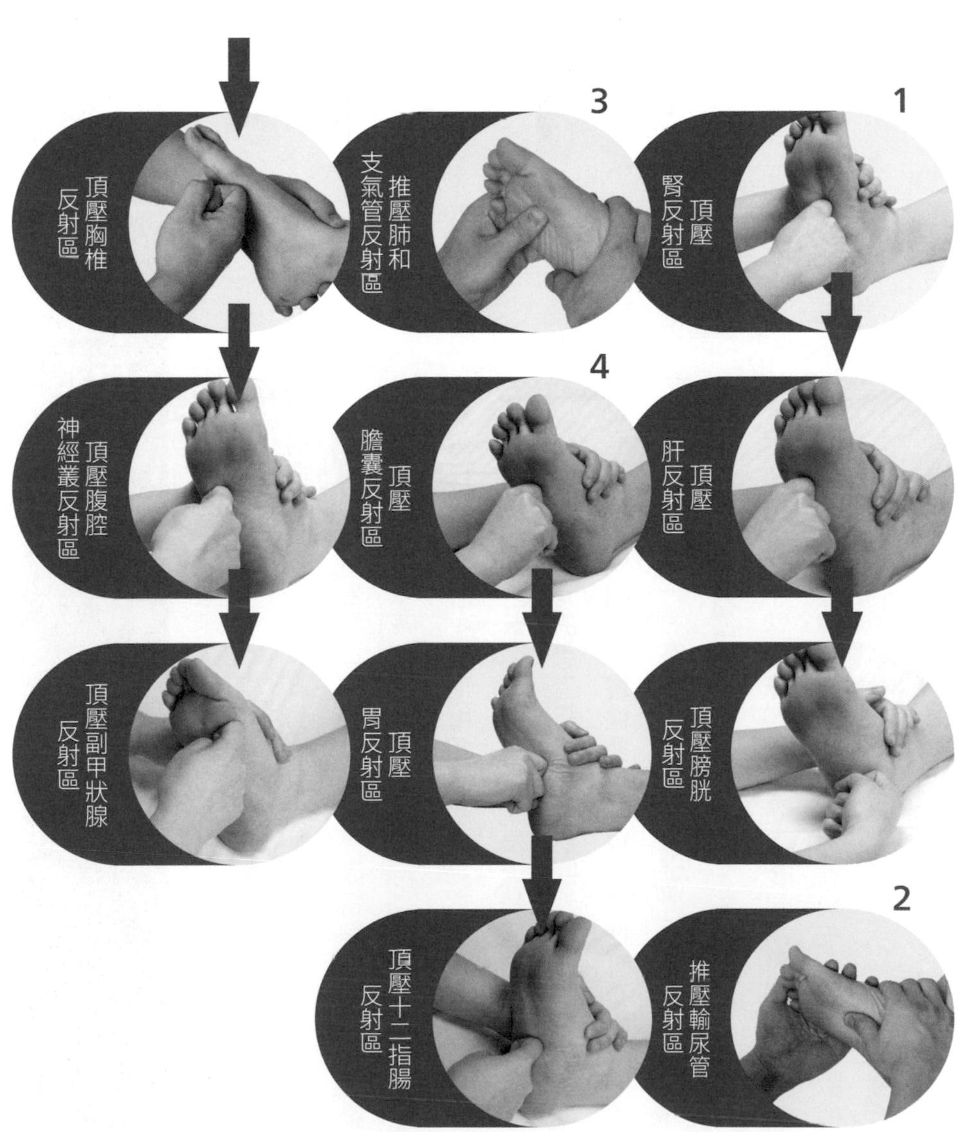
1
頂壓腎反射區
頂壓肝反射區
頂壓膀胱反射區
2
推壓輸尿管反射區
3
推壓肺和支氣管反射區
4
頂壓膽囊反射區
頂壓胃反射區
頂壓十二指腸反射區
頂壓胸椎反射區
頂壓腹腔神經叢反射區
頂壓副甲狀腺反射區

慢性腎炎

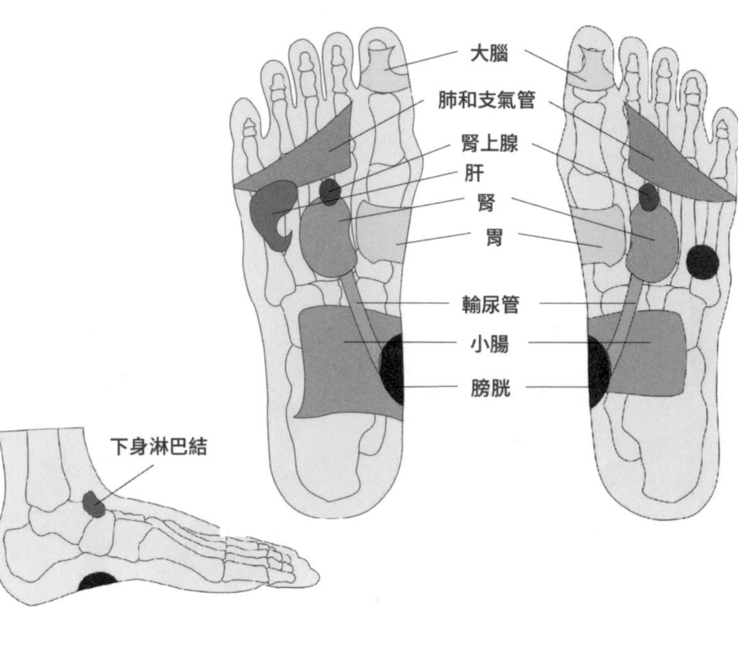

慢性腎炎是由急性腎炎轉變而來的，是一種常見的慢性腎臟疾病，以男性患者居多，病程持續一年以上，大多在青壯年階段發病。臨床特點為病程長，呈緩慢進行性發展，部分患者為隱襲起病。臨床以血尿、蛋白尿、水腫、高血壓和腰酸痛為主要表現。有的患者可無明顯症狀，有的可表現為大量蛋白尿（3.5克／24小時），有的患者除有上述症狀外，可出現不同程度的腎功能損害。慢性腎炎是導致慢性腎功能衰竭的主要原因之一。本病預後較差，應及時診斷與治療。

慢性腎炎屬中醫學「尿血」、「腰痛」、「水腫」等範疇。從中醫臨床辨證來看，多以脾腎陽虛為主。故足部按摩以健脾補腎、利水消腫為主，透過刺激相應的反射區來增強排泄功能，促進水分、代謝產物和有毒物質的排出，並增強免疫系統的功能。

按摩方法 每次按摩30～40分鐘，每日1次，10～15天為一個療程。

1 依次用食指扣拳法頂壓腎、腎上腺、膀胱反射區各50次，按摩力度以局部感覺脹痛為宜。

2 用拇指指腹推壓法推壓輸尿管反射區50次。

3 用拇指指腹推壓法推壓肺和支氣管反射區50次。

4 用食指扣拳法頂壓脾、肝、胃、小腸、大腦、下身淋巴結反射區各50次。

1

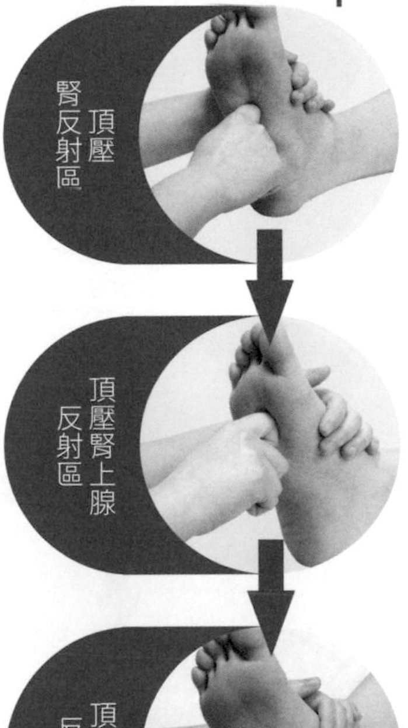

頂壓腎反射區

頂壓腎上腺反射區

頂壓膀胱反射區

2

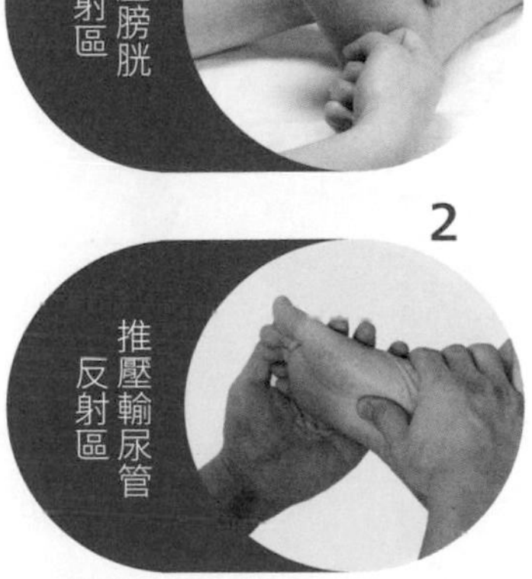

推壓輸尿管反射區

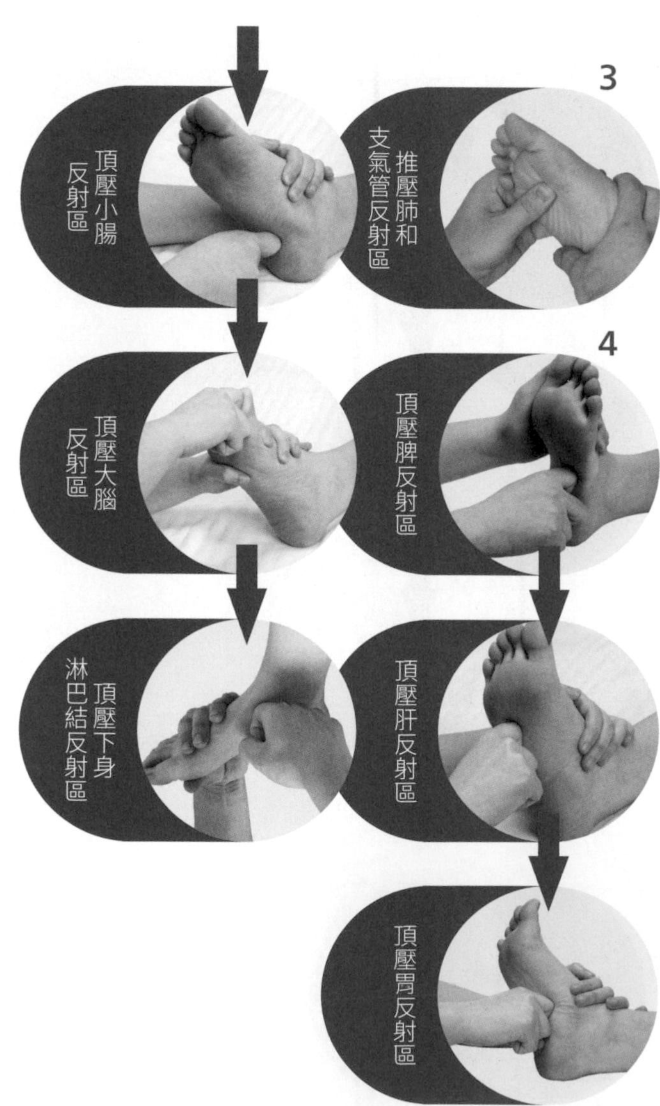

頂壓小腸反射區
頂壓大腦反射區
頂壓下身淋巴結反射區
3
推壓肺和支氣管反射區
4
頂壓脾反射區
頂壓肝反射區
頂壓胃反射區

心臟病

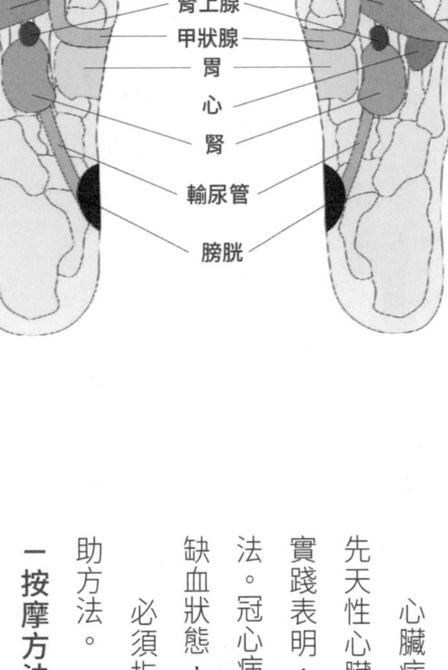

心臟病是心臟疾病的總稱，包括風濕性心臟病、先天性心臟病、冠心病、心肌炎等各種心臟病。臨床實踐表明，足部按摩療法是防治心臟病的有效輔助方法。冠心病患者長期按摩足部，有利於改善心肌缺氧、缺血狀態，減少或防止心絞痛、心肌梗塞的發生。

必須指出，對於任何心臟疾病，足部按摩只是輔助方法。

一按摩方法一 30～40分鐘，每日1次，10～15天為一個療程。

1 依次用食指扣拳法頂壓腎、膀胱、心反射區各50次，按摩力度以局部感覺脹痛為宜。

2 用拇指指腹推壓法推壓輸尿管反射區50次。

3 用拇指指腹推壓法推壓肺和支氣管反射區50次。

4 用拇指指腹推壓法推壓甲狀腺反射區50次。

5 用食指扣拳法頂壓腎上腺、胃、胸部淋巴結、胸、胸椎、肩胛骨反射區各50次。

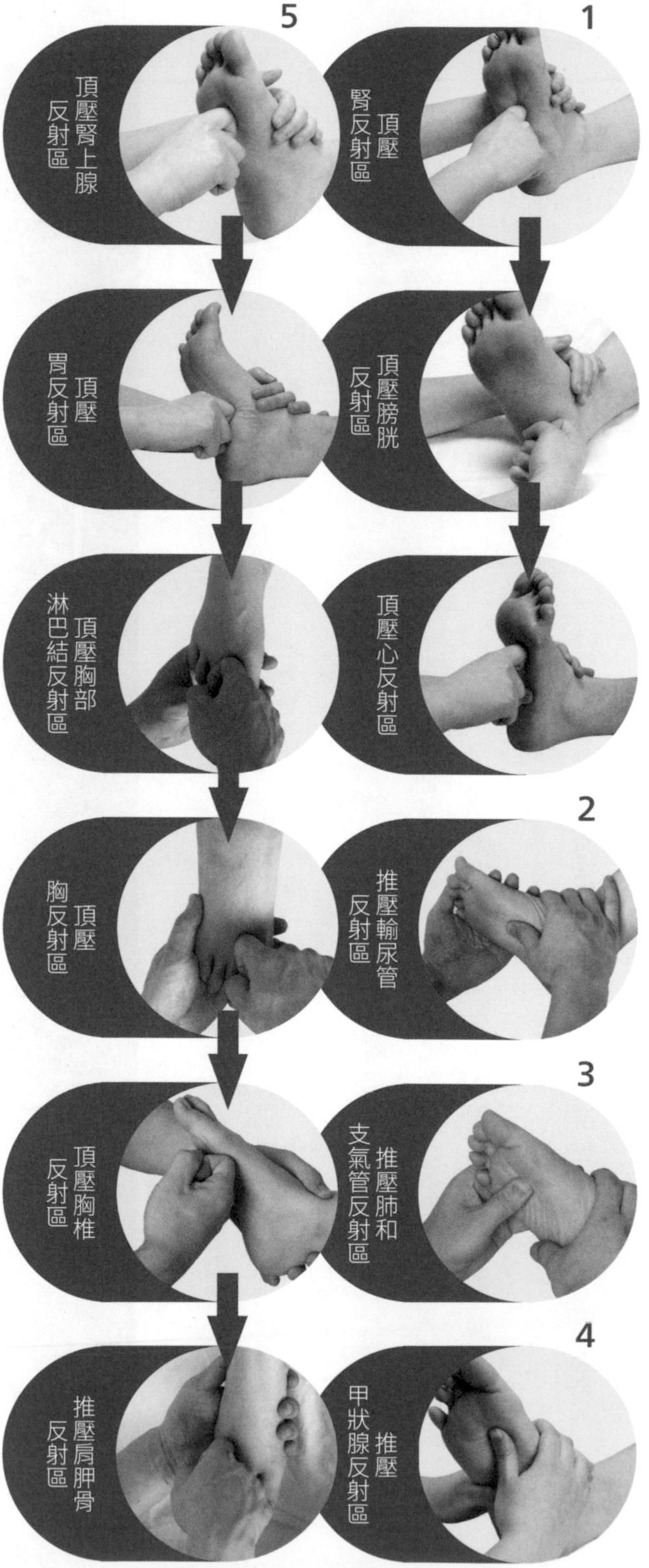

1

頂壓腎反射區

頂壓膀胱反射區

頂壓心反射區

2

推壓輸尿管反射區

3

推壓肺和支氣管反射區

4

推壓甲狀腺反射區

5

頂壓腎上腺反射區

頂壓胃反射區

頂壓胸部淋巴結反射區

頂壓胸反射區

頂壓胸椎反射區

推壓肩胛骨反射區

高血壓病

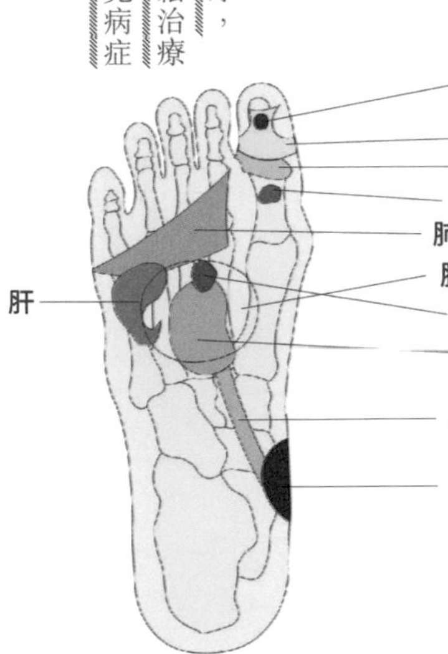

高血壓病是一種臨床常見的以體循環動脈壓升高為主要表現的綜合症，是伴有心、腦、腎等器官功能性或器質性改變的最常見的心血管疾病，可表現為收縮壓升高、舒張壓升高或兩者都升高。一般認為，在安靜休息時血壓如經常超過140／90毫米汞柱（18.7／12千帕）就是高血壓病，判定高血壓病以舒張壓升高為主要依據。

本病晚期會影響心、腦、腎等器官，引起冠狀動脈病變、高血壓性心臟病、腦動脈硬化、腦中風和腎功能減退等病症。高血壓病並不可怕，可怕的是由此引起的併發症，近年來腦血管疾病和心血管病的發病率不斷上升，其原因多為高血壓病未能得到及時治療所致。

中醫學認為，高血壓病主要是由於情志失調、飲食失節和內傷虛損導致肝腎功能失調所引起的。病位在肝、腎，以腎為本。因此，足部按摩防治本病以調補肝腎為主，平衡陰陽為輔。

按摩方法 每次按摩30～40分鐘，每日1次，10～15天為一個療程。

1 依次用食指扣拳法頂壓腎、肝、腎上腺、膀胱反射區各50次，以局部感覺脹痛為宜。

2 用拇指指腹推壓法推壓輸尿管反射區50次，推壓速度以每分鐘30～50次為宜。

3 由足內側向足外側推壓肺和支氣管反射區50次。

4 用食指扣拳法頂壓大腦、腦垂體、頸項、腹腔神經叢、心反射區及降壓點各50次。

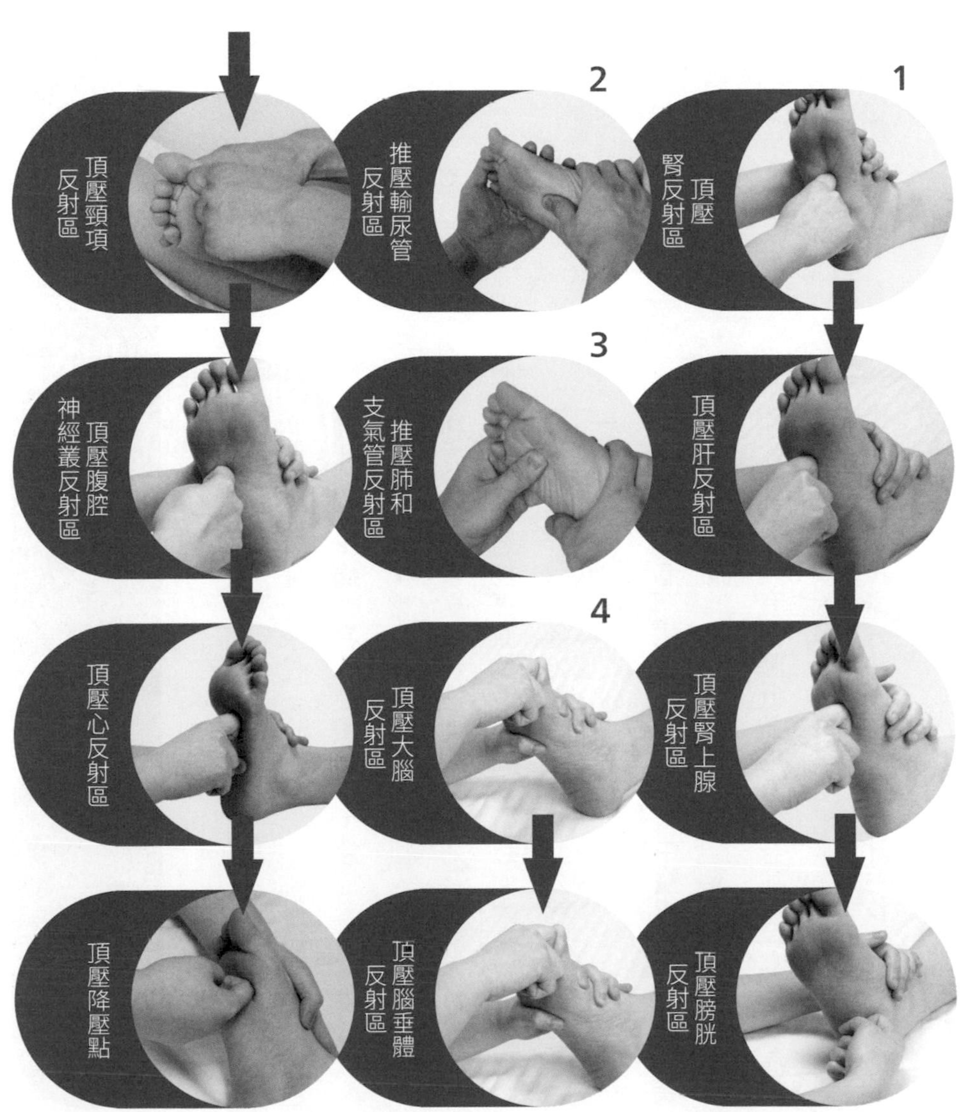
1
頂壓腎反射區
2
推壓輸尿管反射區
頂壓頸項反射區
頂壓肝反射區
3
推壓肺和支氣管反射區
頂壓腹腔神經叢反射區
頂壓腎上腺反射區
4
頂壓大腦反射區
頂壓心反射區
頂壓膀胱反射區
頂壓腦垂體反射區
頂壓降壓點

低血壓病

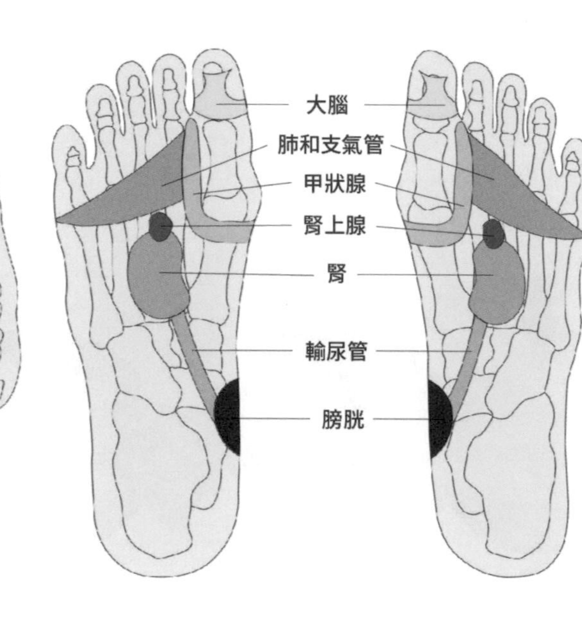

如果患者收縮壓低於90毫米汞柱（12.0千帕）、舒張壓低於60毫米汞柱（8.0千帕），就可診斷為低血壓病。低血壓病分為急性和慢性，急性者多伴隨暈厥、休克等症狀；慢性者多因體質消瘦、體位突然變化、內分泌功能紊亂、慢性消耗性疾病及營養不良、心血管疾病或居住高原地區等因素引起。大多數慢性患者沒有自覺症狀，僅少數有頭暈、乏力等症狀，夏季尤為明顯。

急性患者不適合足部按摩。中醫學認為，慢性病患者多為虛證，由脾胃失健、肝腎不足、氣血兩虛等原因造成，均有血壓低並伴有全身症狀。低血壓病的治療要針對病因採取治本之法，本節僅就低血壓病提供一些足部按摩方法，以調節、升壓作為低血壓病治療的輔助方法。

按摩方法 每次按摩30～40分鐘，每日1次，10～15天為一個療程。

1 依次用食指扣拳法頂壓腎、膀胱反射區各50次，用力以局部感覺脹痛為佳。

2 用拇指指腹推壓法推壓輸尿管反射區。

3 用拇指指腹推壓法推壓肺和支氣管反射區50次。

4 用拇指指腹推壓法推壓甲狀腺反射區50次。

5 用食指扣拳法頂壓內耳迷路、大腦、腎上腺反射區各50次。

1
頂壓腎反射區

頂壓膀胱反射區

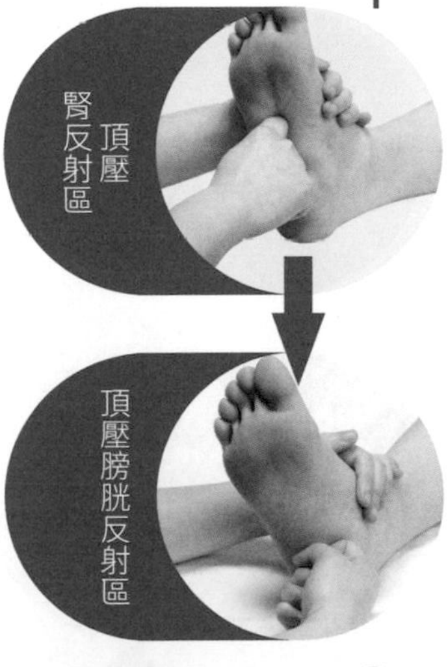

2
推壓輸尿管反射區

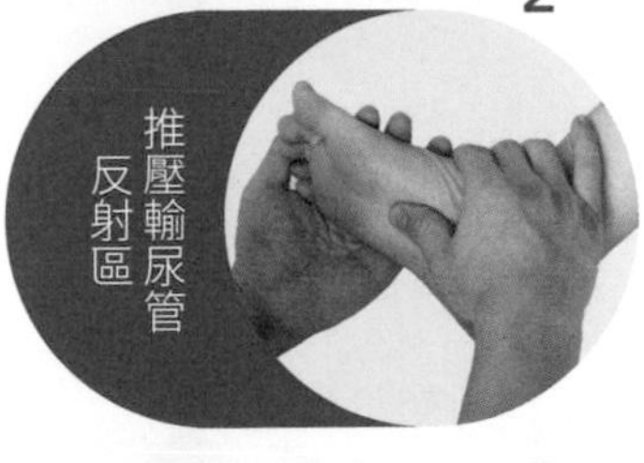

3
推壓肺和支氣管反射區

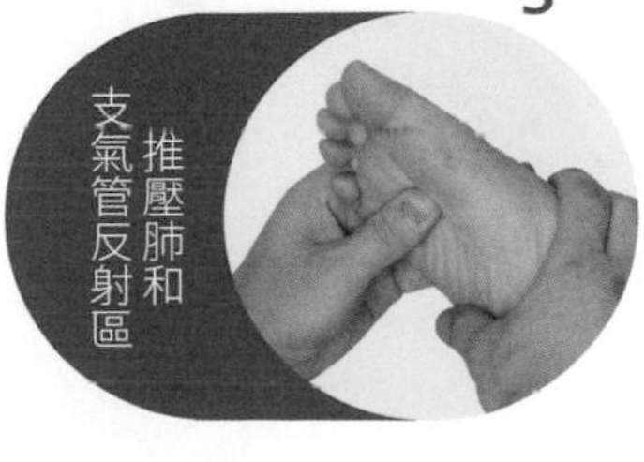

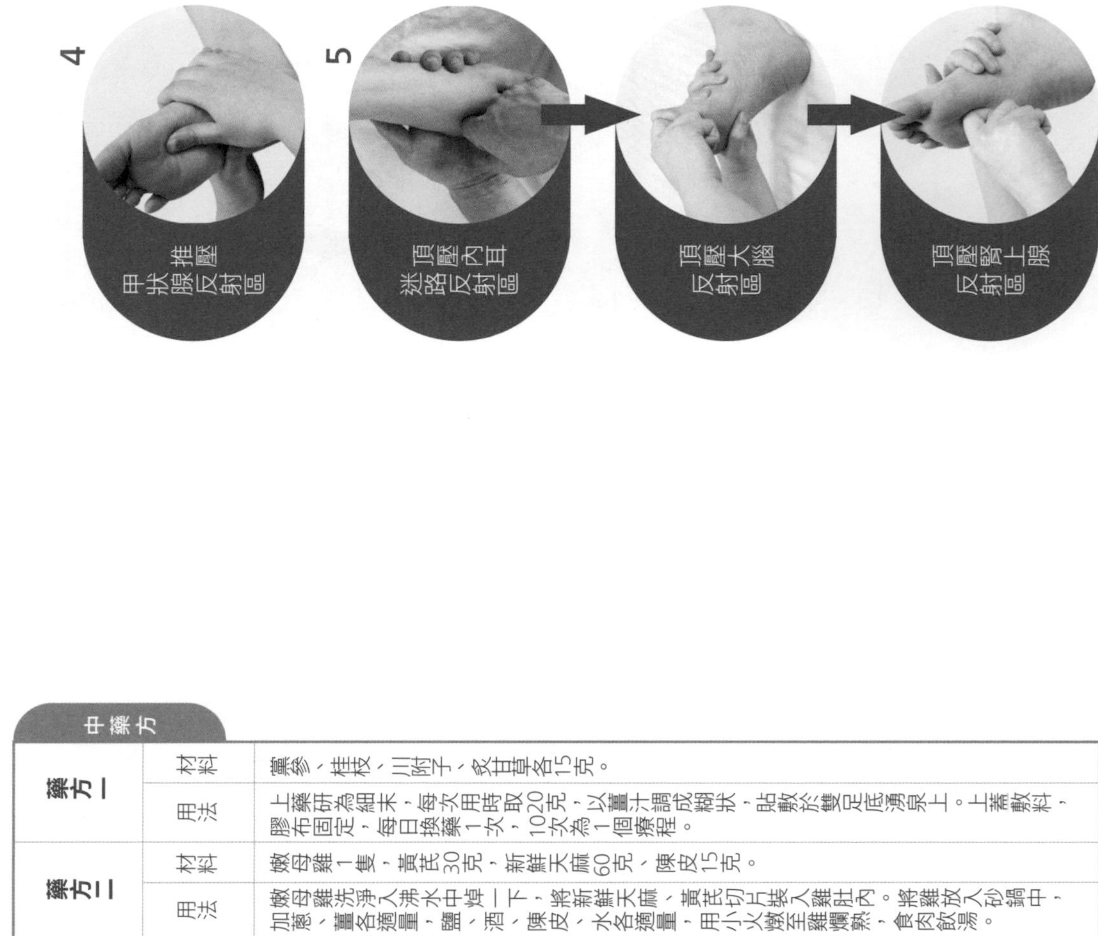

中藥方

藥方一	材料	黨參、桂枝、川附子、炙甘草各15克。
	用法	上藥研為細末，每次用時取20克，以薑汁調成糊狀，貼敷於雙足底湧泉上。上蓋敷料，膠布固定，每日換藥1次，10次為1個療程。
藥方二	材料	嫩母雞1隻，黃芪30克，新鮮天麻60克、陳皮15克。
	用法	嫩母雞洗淨入沸水中焯一下，將新鮮天麻、黃芪切片裝入雞肚內。將雞放入砂鍋中，加蔥、薑各適量，鹽、酒、陳皮、水各適量，用小火燉至雞爛熟，食肉飲湯。

糖尿病

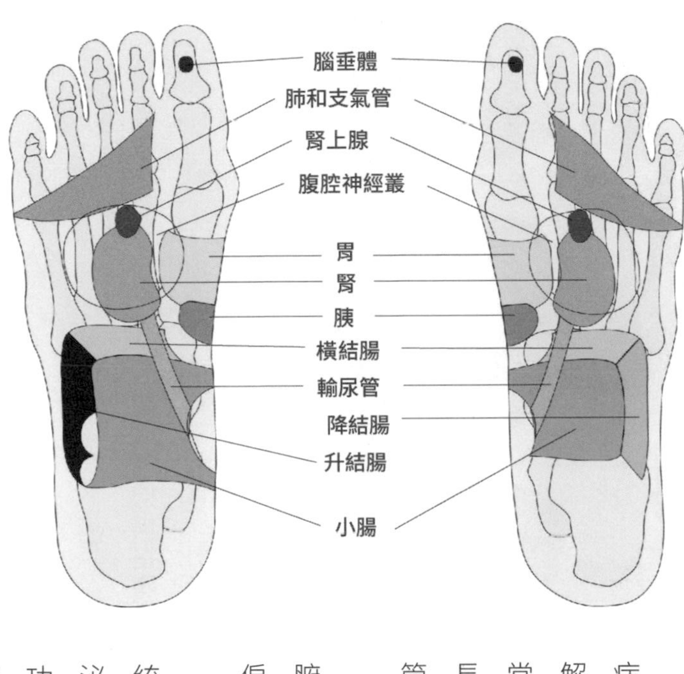

糖尿病是一種由遺傳和環境因素相互作用的疾病。因胰島素分泌引起糖類、蛋白質、脂肪、水和電解質等一系列代謝紊亂，導致高血糖和高尿糖，臨床常表現為多飲、多食、多尿及疲乏、消瘦等，病程綿長，調治失宜易引發多種急性併發症和慢性神經、血管併發症。

糖尿病屬於中醫學「消渴」範疇。消渴病變的臟腑主要在肺、胃、腎，其病機主要為陰津虧損、燥熱偏盛，而以陰虛為本、燥熱為標，兩者互為因果。

足部按摩對糖尿病的治療主要是調節中樞神經系統的功能，透過神經——體液調節機制，激發各內分泌腺的功能，特別是胰島分泌功能，使其分泌胰島素功能部分或完全恢復。足部按摩治療適用於輕度或中度糖尿病患者，重度者效果不明顯。

按摩方法 每次按摩30～40分鐘，每日1次，10～15天為一個療程。

1 依次用食指扣拳法頂壓胰、胃、腦垂體、腎、腎上腺、腹腔神經叢反射區各50次，頂壓力度以患者稍覺疼痛為佳。

2 依次用拇指指腹推壓法推壓小腸、升結腸、橫結腸、降結腸、輸尿管、肺和支氣管反射區各50次，拇指指腹推壓法的力度以患者感覺酸脹為宜。

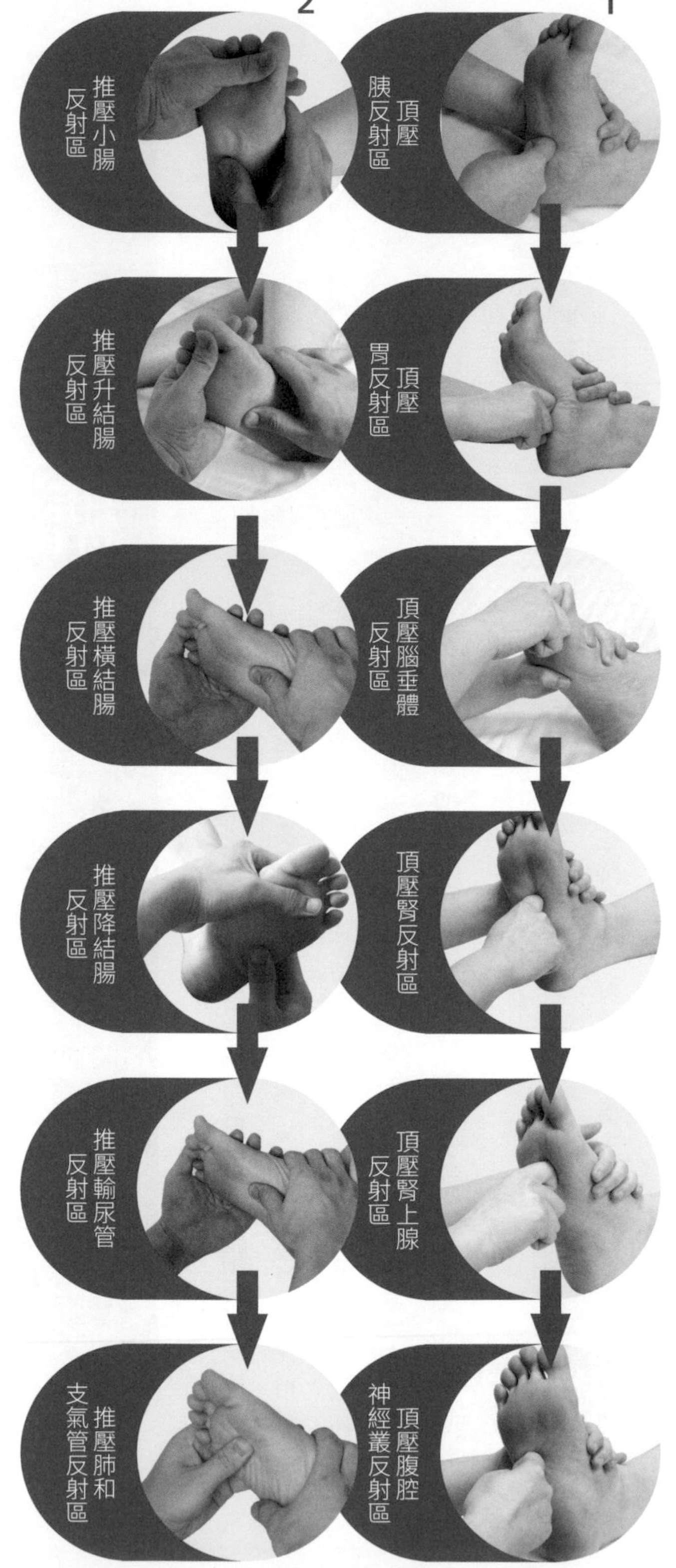

肥胖症

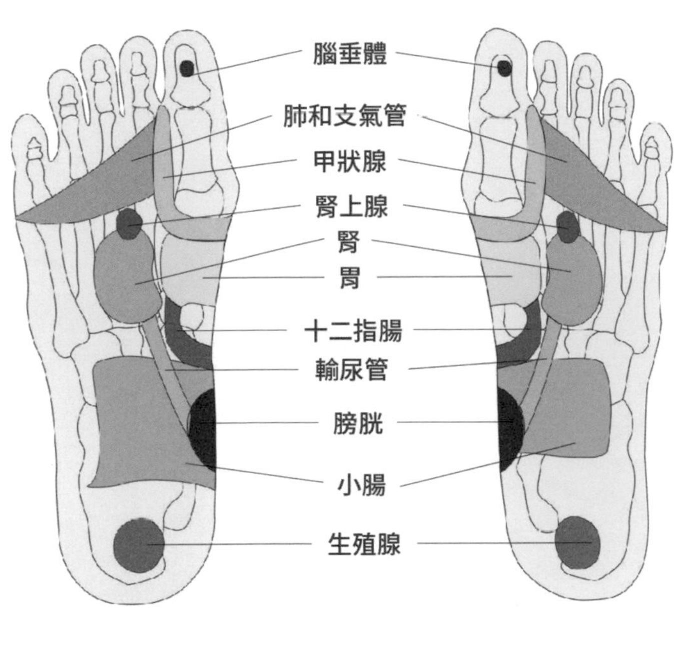

單純性肥胖症是指無明顯誘因而體內脂肪堆積過多，體重增加超重的一種病症，臨床一般以超過標準體重20％者為肥胖。人體標準體重的計算公式是：身高（公分）－105＝人體標準體重（公斤）。

肥胖症可始於任何年齡，但以40～50歲女性多見。目前醫學界認為引起肥胖的原因大致分兩類：一類是病理性肥胖，主要是因為內分泌失調，體內脂肪代謝障礙，脂肪積而不「化」；另一類是生理性肥胖，主要是因為飲食失控，營養攝入失衡，致使體內脂肪過量堆積。

足部按摩療法有較好的減肥效果，而且不會產生副作用。對於內分泌失調引起的肥胖症，足部按摩重在調節內分泌功能，進而改善脂肪代謝；對於因攝食過多引起的肥胖症，足部按摩重在調節胃腸道功能，減少食物攝入，從而減少脂肪堆積。

｜按摩方法｜每次按摩30～40分鐘，每日1次，10～15天為一個療程。

1　依次用食指扣拳法頂壓腎、膀胱反射區各50次，按摩力度以局部感覺脹痛為宜。

2　用拇指指腹推壓法推壓輸尿管反射區50次。

3　用拇指指腹推壓法推壓肺和支氣管反射區50次。

4　用食指扣拳法頂壓腦垂體、生殖腺、十二指腸、腎上腺反射區各50次。

5　用拇指指腹推壓法推壓甲狀腺反射區50次。

6　用食指扣拳法頂壓胃、小腸反射區各50次。

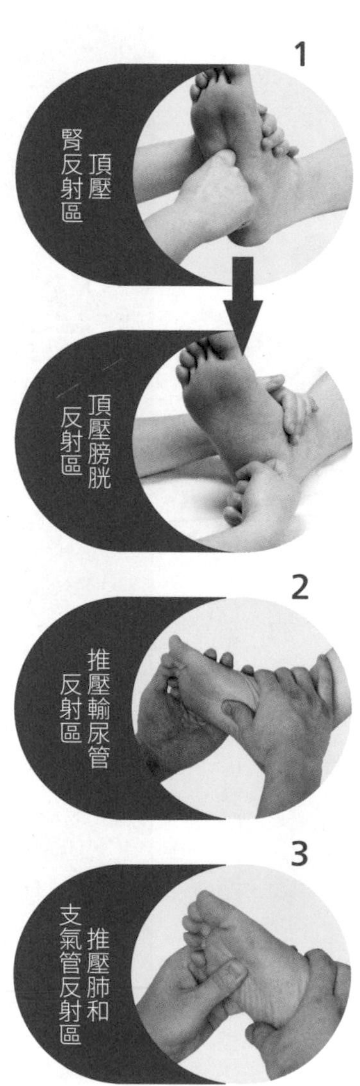

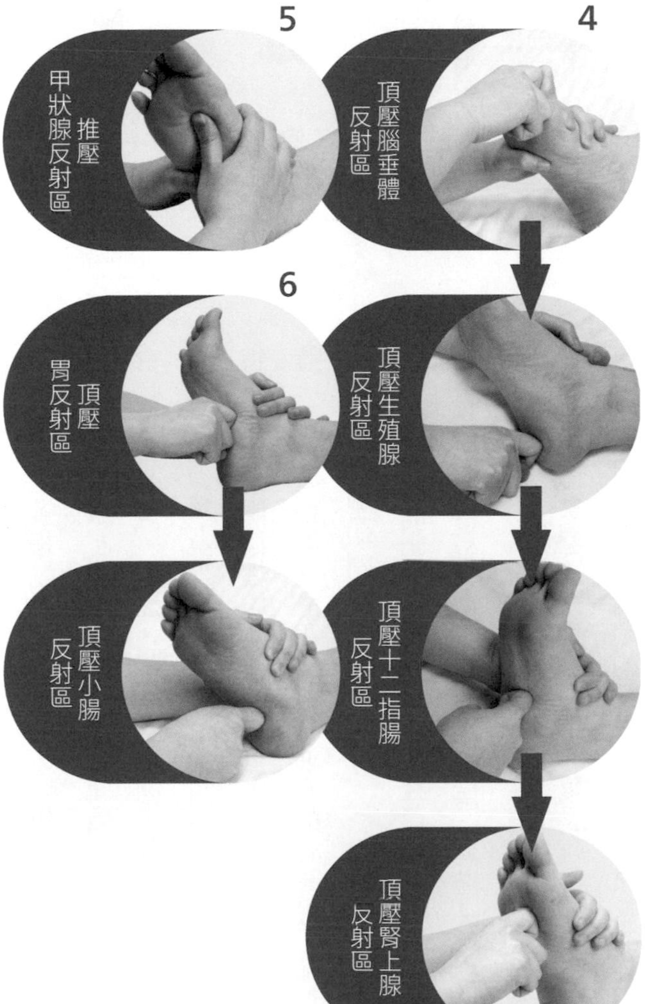

4

頂壓腦垂體反射區

頂壓生殖腺反射區

頂壓十二指腸反射區

頂壓腎上腺反射區

5

推壓甲狀腺反射區

6

頂壓胃反射區

頂壓小腸反射區

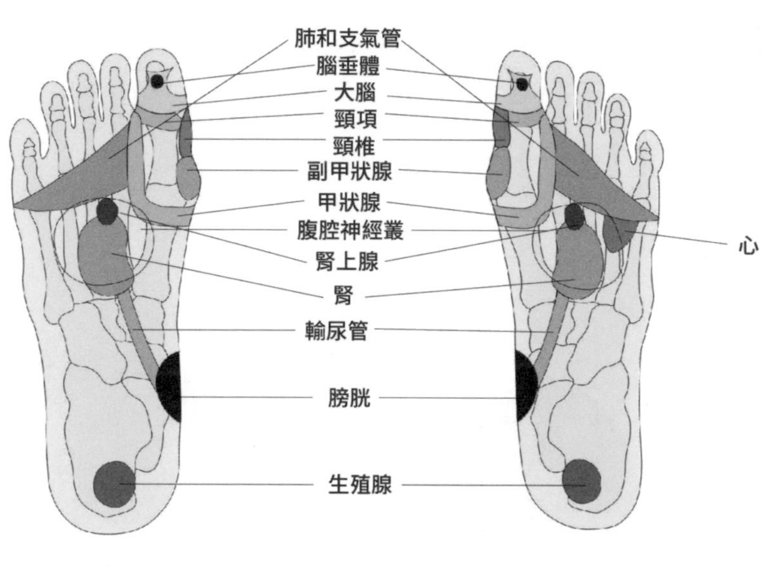

動脈硬化

動脈硬化是動脈的一種非炎性、退行性與增生性病變，可使動脈管壁增厚變硬，失去彈性，同時管腔變得狹窄。多指動脈粥樣硬化，40歲以上的中老年人多見，男性多於女性。過度攝入富含膽固醇和脂肪的食物，如蛋黃、奶油、豬油、肥肉，及肝、腎等動物內臟，缺少體力勞動和身體鍛煉，肥胖、內分泌障礙，特別是甲狀腺與性腺功能的減退，代謝病（如糖尿病等）常伴有血膽固醇和三酸甘油脂的升高等，都與本病的發生有密切關係。

冠狀動脈粥樣硬化可引起血栓形成或動脈破裂出血引起腦血管意外，出現癱瘓、失語、意識突然喪失；導致腦萎縮，可引起腦動脈硬化性癡呆、記憶力減退等。足部按摩療法對動脈硬化的發展有較好的防治作用，主要透過刺激相關的反射區來調節血管的舒縮功能，減少三酸甘油脂、膽固醇等在體內的堆積，從而防止動脈硬化的加重。

按摩方法 每次按摩30～40分鐘，每日1次，10～15天為一個療程。

1 依次用食指扣拳法頂壓腎、腎上腺、膀胱反射區各50次，按摩力度以局部感覺脹痛為宜。

2 用拇指指腹推壓法推壓輸尿管反射區50次。

3 用拇指指腹推壓法推壓肺和支氣管反射區50次。

4 用食指扣拳法頂壓大腦、腦垂體、副甲狀腺、生殖腺、頸項、腹腔神經叢、心、頸椎反射區各50次。

5 用拇指指腹推壓法推壓甲狀腺反射區50次。

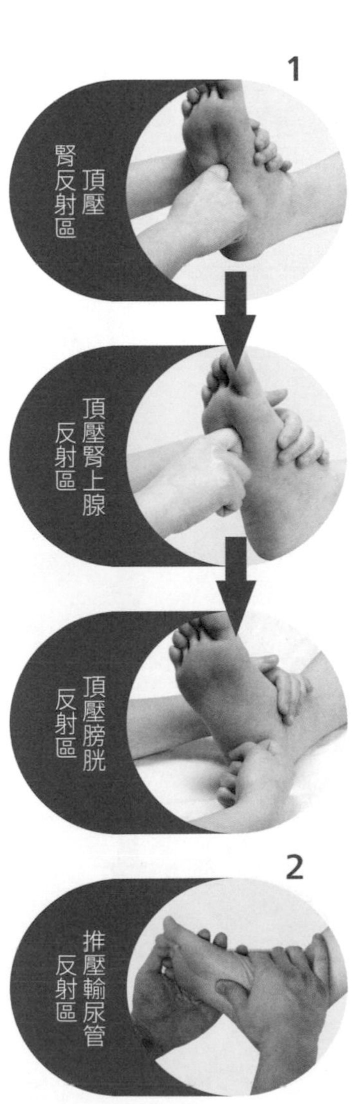

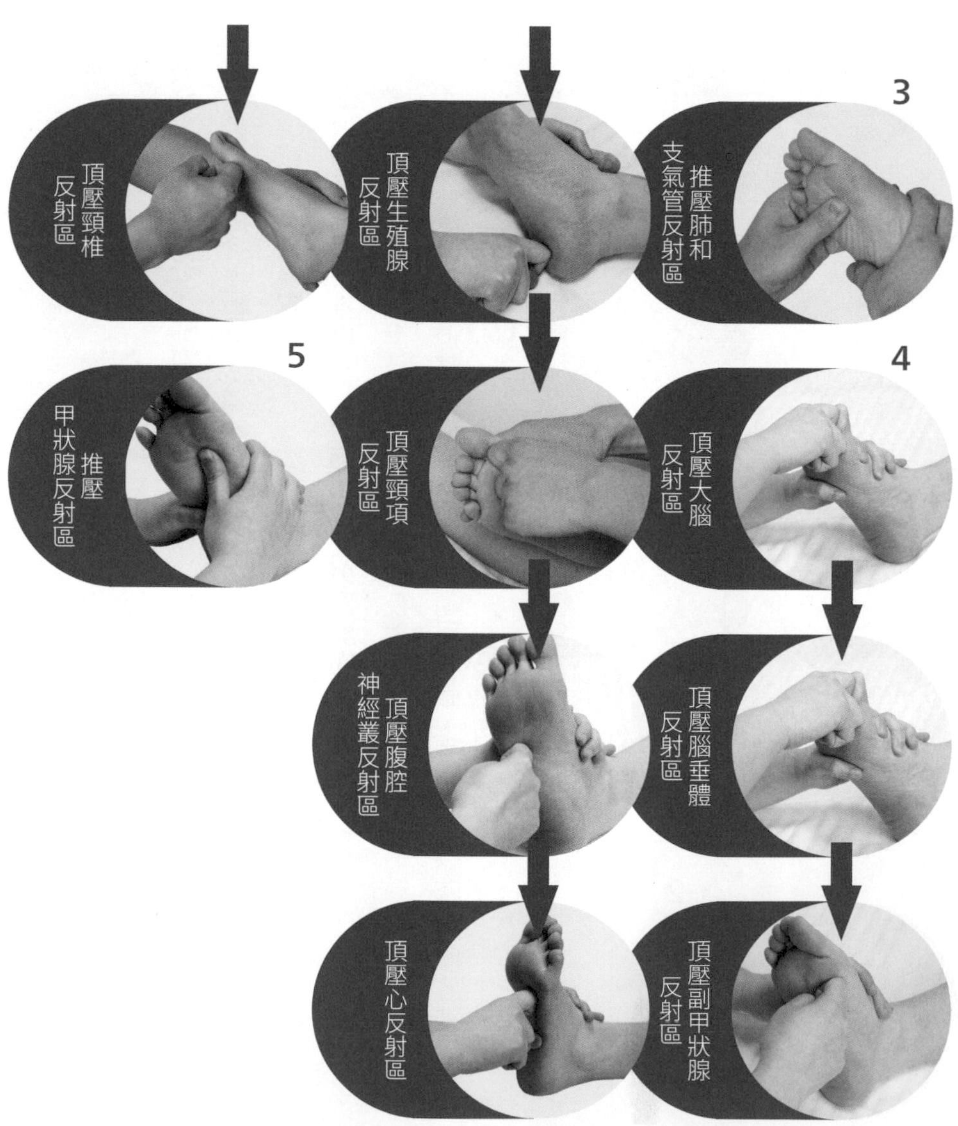
頂壓頸椎反射區
頂壓生殖腺反射區
3
推壓肺和支氣管反射區
5
推壓甲狀腺反射區
頂壓頸項反射區
4
頂壓大腦反射區
頂壓腹腔神經叢反射區
頂壓腦垂體反射區
頂壓心反射區
頂壓副甲狀腺反射區

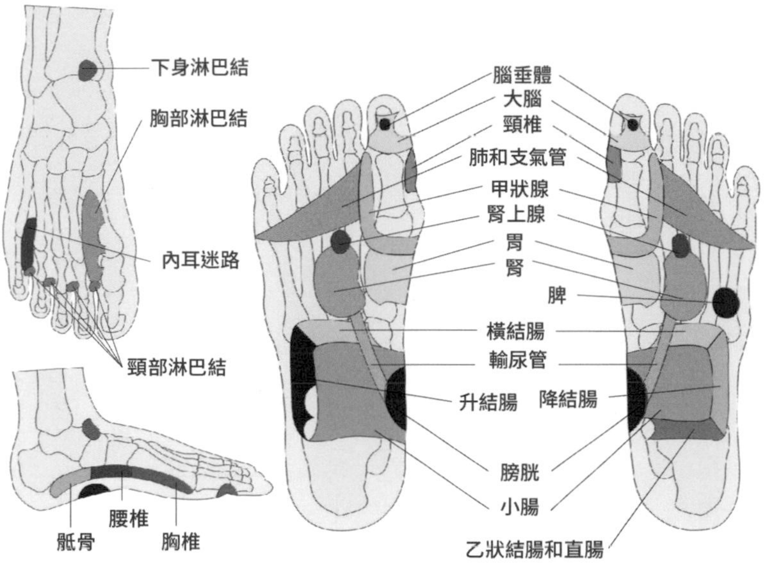

中風後遺症

中風是以猝然昏厥、不省人事、半身不遂、口眼歪斜、語言不利為主要症狀的病症。病輕者可無昏厥而僅見半身不遂及口眼歪斜等症狀。

腦中風包括腦血栓、腦栓塞、腦出血和蛛網膜下腔出血等。腦血栓主要是由於腦動脈粥樣硬化、管壁粗糙或管腔變窄所引起。腦栓塞是由於身體其他部位的栓子堵塞腦動脈血管所致。腦出血又稱腦溢血，是由於腦動脈血管非外傷性破裂，血液進入腦實質內而發生的疾病。蛛網膜下腔出血多由於顱內動脈瘤破裂，血液流入蛛網膜下腔而致。除腦血栓形成發病較緩外，其餘發病都很急。各病如度過危險期，大都留下不同程度的後遺症，如面癱、上下肢癱瘓、口眼歪斜、言語不清、意識障礙等。

按摩方法每次按摩30～40分鐘，每日1次，15～20天為一個療程。

1 依次用食指扣拳法頂壓腎、腎上腺、膀胱反射區各50次，按摩力度以局部感覺脹痛為宜。

2 用拇指指腹推壓法推壓輸尿管反射區50次。

3 用拇指指腹推壓法推壓肺和支氣管反射區50次。

4 用食指扣拳法頂壓大腦、腦垂體、內耳迷路、脾、胃、頸部淋巴結、胸部淋巴結、下身淋巴結反射區各50次。

5 從足趾向足跟方向用拇指指腹推壓法推壓小腸反射區50次，從足跟向足趾方向推壓升結腸反射區50次，從足外側向足內側推壓橫結腸反射區50次，從足趾向足跟方向推壓降結腸反射區50次，從足外側向足內側推壓乙狀結腸和直腸反射區50次。

6 向足跟方向依次用拇指指腹推壓法推壓頸椎、胸椎、腰椎、骶骨反射區各30次。

7 用拇指指腹推壓法推壓甲狀腺反射區50次。

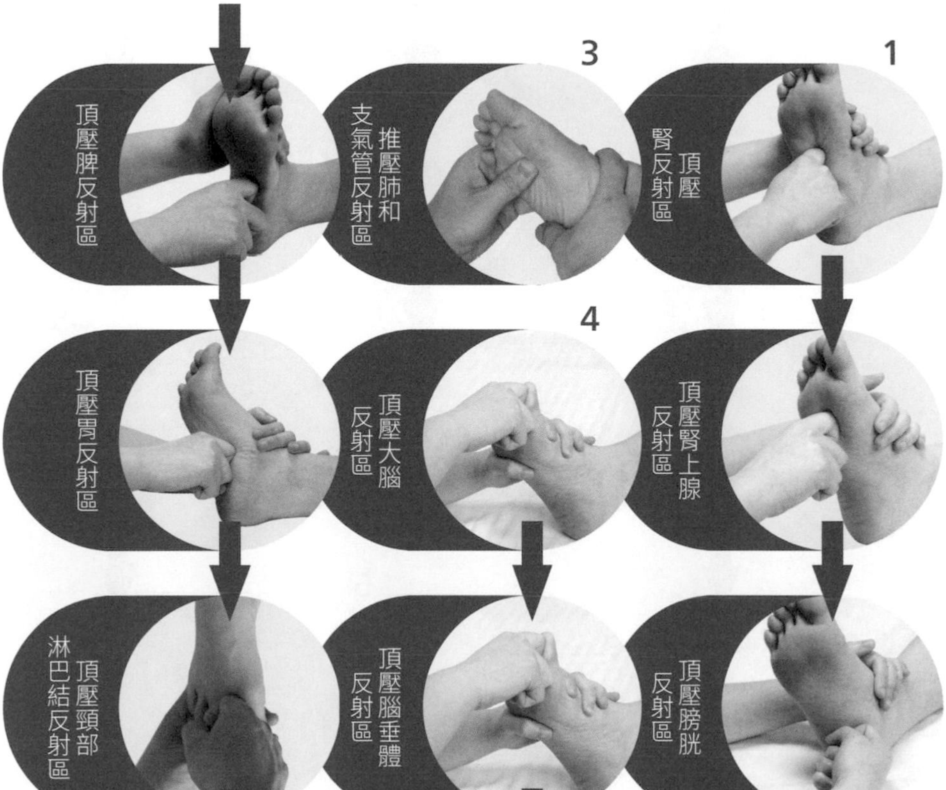

1

頂壓腎反射區

頂壓腎上腺反射區

頂壓膀胱反射區

2

推壓輸尿管反射區

3

推壓肺和支氣管反射區

4

頂壓大腦反射區

頂壓腦垂體反射區

頂壓內耳迷路反射區

頂壓脾反射區

頂壓胃反射區

頂壓頸部淋巴結反射區

頂壓胸部淋巴結反射區

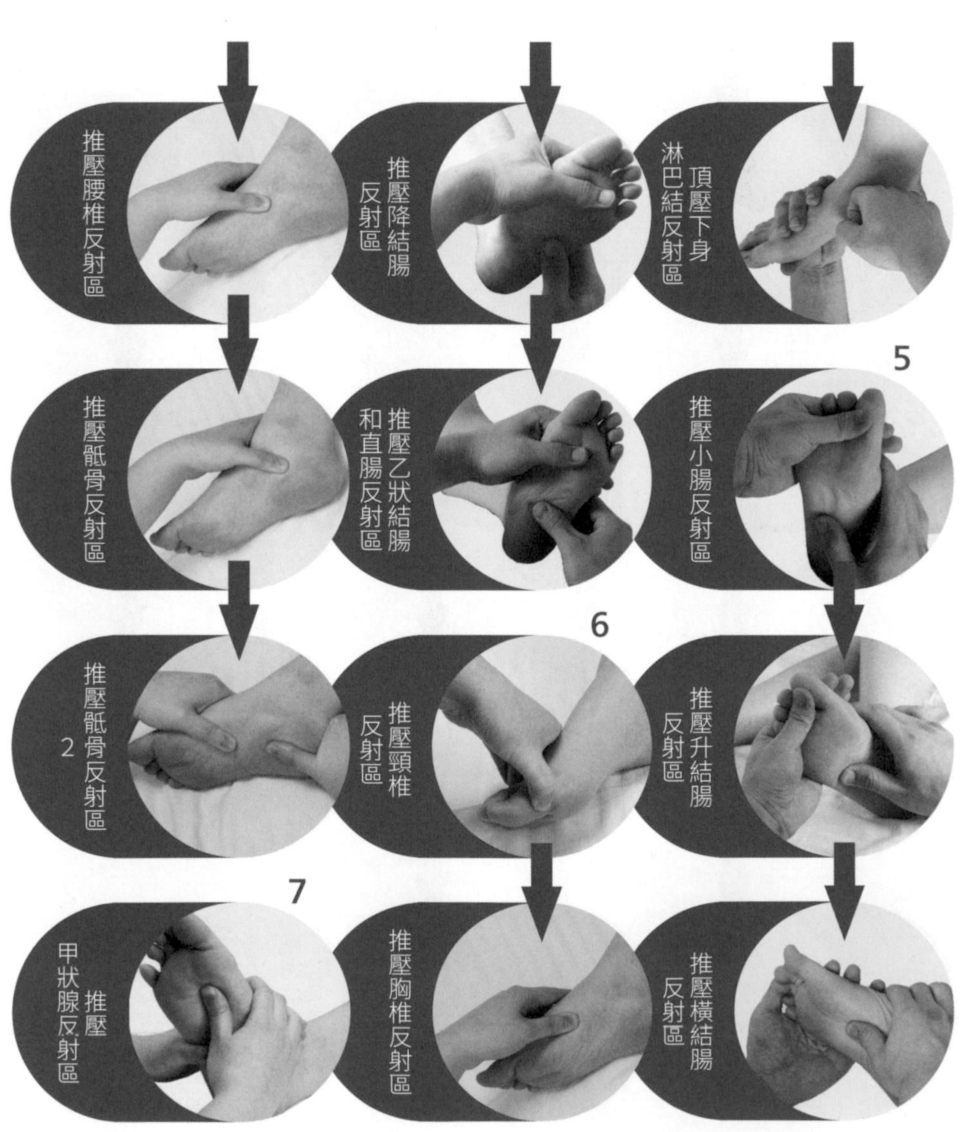
推壓腰椎反射區
推壓降結腸反射區
頂壓下身淋巴結反射區
推壓骶骨反射區
推壓乙狀結腸和直腸反射區
5
推壓小腸反射區
推壓骶骨反射區2
6
推壓頸椎反射區
推壓升結腸反射區
7
推壓甲狀腺反射區
推壓胸椎反射區
推壓橫結腸反射區

頭痛

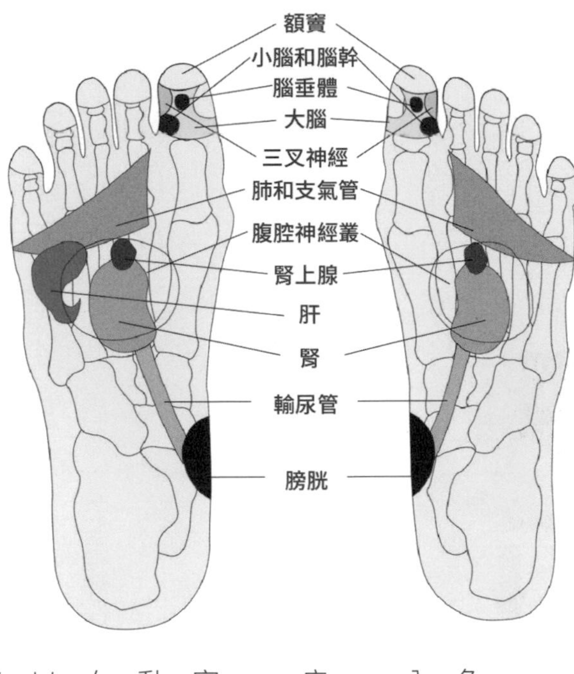

頸部淋巴結

頭痛是臨床上常見的自覺症狀，可以出現在多種急、慢性疾病之中。引起頭痛的疾病可分為四類：顱內病變、顱外病變、全身性疾病、神經官能症。

（1）頭部局部病變（如眼部疾病、鼻及鼻竇疾病、牙痛、腦部疾病、三叉神經痛等）引起的頭痛。

（2）偏頭痛，多始於青春期，女性較多，常有家族史，發作前常有一定誘因，如月經來潮、情緒波動、疲勞等。常伴煩躁、噁心、嘔吐、畏光、面色蒼白等。少數患者可有眼肌麻痺，發作時患者兩瞳孔可以大小不等。腦腫瘤、腦動脈瘤、腦血管畸形病也可以出現偏頭痛症狀，需加以鑒別。

—按摩方法— 每次按摩30～40分鐘，每日1次，15～20天為一個療程。

1 依次用食指扣拳法頂壓腎、腎上腺、膀胱反射區各50次，按摩力度以局部感覺脹痛為宜。

2 用拇指指腹推壓法推壓輸尿管反射區50次。

3 用拇指指腹推壓法推壓肺和支氣管反射區50次。

4 用食指扣拳法頂壓額竇、大腦、腦垂體、小腦和腦幹、三叉神經、頸部淋巴結、腹腔神經叢、肝反射區各50次。

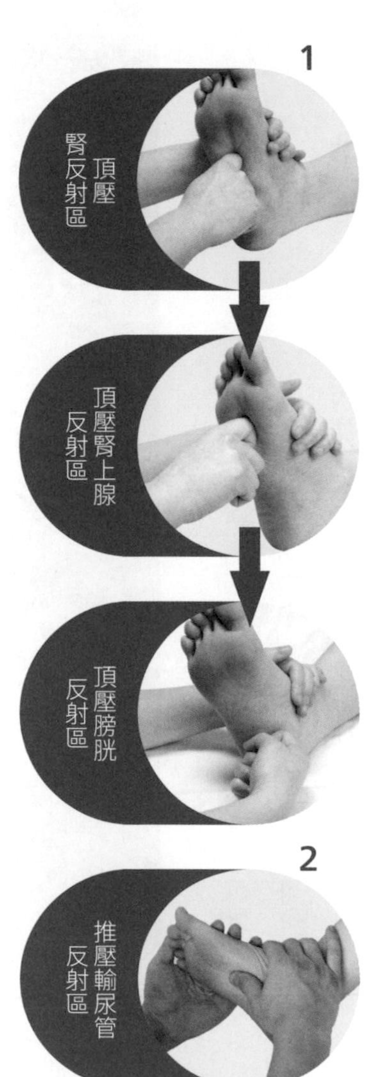

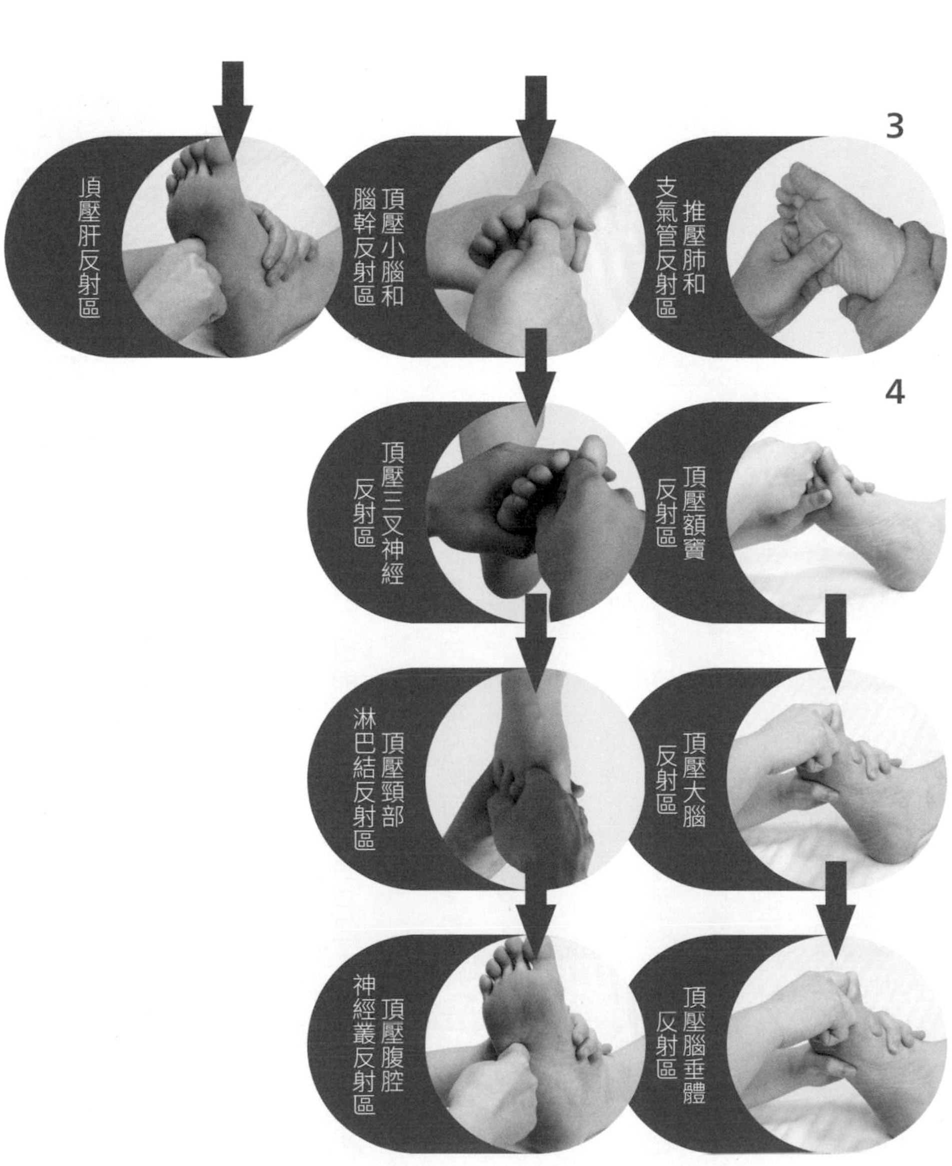
頂壓肝反射區
頂壓小腦和腦幹反射區
3
推壓肺和支氣管反射區
頂壓三叉神經反射區
4
頂壓額竇反射區
頂壓頸部淋巴結反射區
頂壓大腦反射區
頂壓腹腔神經叢反射區
頂壓腦垂體反射區

眩暈

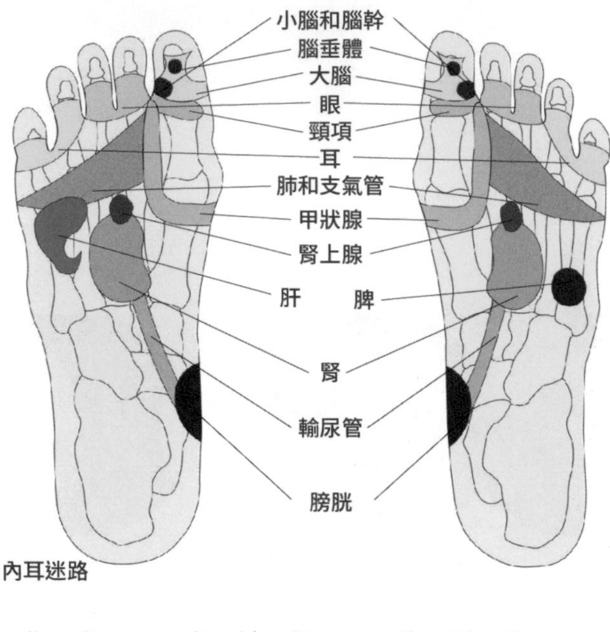

眩是指眼花或眼前發黑，暈是指頭暈甚或感覺自身或外界景物旋轉。二者常同時並見，故統稱為「眩暈」。輕者閉目即止；重者如坐車船，旋轉不定，不能站立，或伴有噁心、嘔吐、汗出，甚則暈倒等症狀。

多數患者的病情時輕時重，兼見其他症狀而持續很長一段時間。眩暈可由內耳迷路、前庭蝸神經、腦幹、小腦病變及全身性疾病引起。一般多見於高血壓病、動脈硬化、貧血、神經官能症、耳源性眩暈等疾病。

足部按摩對於治療眩暈具有一定療效。但患者必須配合醫生查明原因，積極治療原發病，足部按摩可作為綜合治療的一個輔助方法。臨床治療表明，內耳性眩暈、迷路炎、暈動病、基底動脈供血不足和全身性疾病引起的眩暈，運用足部按摩配合中藥等方法治療，效果較好。

按摩方法 每次按摩15～20分鐘，每日2次，5～7天為一個療程。

1 依次用食指扣拳法頂壓大腦、腦垂體、小腦和腦幹、頸項、內耳迷路、耳、眼、肝、腎、輸尿管、膀胱、肺和支氣管、腎上腺、甲狀腺、脾反射區各50次。

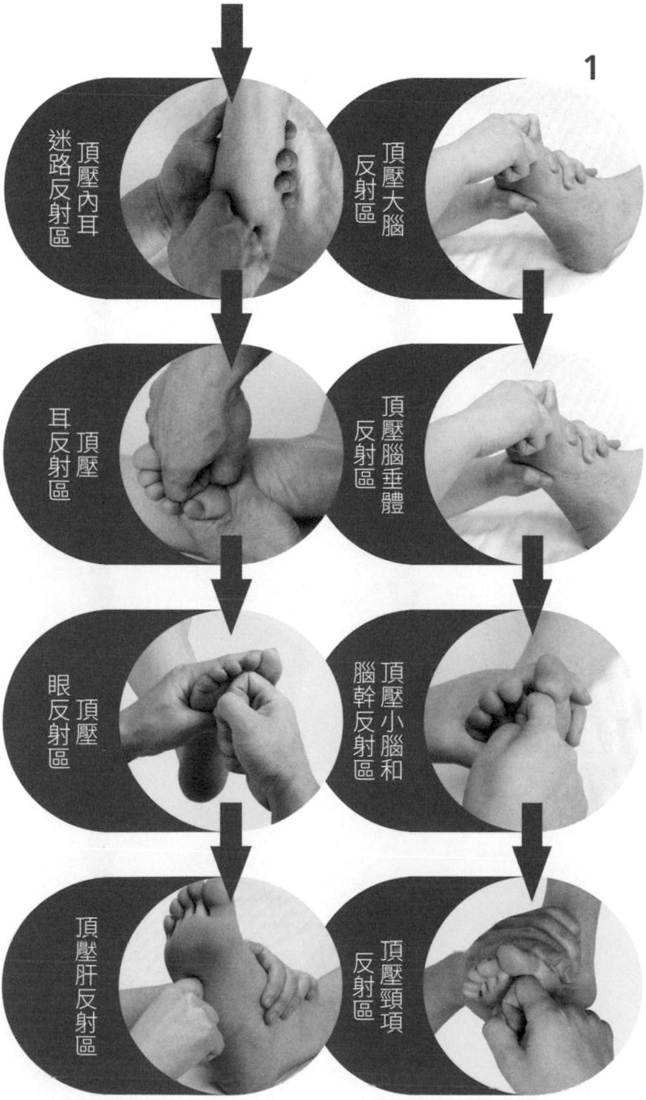

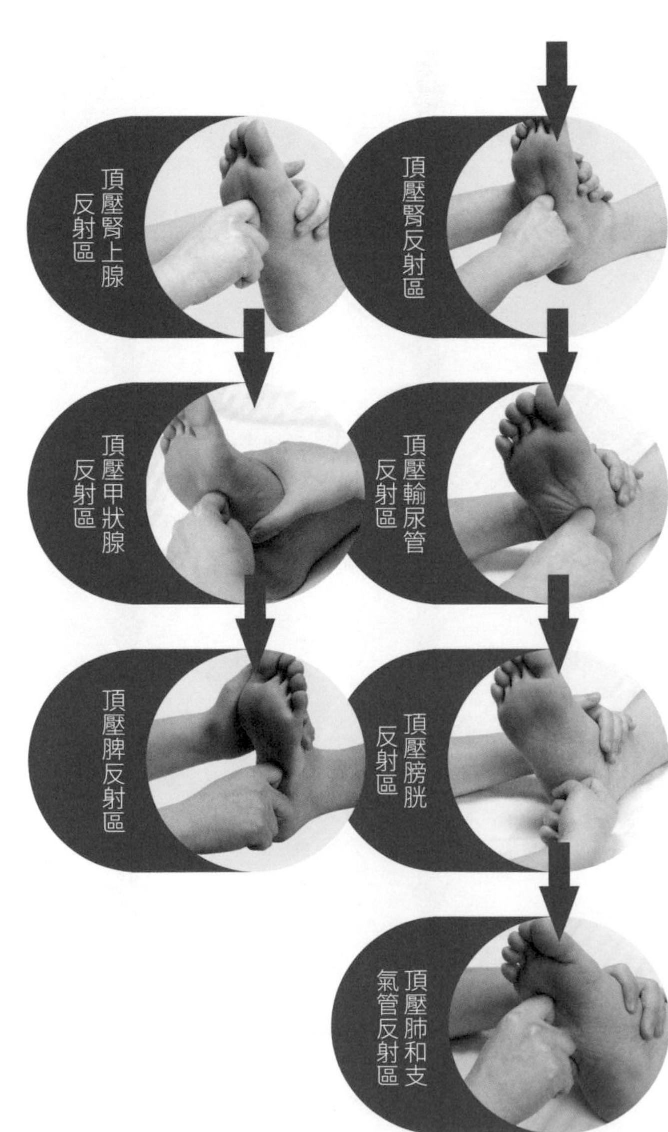
頂壓腎反射區
頂壓輸尿管反射區
頂壓膀胱反射區
頂壓肺和支氣管反射區
頂壓腎上腺反射區
頂壓甲狀腺反射區
頂壓脾反射區

失眠

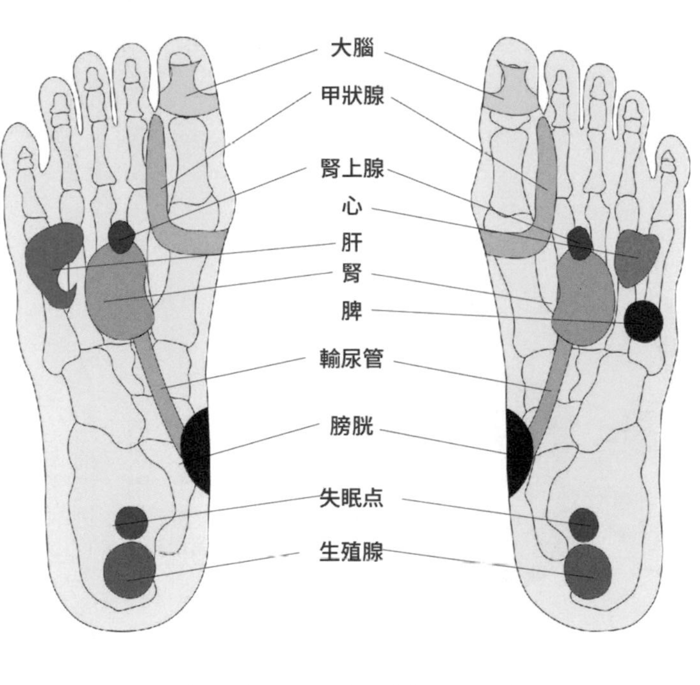

失眠，中醫學又稱「不寐」，是以經常不易入睡，或睡後易醒，或睡後夢多為主要特徵。引起失眠的原因很多，如情緒激動、精神過度緊張、神經衰弱、過度悲哀和焦慮、過度興奮、難以解決的困擾、意外的打擊等，使大腦皮質興奮與抑制失調，導致難以入睡而失眠。中醫學認為，不論何種原因導致的失眠，其主要的發病機制都是心、脾、肝、腎功能失調。

足部按摩防治失眠安全有效，主要是透過刺激相應反射區來調整各臟腑功能。本病多為慢性過程，故需要較長時間的治療才能取得滿意的效果。

一按摩方法一 每次按摩30～40分鐘，每日1次，10～15天為一個療程。

1 依次用食指扣拳法頂壓腎、腎上腺、膀胱、大腦、生殖腺反射區各10次，用力可稍重，以局部感覺酸脹疼痛為宜。

2 用拇指指腹推壓法推壓輸尿管反射區50次。

3 依次用食指扣拳法頂壓甲狀腺反射區、失眠點各50次。

4 依次用食指扣拳法頂壓心、肝、脾反射區各50次。

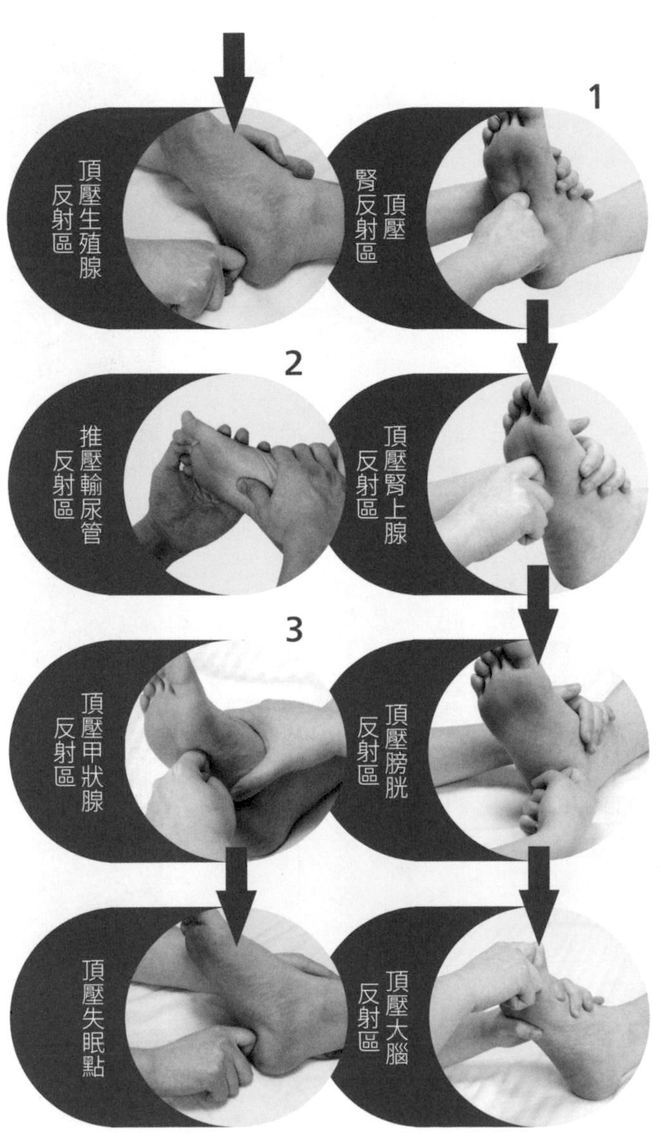

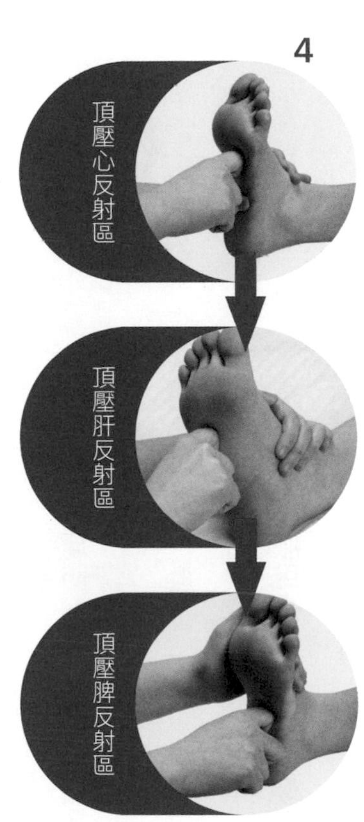
4
頂壓心反射區
頂壓肝反射區
頂壓脾反射區

盜汗

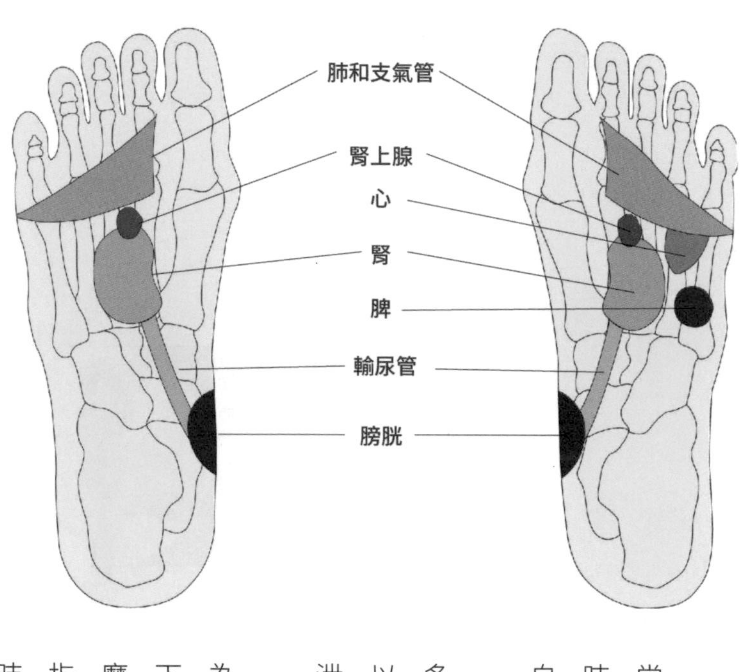

盜汗是由於陰陽失調、腠理不固而致汗液外泄失常的病症。其中，不因外界環境因素的影響，而白晝時時汗出，動輒益甚者，稱為自汗；寐中汗出、醒來自止者，稱為盜汗，也稱為「寢汗」。

盜汗是臨床常見的症狀之一。中醫學認為，盜汗多屬陰虛內熱。煩勞過度，失血耗精，或邪熱傷陰，以致陰精虧虛，虛火內生，陰精被擾，不能自藏而外泄，發為盜汗。治療應以補陰為主。

足部按摩防治盜汗主要從滋補肝腎之陰著手。腎為先天之本，腎藏精、肝藏血、精血同源，肝腎同屬下焦，故有「肝腎同源」之說。對相關反射區進行按摩，可調整肝腎功能，起到滋陰止汗的作用。在醫生指導下搭配服用六味地黃丸療效更好。如果治療一段時間後不見好轉，應去醫院診治。

按摩方法 每次按摩30～40分鐘，每日1次，10～15天為一個療程。

1 依次用食指扣拳法頂壓腎上腺、腎、膀胱、心、脾反射區各50次，用力以局部微覺酸痛為宜。

2 用拇指指腹推壓法推壓輸尿管反射區50次。

3 用拇指指腹推壓法推壓肺和支氣管反射區50次。

醫學放大鏡

腠理：泛指皮膚、肌肉、臟腑的紋理及皮膚、肌肉間隙交接處的結締組織。

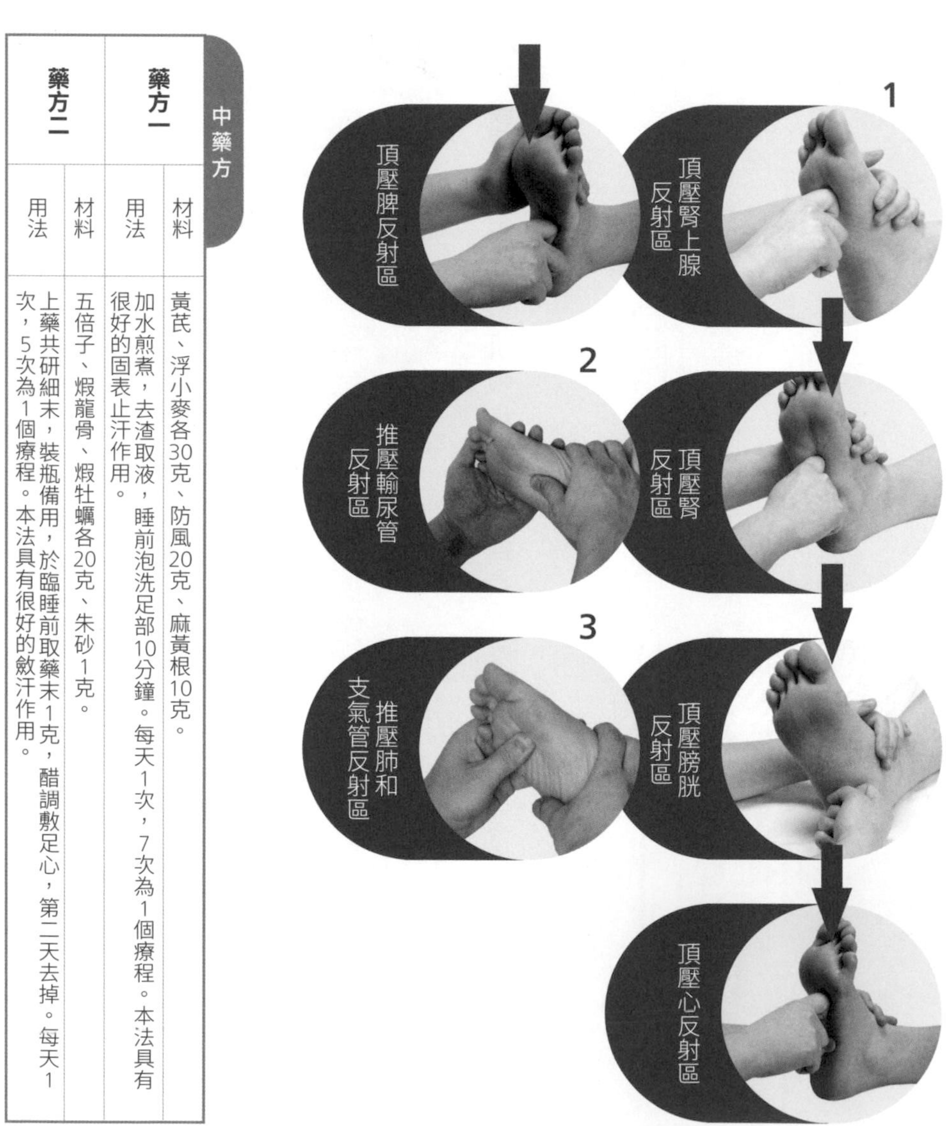

中藥方

藥方一	材料	黃芪、浮小麥各30克、防風20克、麻黃根10克。
	用法	加水煎煮，去渣取液，睡前泡洗足部10分鐘。每天1次，7次為1個療程。本法具有很好的固表止汗作用。
藥方二	材料	五倍子、煅龍骨、煅牡蠣各20克、朱砂1克。
	用法	上藥共研細末，裝瓶備用，於臨睡前取藥末1克，醋調敷足心，第二天去掉。每天1次，5次為1個療程。本法具有很好的斂汗作用。

貧血

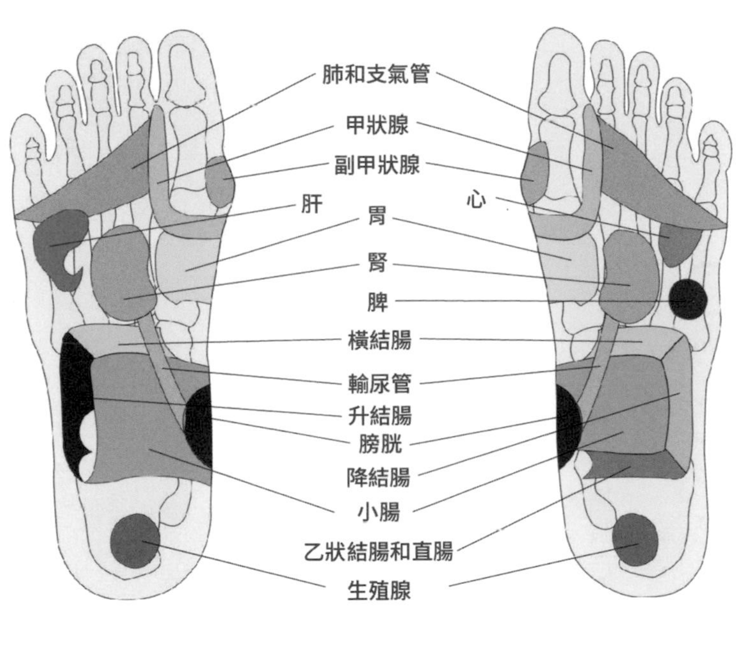

貧血是各種不同病因引起的綜合病症。血液中紅血球數和血紅蛋白量明顯低於正常值時就稱為貧血。臨床症狀可見面色蒼白、呼吸短促、失眠心慌、頭暈耳鳴、健忘納差、肌膚甲錯、月經量少、舌淡、脈細等。貧血中最常見的是缺鐵性貧血，男女老幼均可患病，多見於婦女，多由鐵的需求量增加和鐵攝入不足、吸收障礙、鐵喪失過多所致。

各種原因引起的貧血均屬於中醫學「血虛」範疇，病理變化涉及心、肝、脾、腎等臟腑，治療應以補血益氣為主。治療貧血的關鍵是去除致病因素，如積極防治鉤蟲病，治療痔、月經過多等慢性失血，停用致病藥物如氯黴素等，停止與有毒物質或放射線的接觸等。足部按摩療法是治療貧血較為有效的輔助方法，透過刺激相應的反射區，調整各臟腑的功能，尤其是脾胃生化氣血的功能，從而達到補血益氣的目的。

按摩方法 每次按摩30～40分鐘，每日1次，10～15天為一個療程。

1 依次用食指扣拳法頂壓腎、膀胱反射區各50次，按摩力度以局部感覺脹痛為宜。

2 用拇指指腹推壓法推壓輸尿管反射區50次。

3 用拇指指腹推壓法推壓肺和支氣管反射區50次。

4 用食指扣拳法頂壓脾、胃、心、肝、副甲狀腺、生殖腺反射區各50次。

5 從足趾向足跟方向用拇指指腹推壓法推壓小腸反射區50次，從足跟向足趾方向用拇指指腹推壓法推壓升結腸反射區50次，從足外側向足內側用拇指指腹推壓法推壓橫結腸反射區50次，從足趾向足跟方向用拇指指腹推壓法推壓降結腸反射區50次，從足外側向足內側用拇指指腹推壓法推壓乙狀結腸和直腸反射區50次。

6 用拇指指腹推壓法推壓甲狀腺反射區50次。

醫學放大境

納　　差：食慾不振。

肌膚甲錯：指人體皮膚發生局限或廣泛的乾燥粗糙、觸之棘手、形似魚鱗蟾皮的變化。

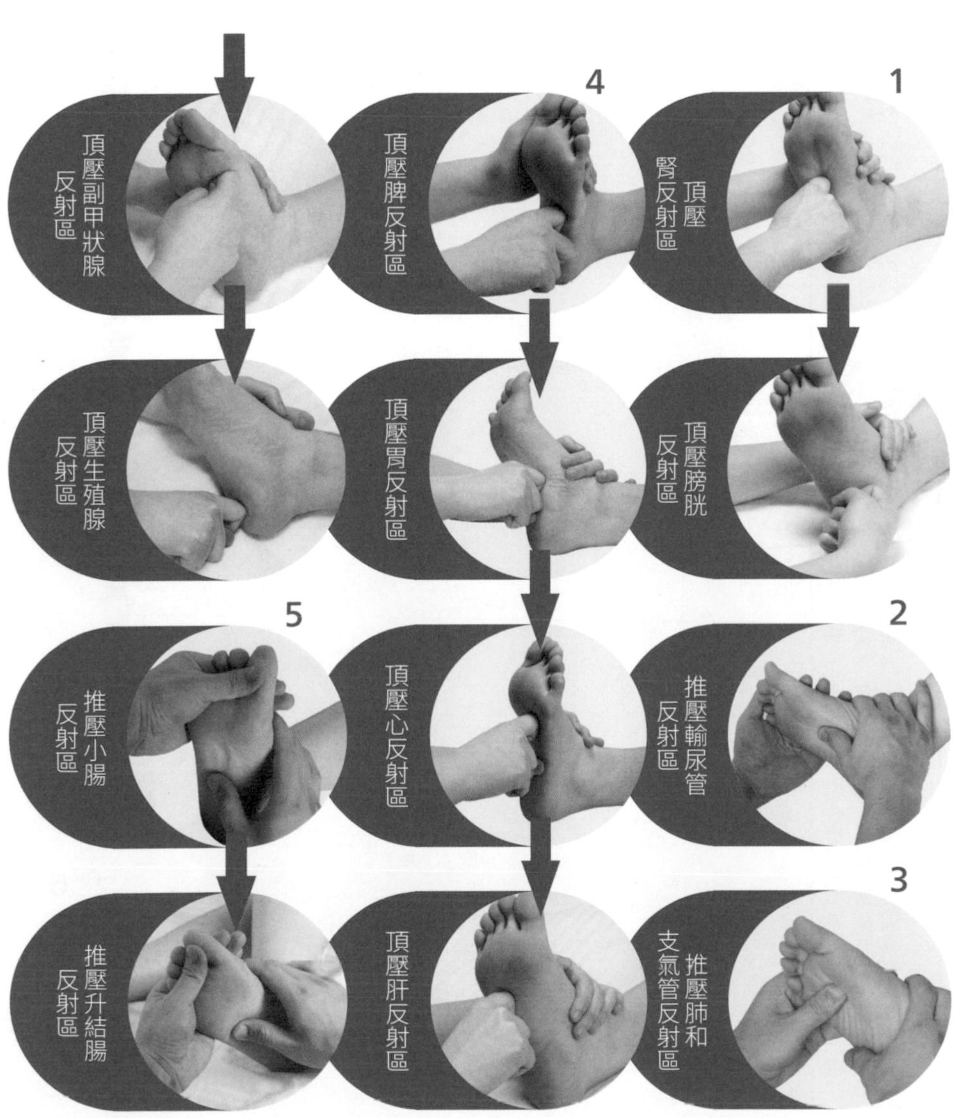
1
頂壓腎反射區
頂壓膀胱反射區
2
推壓輸尿管反射區
3
推壓肺和支氣管反射區
4
頂壓脾反射區
頂壓胃反射區
頂壓心反射區
頂壓肝反射區
頂壓副甲狀腺反射區
頂壓生殖腺反射區
5
推壓小腸反射區
推壓升結腸反射區

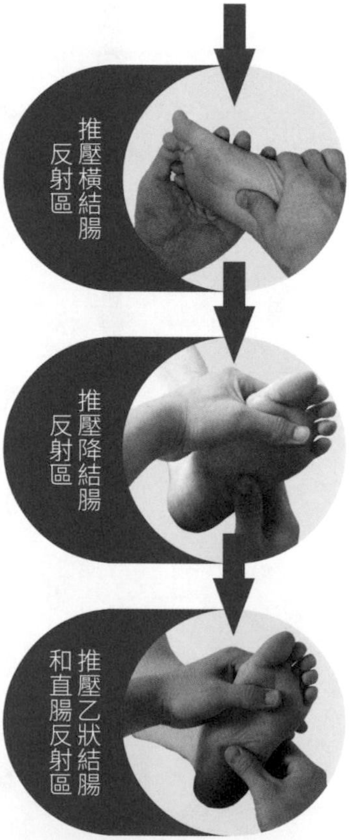

推壓橫結腸反射區

推壓降結腸反射區

推壓乙狀結腸和直腸反射區

6

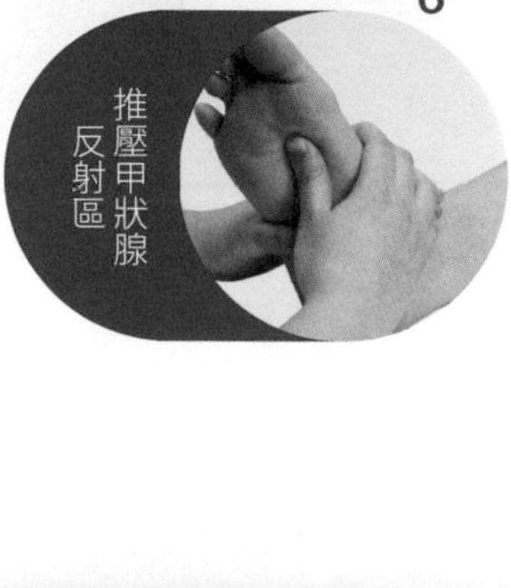

推壓甲狀腺反射區

中藥方

藥方一

如能結合艾灸行隔薑灸，灸足三里3～5壯，每天1次，治療效果會更好。患者可買青艾條，用小刀切成1公分長的小段備用，或隨切隨用，每燃完一段即為一壯。薑片則取新鮮生薑，切成0.2公分厚的薄片，用針在薑片中間紮3～5個小孔備用，每灸1壯，更換1片。如覺得局部太燙，可隔薑2片。

甲狀腺功能亢進症

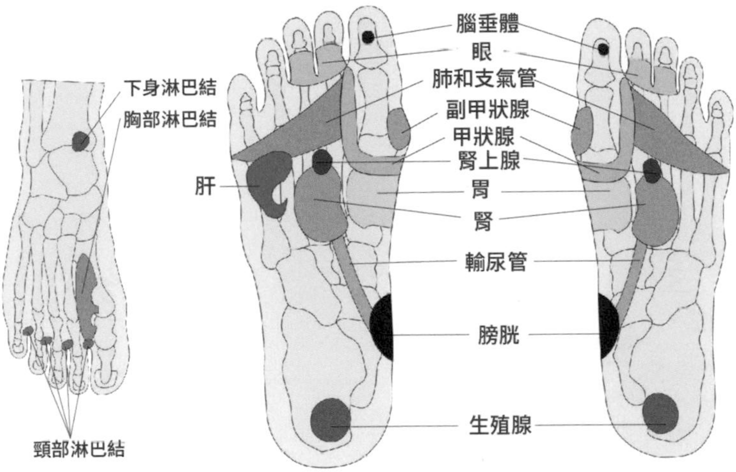

甲狀腺功能亢進症是指多種病因導致甲狀腺功能增強，分泌甲狀腺激素過多所致的臨床綜合症。本病的發生主要由自身免疫、遺傳以及精神刺激等因素所致。臨床以甲狀腺腫大、食欲亢進、形體消瘦、體重減輕、心跳過速、情緒激動、惡熱汗多、手指顫抖、眼突出等症狀為主要表現。本病多見於女性，男女患此病比例為1：4，各年齡均可發病，但主要以中青年居多。

甲狀腺功能亢進症的種類很多，足部按摩療法對彌漫性甲狀腺腫的療效較好。

一按摩方法一每次按摩30～40分鐘，每日1次，10～15天為一個療程。

1 用拇指指腹推壓法推壓甲狀腺反射區50次。

2 依次用食指扣拳法頂壓副甲狀腺、腎、膀胱反射區各50次，力度以局部感覺脹痛為宜。

3 用拇指指腹推壓法推壓輸尿管反射區50次。

4 用拇指指腹推壓法推壓肺和支氣管反射區50次。

5 用食指扣拳法頂壓腦垂體、腎上腺、生殖腺、頸部淋巴結、胸部淋巴結、下身淋巴結、胃、肝、眼反射區各50次。

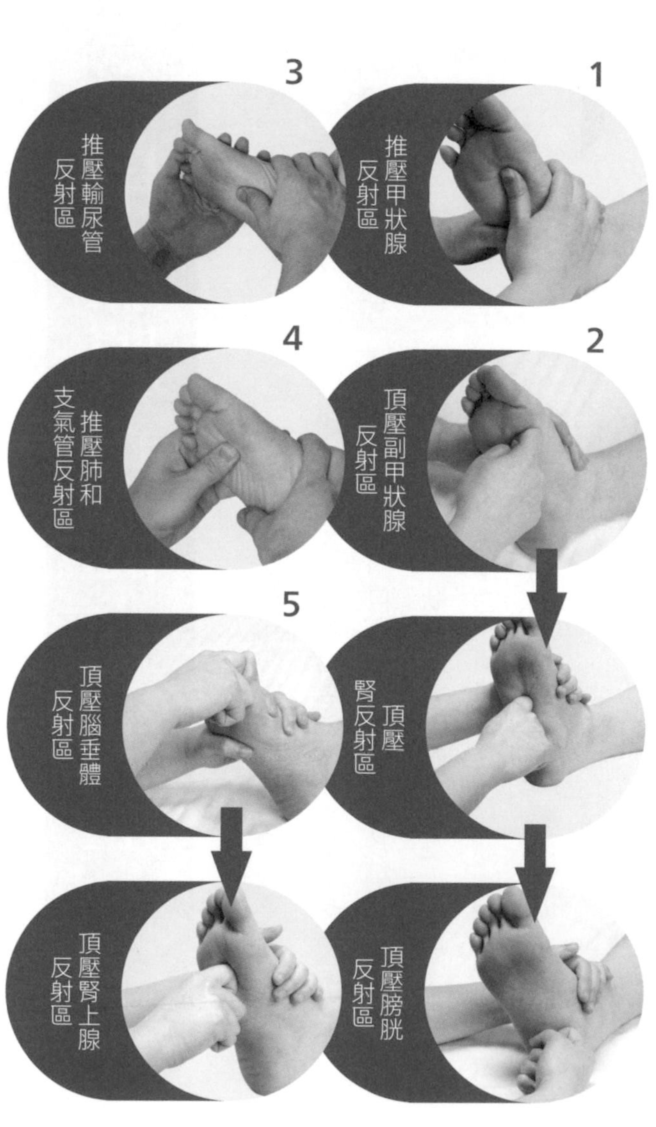

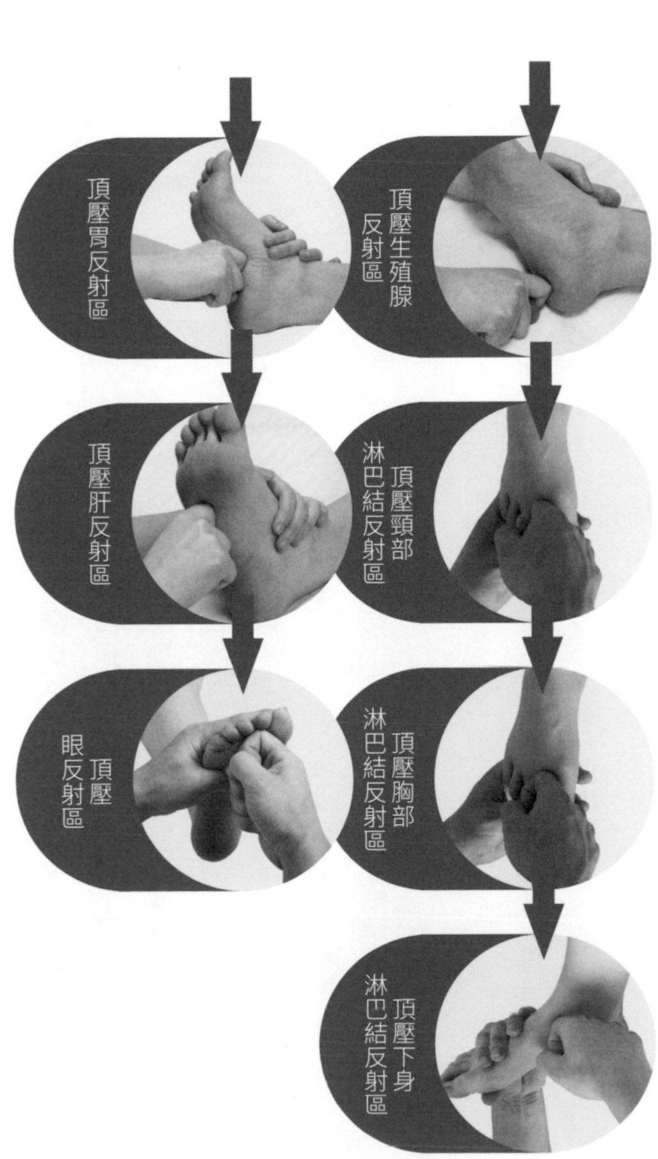
頂壓生殖腺反射區
頂壓頸部淋巴結反射區
頂壓胸部淋巴結反射區
頂壓下身淋巴結反射區
頂壓胃反射區
頂壓肝反射區
頂壓眼反射區

面癱

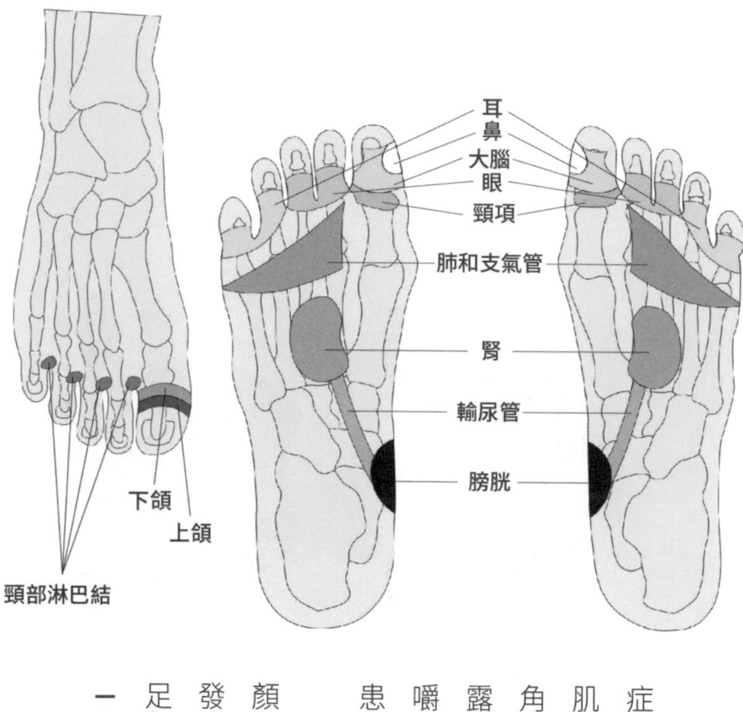

面癱是面部肌肉麻痹，運動障礙，出現口眼歪斜症狀的疾病。本病通常急性發作，突然一側面部表情肌癱瘓，前額皺紋消失，眼裂擴大，鼻唇溝平坦，口角下垂，面部被牽向健側。患側不能做皺眉、閉目、露齒、鼓頰等動作，閉目不緊，露睛流淚，進食、咀嚼時食物常儲留在患側齒頰之間，飲水、漱口時水由患側口角漏出。

本病是顏面神經急性非化膿性炎症所致，故稱為顏面神經麻痺，也稱周圍性面神經麻痹或貝爾麻痹。發病年齡為20～30歲，男性較多。

足部按摩療法治療面癱效果很好。

－按摩方法－每次按摩30～40分鐘，每日1次，10～15天為一個療程。

1 依次用食指扣拳法頂壓腎、膀胱反射區各50次，按摩力度以局部感覺脹痛為宜。

2 用拇指指腹推壓法推壓輸尿管反射區50次。

3 用拇指指腹推壓法推壓肺和支氣管反射區50次。

4 用食指扣拳法頂壓大腦、頸項、上頜、下頜、鼻、眼、耳、頸部淋巴結反射區各50次。

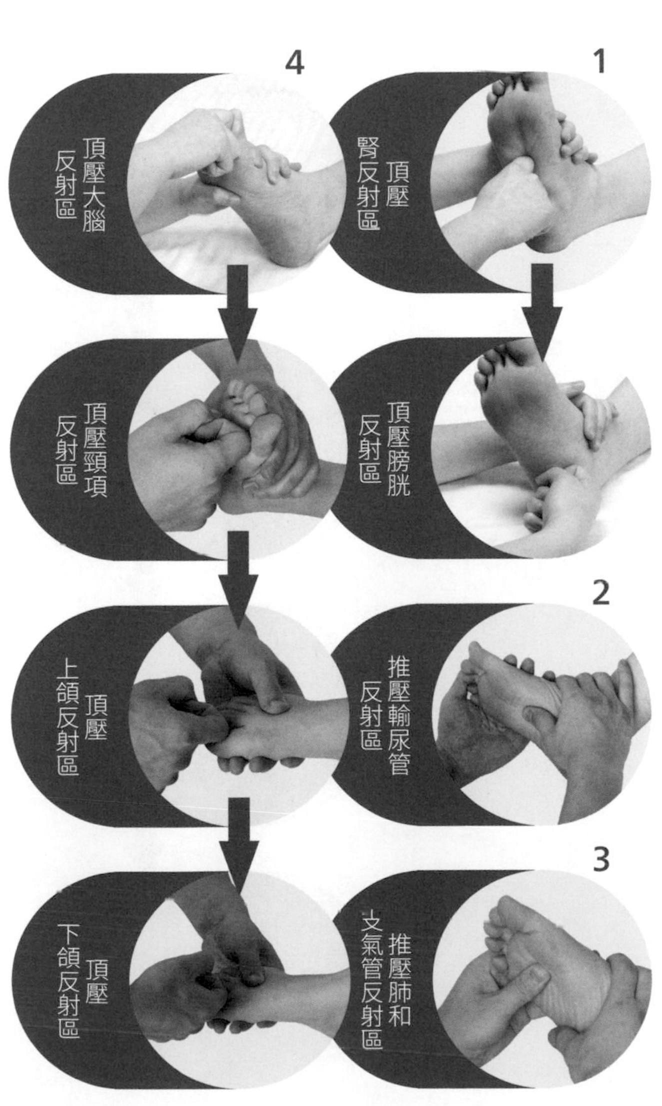

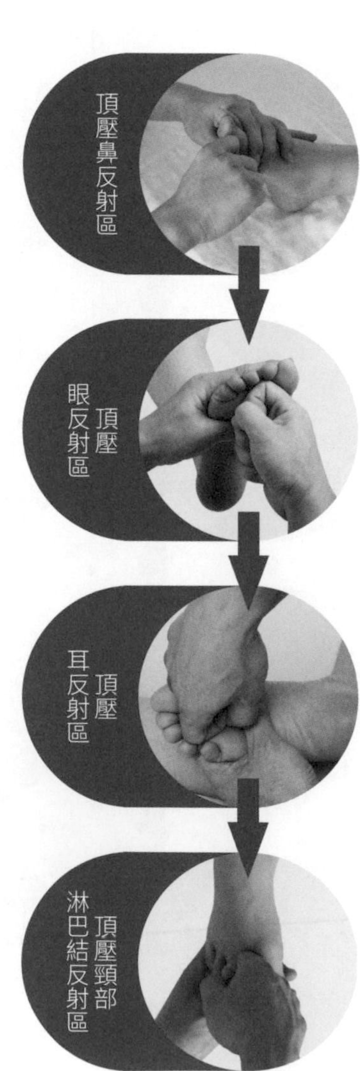
頂壓鼻反射區
頂壓
眼反射區
頂壓
耳反射區
頂壓頸部
淋巴結反射區

二 外科、骨科

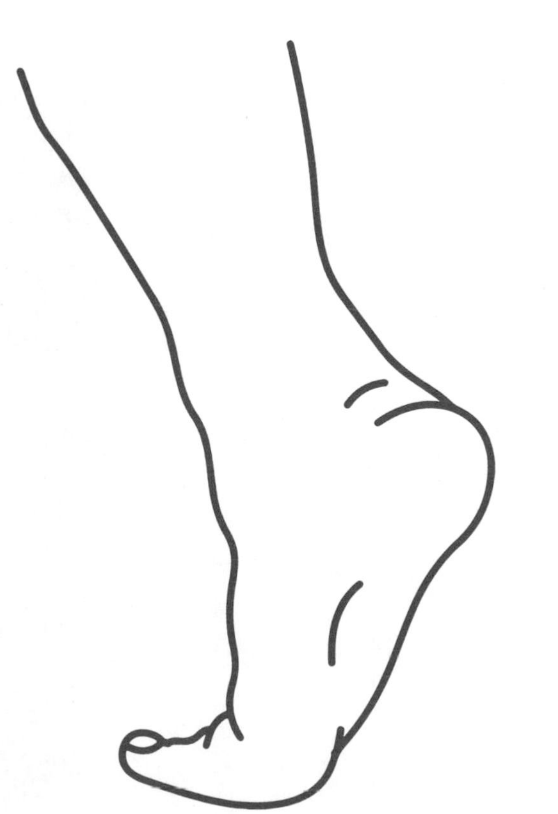

尿石症

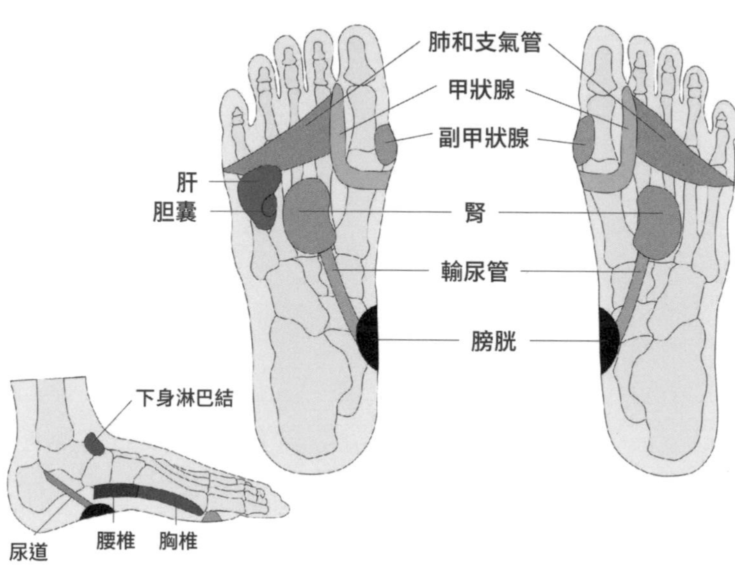

尿石症是泌尿系統各部位結石病的總稱，是泌尿系統的常見病。根據結石所在部位的不同，分為輸尿管結石、膀胱結石、尿道結石、腎結石。本病的形成與環境因素、全身性病變及泌尿系統疾病有密切關係。其典型臨床表現為腰腹絞痛、血尿，或伴有尿頻、尿急、尿痛等泌尿系統梗阻和感染的症狀。

尿石症屬於中醫學「砂淋」、「石淋」、「血淋」範疇。足部按摩療法治療尿石症具有一定的排石作用，但排石效果除與足部按摩的手法、治療時間和療程長短有關外，還取決於結石的位置、大小和形態。一般結石位於輸尿管中下段較輸尿管上段及腎盂內容易排出；結石小於1公分者較易排出，1公分以上者則難以排出；光滑的結石較易排出，而棱形者排出困難，結石久而黏連者不易排出。足部按摩可使輸尿管蠕動加強，排空加快，從而有利於結石的排出。

一按摩方法一 每次按摩30～40分鐘，每日1次，10～15天為1個療程。

1 依次用食指扣拳法頂壓腎、膀胱反射區各100次，按摩力度以局部感覺脹痛為宜。

2 用拇指指腹推壓法推壓輸尿管反射區100次。

3 用拇指指腹推壓法推壓肺和支氣管反射區50次。

4 用食指扣拳法頂壓肝、膽囊、副甲狀腺、胸椎、腰椎、下身淋巴結反射區各50次。

5 用拇指指腹推壓法推壓甲狀腺、尿道反射區各50次。

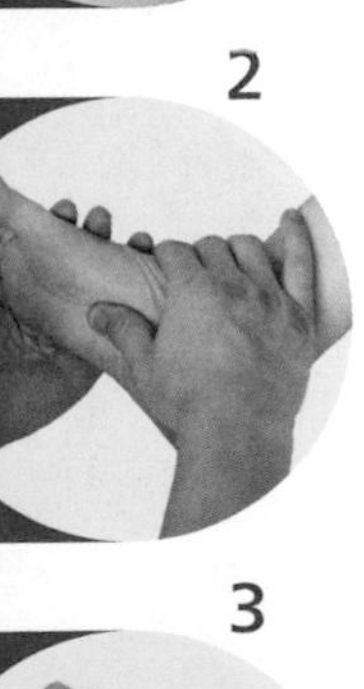

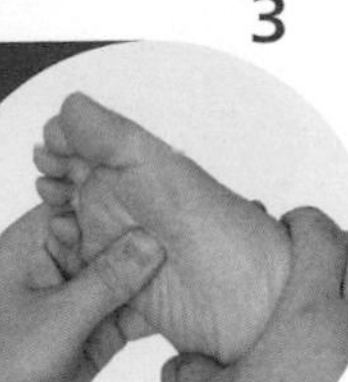

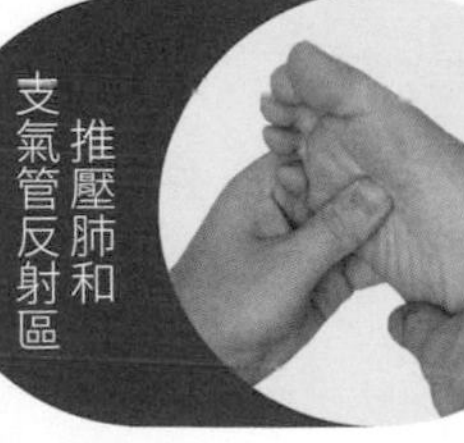

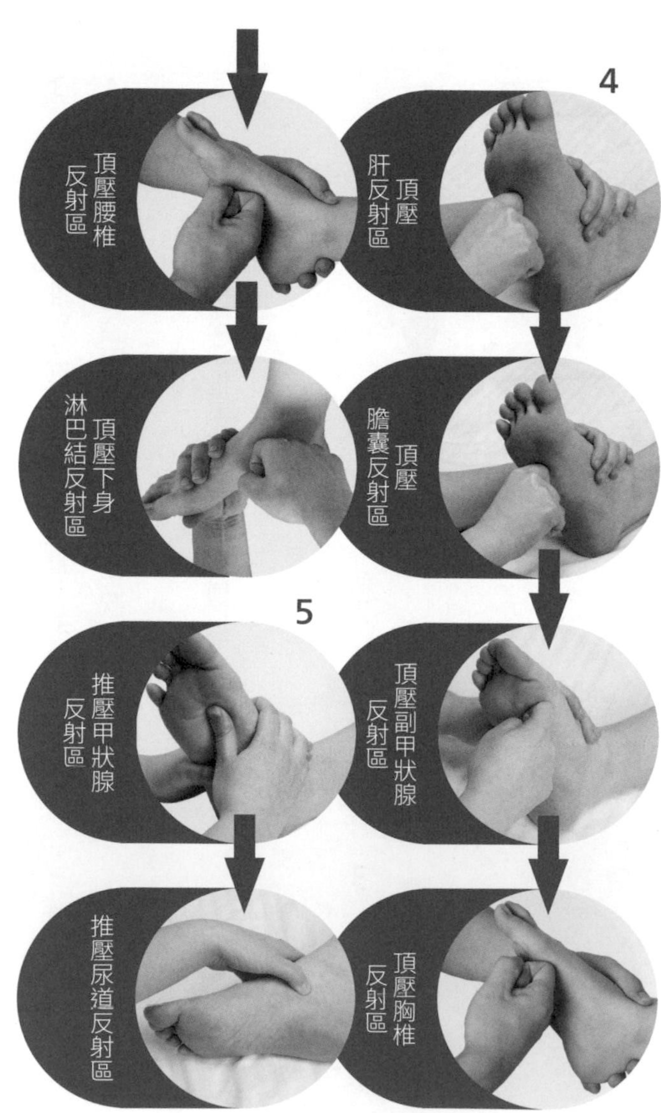
4
頂壓腰椎反射區
頂壓肝反射區
頂壓下身淋巴結反射區
頂壓膽囊反射區
5
推壓甲狀腺反射區
頂壓副甲狀腺反射區
推壓尿道反射區
頂壓胸椎反射區

痔

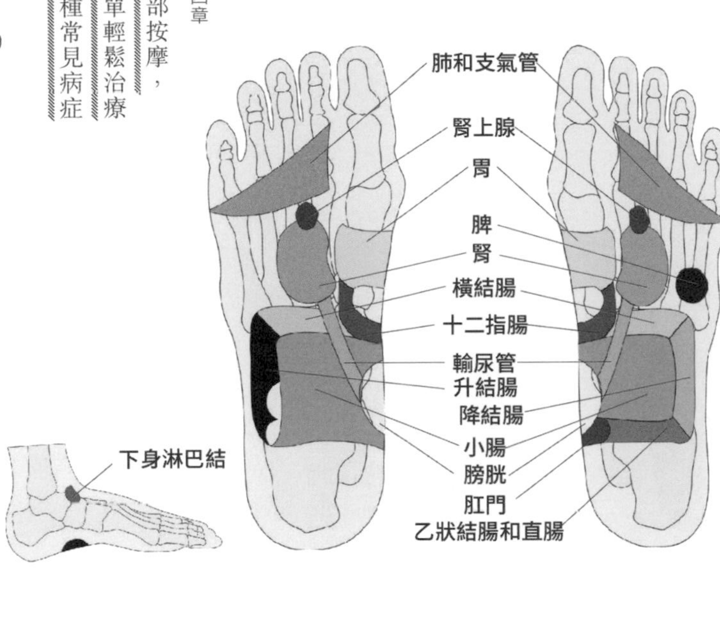

痔是一種常見病、多發病，俗話說「十人九痔」。痔是指肛門、直腸下端靜脈曲張，靜脈血液回流受阻所出現的青紫色、圓形或橢圓形包塊狀靜脈團。在齒線以上，表面覆蓋黏膜的稱為內痔；在齒線以下，表面覆蓋皮膚的稱為外痔；內外痔連為一體的稱為混合痔。其臨床症狀除痔核外，還有肛門腫痛、瘙癢、出血等。因此，本病的防治非常重要。便秘和妊娠是引起痔常見的原因。

足部按摩療法可以有效預防痔。治療的主要原理是透過按摩相關反射區，來促進患部的血液循環，消腫散結；同時增進胃腸蠕動，避免便秘的發生。對年老體弱者還能促進新陳代謝，增強機體的免疫功能。

－按摩方法－每次按摩30～40分鐘，每日1次，10～15天為一個療程。

1 依次用食指扣拳法頂壓肛門、胃、十二指腸反射區各50次，以局部感覺脹痛為宜。

2 從足趾向足跟方向用拇指指腹推壓法推壓小腸反射區50次，從足跟向足趾方向用拇指指腹推壓法推壓升結腸反射區50次，從足外側向足內側用拇指指腹推壓法推壓橫結腸反射區50次，從足趾向足跟方向用拇指指腹推壓法推壓降結腸反射區50次，從足外側向足內側用拇指指腹推壓法推壓乙狀結腸和直腸反射區50次。

3 依次用食指扣拳法頂壓腎、膀胱反射區各50次。

4 用拇指指腹推壓法推壓輸尿管反射區50次。

5 用拇指指腹推壓法推壓肺和支氣管反射區50次。

6 用食指扣拳法頂壓脾、腎上腺、下身淋巴結反射區各30次。

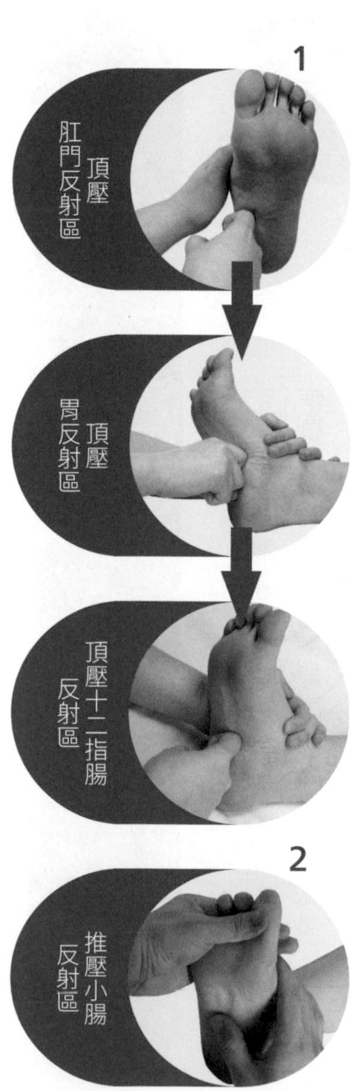

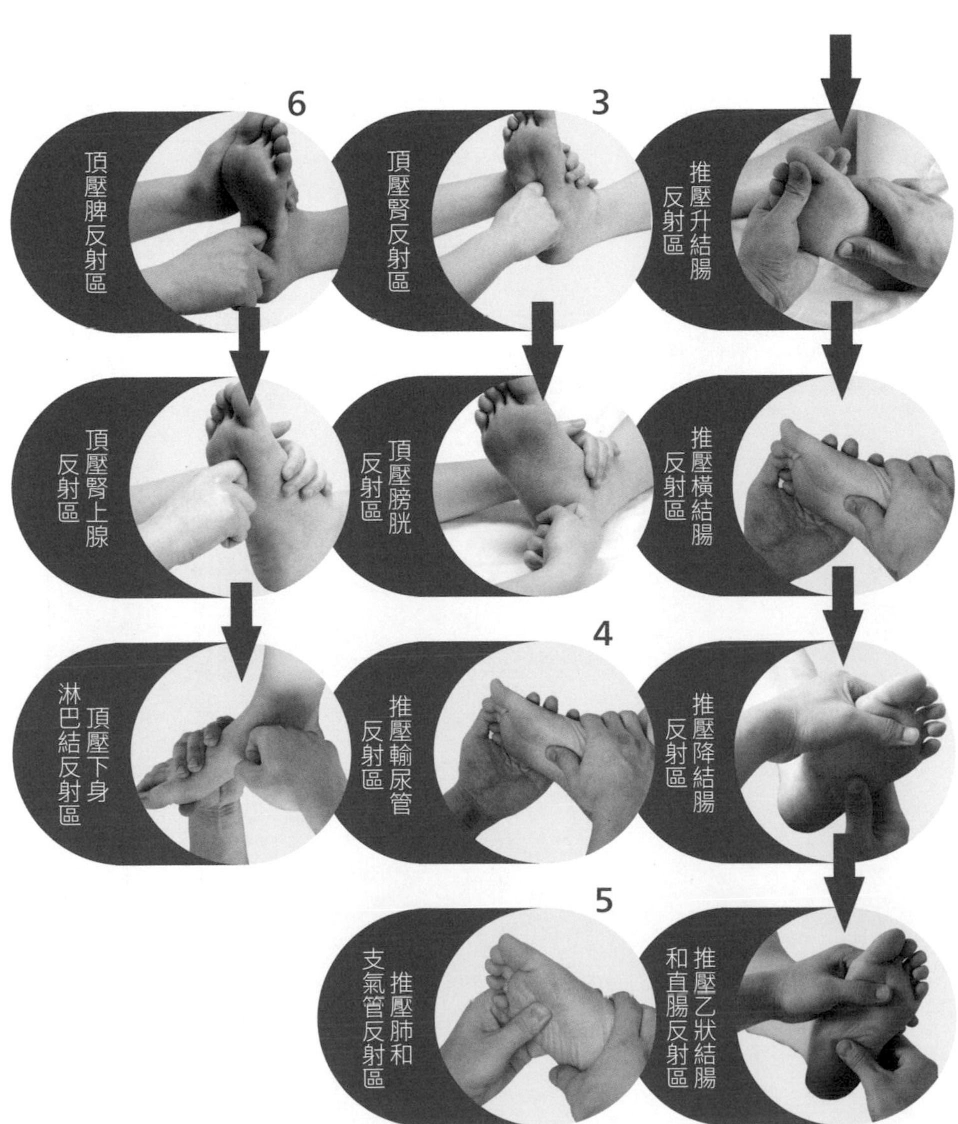
6
3
頂壓脾反射區
頂壓腎反射區
推壓升結腸反射區
頂壓腎上腺反射區
頂壓膀胱反射區
推壓橫結腸反射區
4
頂壓下身淋巴結反射區
推壓輸尿管反射區
推壓降結腸反射區
5
推壓肺和支氣管反射區
推壓乙狀結腸和直腸反射區

中藥方

藥方一	材料	蒲公英、椿根白皮、土茯苓各30克，生地榆12克，金銀花、大黃各15克，明礬9克，冰片3克。
	用法	上藥加清水一千五百毫升，水煎洗足。每日1～2次。主治各類痔。
藥方二	材料	南瓜適量。
	用法	將南瓜洗淨切片，加清水煮湯，熏洗患處；再將南瓜片燒炭存性，研末，塗於患處。每天2次，連用7～10天。適用於各種痔。

頸椎病

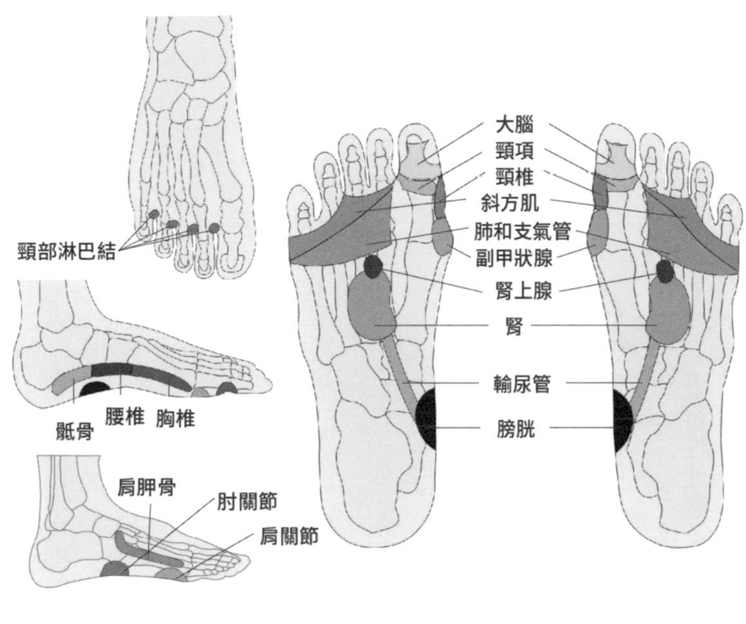

頸椎病又稱頸椎綜合症或頸肩綜合症，是指因頸椎椎間盤退行性改變、頸椎骨質增生而導致的頸部關節失穩，引起頸椎、關節及頸部軟組織發生一系列病理變化，從而刺激、壓迫頸神經根、椎動脈、頸部脊髓或交感神經而產生的綜合症。中醫學稱此病為「頸項病」、「肩臂痛」，因肝腎不足、氣血虧虛，加之久勞傷筋或因頸部外傷及感受風、寒、濕之邪，痹阻經絡而發病。

足部按摩療法配合功能鍛煉治療頸椎病療效較好，對神經根型頸椎病療效尤佳。足部按摩可以解除患部肌肉和血管的痙攣，改善血液循環，增強局部血液供應，促進病變組織修復；同時有利於消除腫脹，緩解對神經根或其他組織的壓迫，從而減輕或消除臨床症狀。

按摩方法 每次按摩30～40分鐘，每日1次，10～15天為1個療程。

1 依次用食指扣拳法頂壓腎、膀胱反射區各50次，按摩力度以局部感覺脹痛為宜。

2 用拇指指腹推壓法推壓輸尿管反射區50次。

3 用拇指指腹推壓法推壓肺和支氣管反射區50次。

4 用食指扣拳法頂壓頸椎、頸項、肩胛骨、大腦反射區各50次。

5 用食指扣拳法頂壓肩關節、斜方肌、頸部淋巴結、肘關節、副甲狀腺、腎上腺反射區各50次。

6 向足跟方向依序用拇指指腹推壓法推壓胸椎、腰椎、骶骨反射區各50次。

醫‧學‧放‧大‧鏡

退行性改變：骨質增生

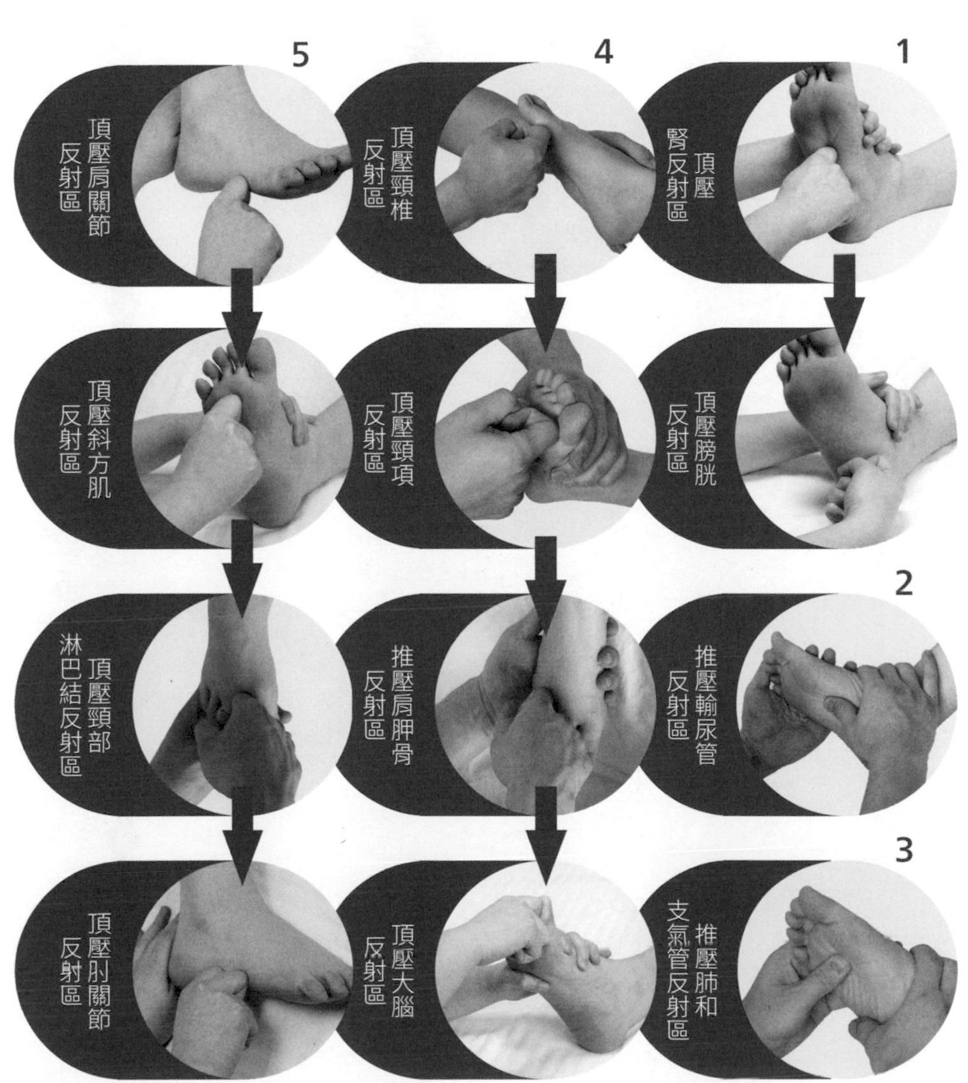
1
頂壓腎反射區
頂壓膀胱反射區
2
推壓輸尿管反射區
3
推壓肺和支氣管反射區
4
頂壓頸椎反射區
頂壓頸項反射區
推壓肩胛骨反射區
頂壓大腦反射區
5
頂壓肩關節反射區
頂壓斜方肌反射區
頂壓頸部淋巴結反射區
頂壓肘關節反射區

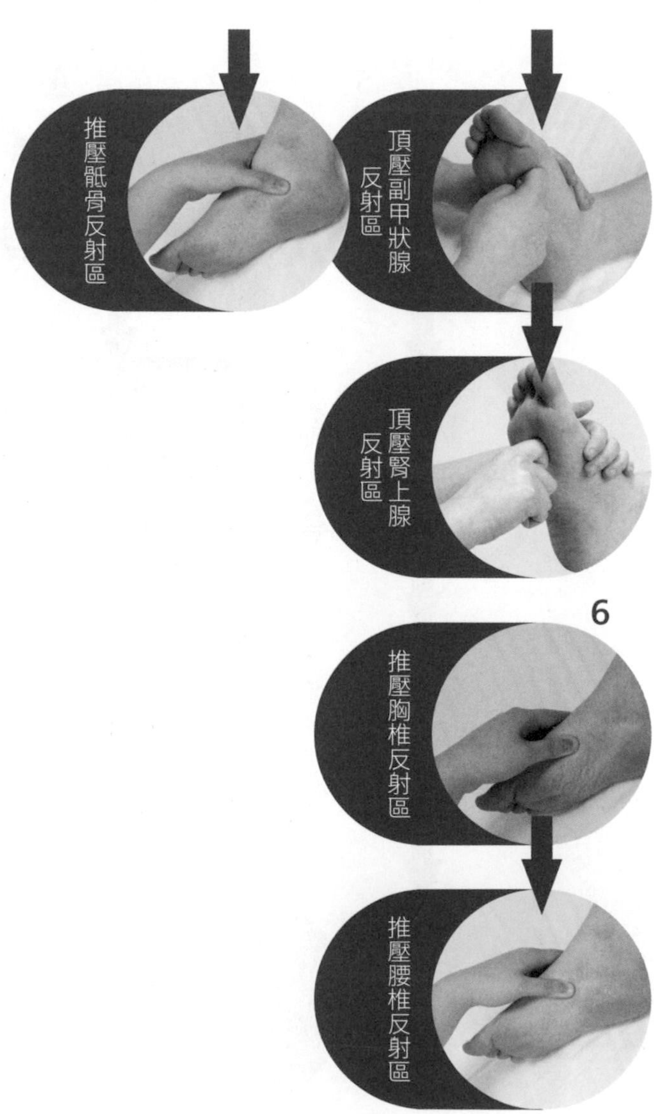
頂壓副甲狀腺反射區
頂壓腎上腺反射區
6
推壓胸椎反射區
推壓腰椎反射區
推壓骶骨反射區

肩周炎

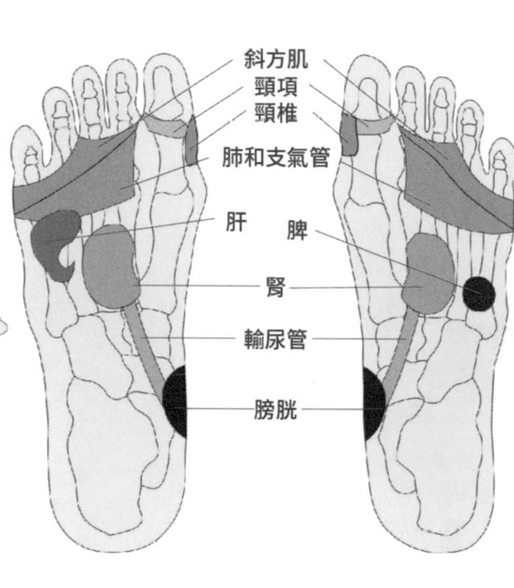

肩周炎最常見的症狀是肩關節疼痛，初起時患者常感到肩部酸楚疼痛，疼痛可急性發作，但多數呈慢性，晝輕夜重，以後疼痛逐漸向頸項及上肢擴散，肩關節活動和著涼時疼痛明顯，後期則因肩關節廣泛黏連，肩關節活動受限加重而疼痛減輕。

根據肩關節功能受限情況，可將肩周炎分為三期。①早期（凍結進行期）：以疼痛為主，功能受限不明顯；②中期（凍結期）：疼痛呈持續性，功能受限逐漸加重；③後期（解凍期）：疼痛減輕，活動範圍逐漸擴大。

足部按摩配合肩關節功能鍛煉治療肩周炎療效顯著。足部按摩可改善患部的血液循環，加速滲出物的吸收，起到通絡止痛的作用；功能鍛煉可以鬆解黏連、滑利關節，以促進肩關節功能的恢復，兩者相得益彰。

按摩方法 每次按摩30～40分鐘，每日1次，10～15天為一個療程。

1 依次用食指扣拳法頂壓腎、膀胱反射區各50次，按摩力度以局部感覺脹痛為宜。

2 用拇指指腹推壓法推壓輸尿管反射區50次。

3 用食指扣拳法頂壓肩關節、肩胛骨、斜方肌反射區各50次。

4 用食指扣拳法頂壓頸項、肘關節、頸椎、胸椎、肝、脾、肺和支氣管反射區各50次。

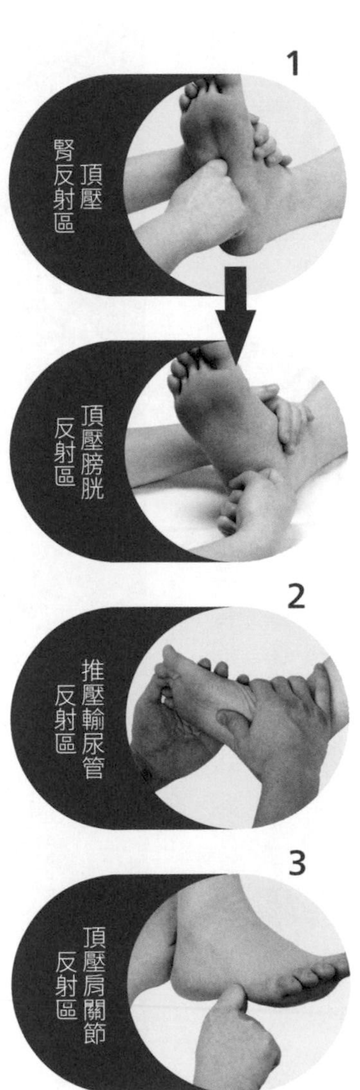

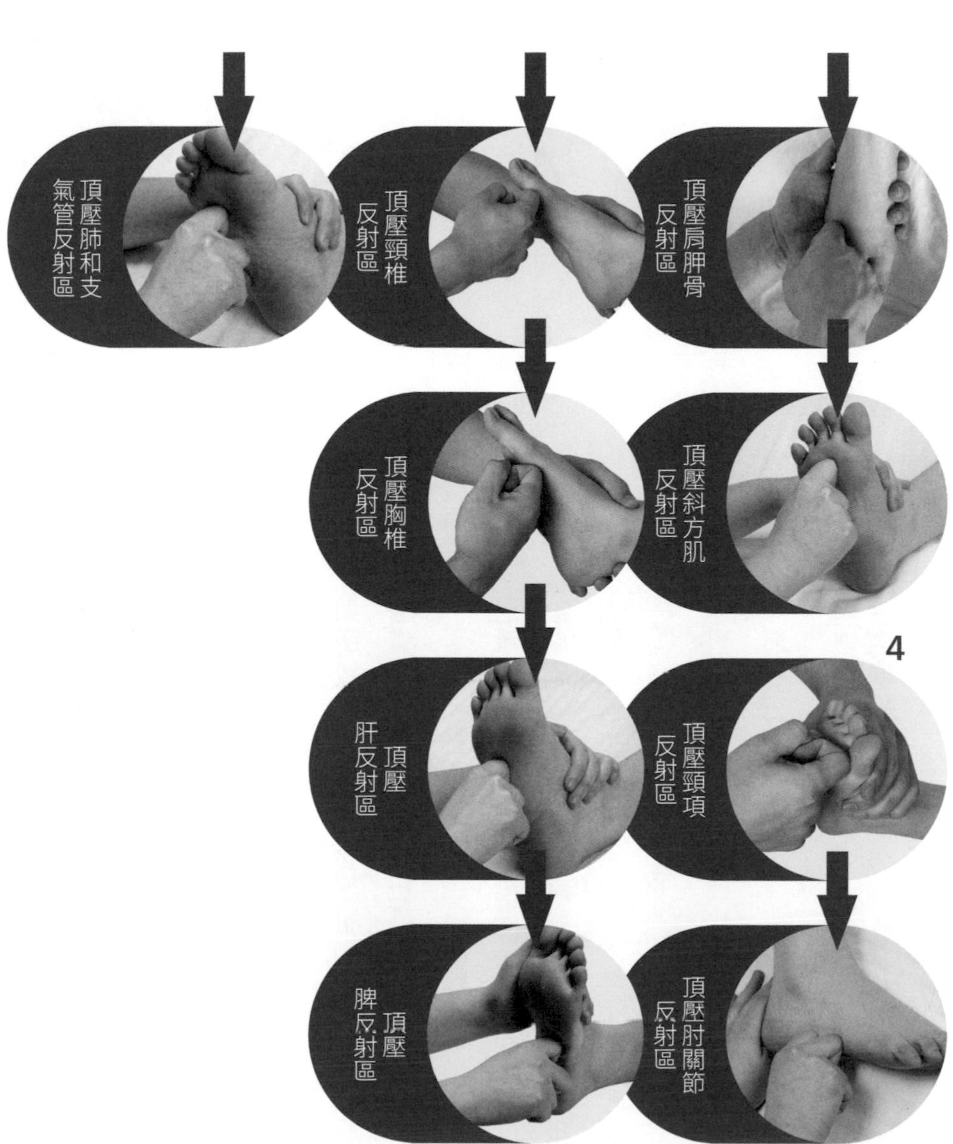
頂壓肺和支氣管反射區
頂壓頸椎反射區
頂壓肩胛骨反射區
頂壓胸椎反射區
頂壓斜方肌反射區
4
頂壓肝反射區
頂壓頸項反射區
頂壓脾反射區
頂壓肘關節反射區

急性腰扭傷

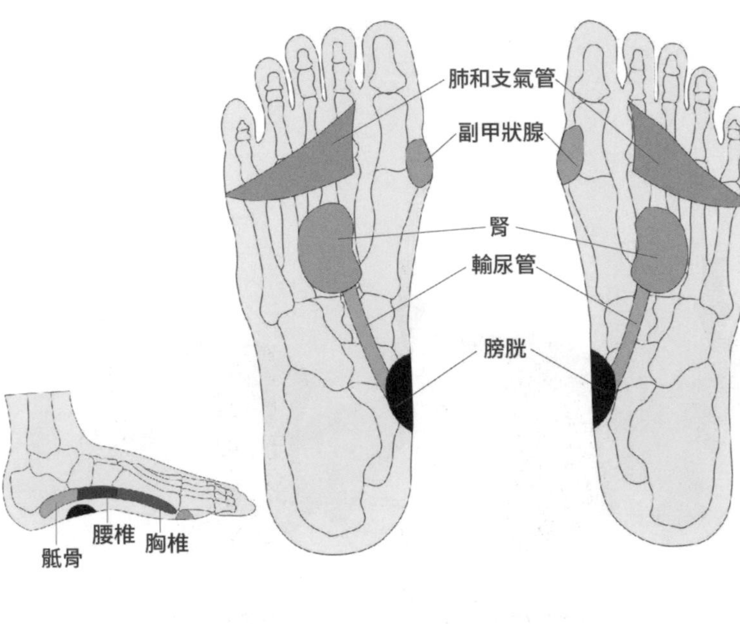

急性腰扭傷俗稱「閃到腰」，是腰部肌肉、韌帶、筋膜、椎間小關節、腰骶關節的急性損傷，多為突然遭受間接外力所致，損傷可使腰部肌肉、韌帶、筋膜和關節囊等組織受到過度牽拉、扭轉，甚至撕裂，出現腰痛劇烈、腰部活動受限，乃至臥床難起等一系列臨床症狀。患者腰部常有明顯的壓痛點，腰部及下肢的活動會導致疼痛加劇。此病多見於男性。急性腰扭傷後，若損傷嚴重且未能及時治療或處理不當，也可使症狀長期存在，而演變成慢性腰痛。

足部按摩可以舒筋活絡、活血止痛，對於治療急性腰扭傷有較好的療效。

一按摩方法一 每次按摩30～40分鐘，每日1次，10～15天為一個療程。

1 用食指扣拳法頂壓腎、膀胱反射區各50次，按摩力度以局部感覺脹痛為宜。

2 用拇指指腹推壓法推壓輸尿管反射區50次。

3 用拇指指腹推壓法推壓肺和支氣管反射區50次。

4 用食指扣拳法頂壓副甲狀腺50次。

5 向足跟方向用拇指指腹推壓法推壓胸椎、腰椎、骶骨反射區各50次。

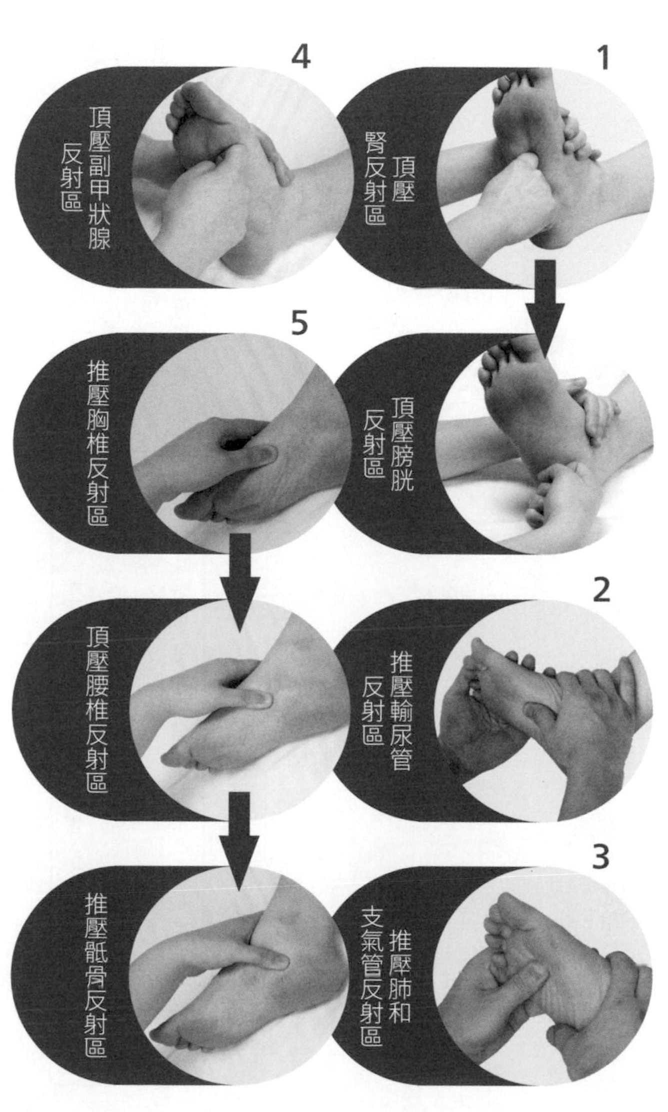

中藥方

藥方一	材料	海桐皮、透骨草、紅花、牡丹皮、大黃、川牛膝各15克，乳香、沒藥各9克。
	用法	上藥加清水一千五百毫升，水煎洗足。每日1~2次。主治急性腰扭傷、軟組織損傷。
藥方二	材料	豬腰2只（去筋膜，切碎），核桃仁60克、黑豆90克。
	用法	加適量水煮熟，加鹽及蔥、薑調味服食。每日1次，連服3~5天。

慢性腰肌勞損

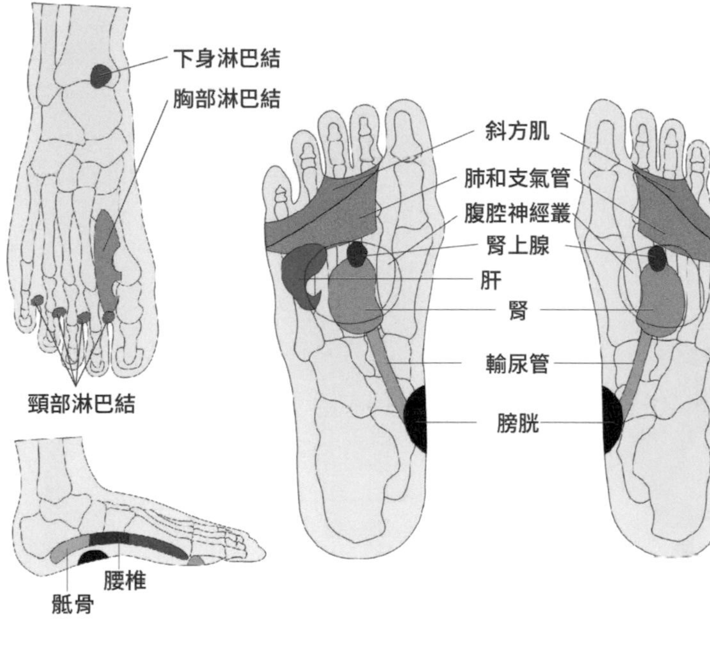

慢性腰肌勞損又稱功能性腰痛或腰背肌筋膜炎等，主要是指腰骶部肌肉、筋膜等軟組織的慢性損傷，多由急性腰扭傷後失治、誤治，反復多次損傷；或由於勞動中長期保持某種不平衡體位，或由於習慣性姿勢不良等引起。腰骶骨先天性畸形者，因腰骶部兩側活動不一致，易導致腰骶部軟組織的疲勞而引起腰痛。患者有長期腰痛史，反復發作。酸痛在勞累後加劇，休息後減輕，並與天氣變化有關。在急性發作時各症狀均顯著加重。

中醫學認為，本病系肝腎不足，加之風、寒、濕邪滯留肌肉、筋脈或勞損損傷筋脈而致腰痛。足部按摩對腰背部軟組織勞損有良好效果，既可以補益肝腎、疏利筋骨、通絡止痛，還能增強機體的免疫功能，促進本病的康復。

按摩方法 每次按摩30～40分鐘，每日1次，10～15天為一個療程。

1 依次用食指扣拳法頂壓腎、肝、腎上腺、膀胱反射區各50次，以局部感覺脹痛為宜。

2 用拇指指腹推壓法推壓輸尿管反射區50次。

3 用拇指指腹推壓法推壓肺和支氣管反射區50次。

4 用拇指指腹推壓法推壓腰椎、骶骨反射區各50次。

5 用食指扣拳法頂壓腹腔神經叢、斜方肌反射區各20次。

6 用食指扣拳法頂壓頸部淋巴結、胸部淋巴結、下身淋巴結反射區各50次。

1

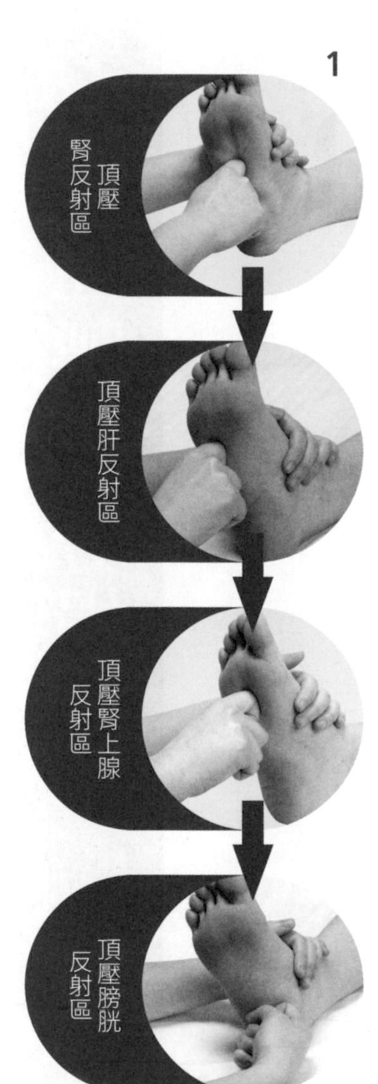

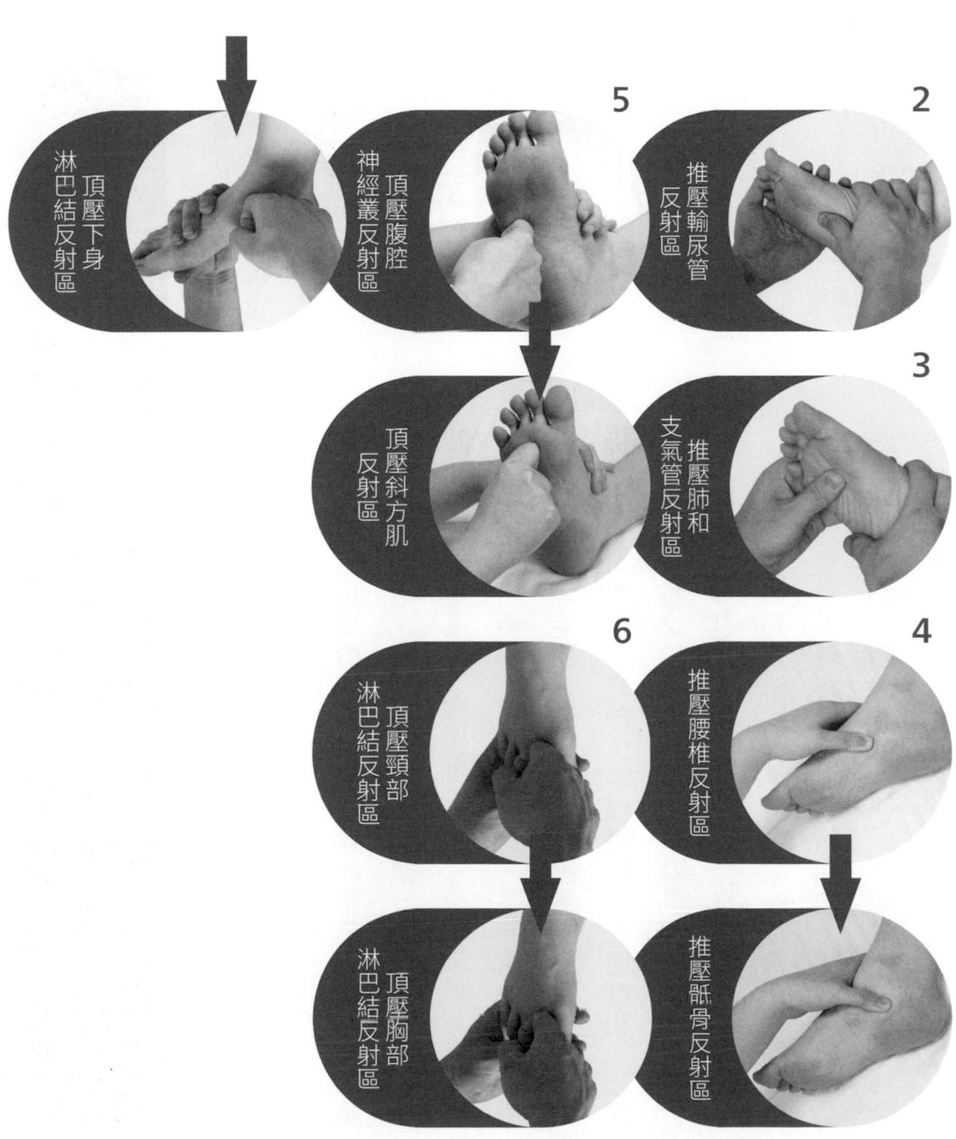
2
推壓輸尿管反射區
3
推壓肺和支氣管反射區
4
推壓腰椎反射區
推壓骶骨反射區
5
頂壓腹腔神經叢反射區
頂壓斜方肌反射區
6
頂壓頸部淋巴結反射區
頂壓胸部淋巴結反射區
頂壓下身淋巴結反射區

腰椎間盤突出症

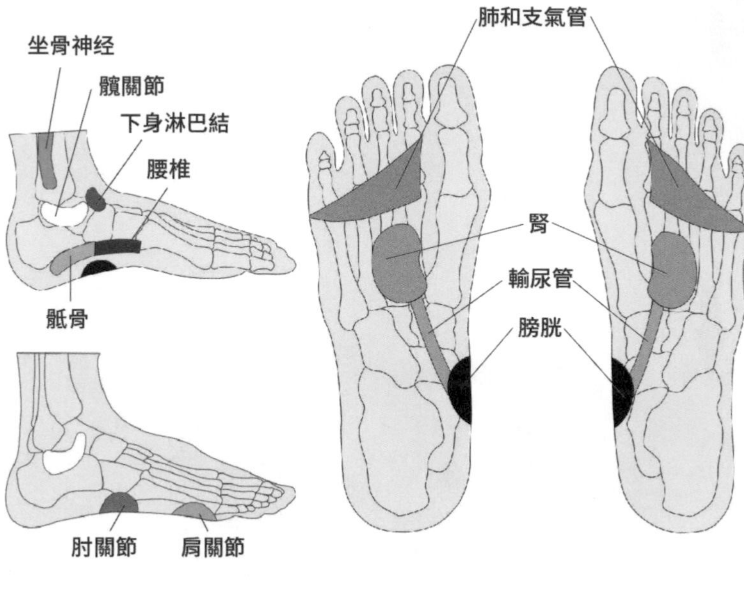

腰椎間盤突出症又稱「腰椎間盤纖維環破裂症」、「腰椎間盤脫出症」等，是因椎間盤退變、破裂後壓迫神經根而出現的綜合症。主要症狀是腰痛伴有下肢放射痛，咳嗽、打噴嚏、用力排便、步行、彎腰、伸膝起坐等都會使疼痛加重，腰部活動受限，脊柱側彎，後期可出現小腿和足部麻木、下肢肌力下降和患肢溫度降低等症狀，腰部可找到壓痛點。電腦斷層掃描（CT）可證實病變部位，以第四至五腰椎和第五腰椎至第一骶椎之間椎間盤突出最為多見。本病好發於20～40歲的青壯年。多數患者有外傷史或受涼史。

足部按摩可以解除腰、臀部肌肉痙攣，從而降低椎間盤內壓力，有利於突出物的回納；加強腰部的血液循環，有利於消除局部水腫、鬆解黏連，促使損傷的神經根恢復功能。

按摩方法 每次按摩30～40分鐘，每日1次，10～15天為一個療程。

1 依次用食指扣拳法頂壓腎、膀胱反射區各50次，按摩力度以局部感覺脹痛為宜。

2 用拇指指腹推壓法推壓輸尿管反射區50次。

3 用拇指指腹推壓法推壓肺和支氣管反射區50次。

4 用食指扣拳法頂壓腰椎、骶骨反射區各50次。

5 用食指扣拳法頂壓下身淋巴結、肩關節、肘關節反射區各50次。

6 用拇指指腹推壓法推壓髖關節、坐骨神經反射區各50次。

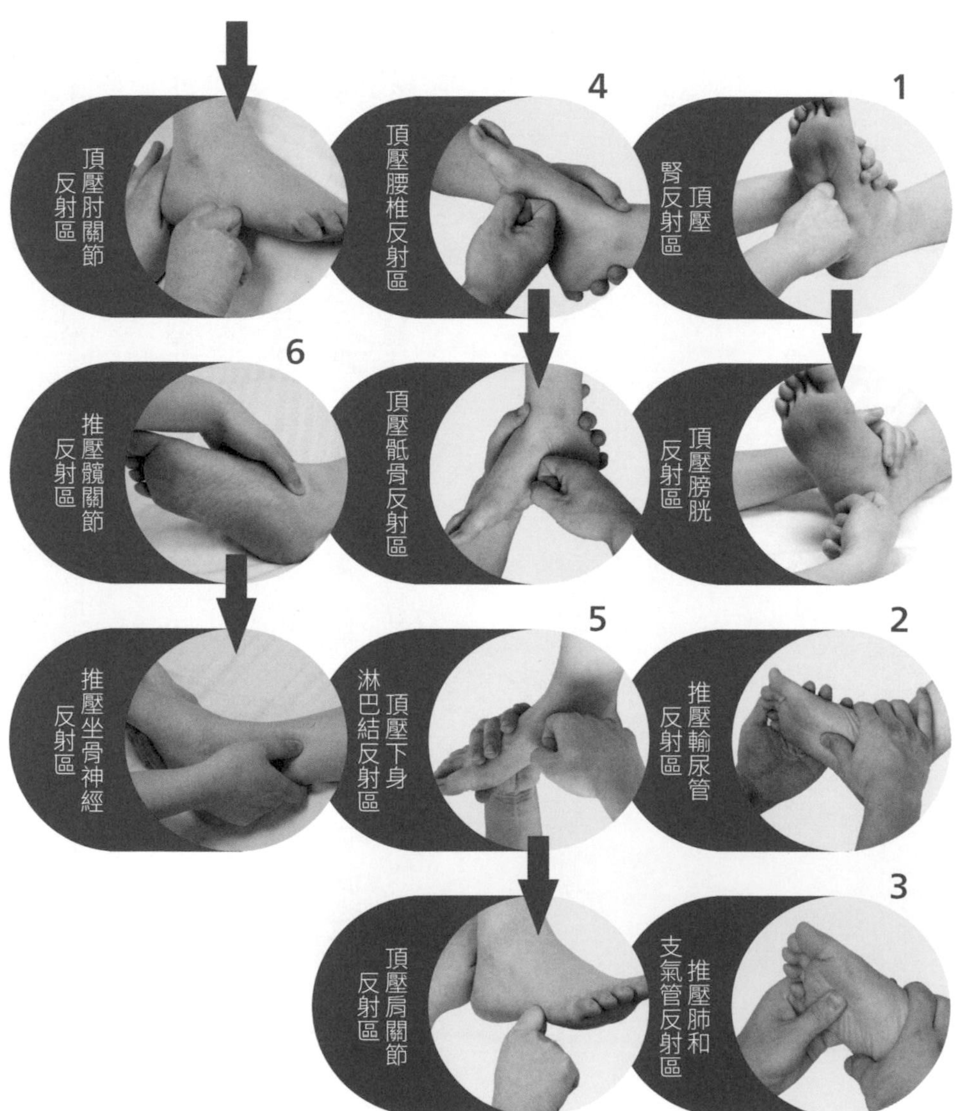

1
頂壓腎反射區
頂壓膀胱反射區
2
推壓輸尿管反射區
3
推壓肺和支氣管反射區
4
頂壓腰椎反射區
頂壓骶骨反射區
5
頂壓下身淋巴結反射區
頂壓肩關節反射區
頂壓肘關節反射區
6
推壓髖關節反射區
推壓坐骨神經反射區

坐骨神經痛

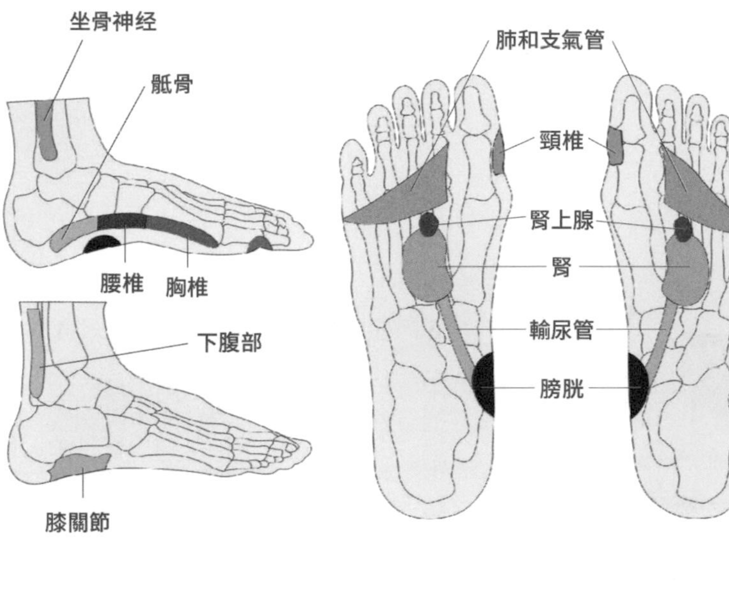

坐骨神經是全身最大、最長的一條神經，其支配運動和感覺的區域非常廣泛。坐骨神經痛是指在坐骨神經通路及其分佈區內的疼痛。坐骨神經痛多是持續性疼痛並陣發性加劇。疼痛為鈍痛、刺痛、燒灼痛或刀割樣痛，從臀部沿大腿後面、小腿後外側向足部放射，行走、咳嗽、打噴嚏、彎腰、活動下肢時疼痛加重。

本病多發於青壯年，男性多於女性，屬中醫學「痺證」、「筋痺」、「腰腿痛」等範疇。其發病原因複雜，常由坐骨神經炎症、腰椎間盤突出、腰椎結核、骶髂關節炎、盆腔炎、臀部外傷等引起。

足部按摩療法對於治療坐骨神經痛療效顯著，治療越早，療效越好，療程越短。足部按摩可調節、改善全身的功能狀態，疏導患部經氣，加強患部血液循環，促進神經功能恢復。

一按摩方法一每次按摩30～40分鐘，每日1次，10～15天為一個療程。

1 依次用食指扣拳法頂壓腎、膀胱、坐骨神經、腎上腺反射區各50次，以局部感覺脹痛為宜。

2 用拇指指腹推壓法推壓輸尿管反射區50次。

3 用拇指指腹推壓法推壓肺和支氣管反射區50次。

4 向足跟方向依序用拇指指腹推壓法推壓頸椎、胸椎、腰椎、骶骨反射區各50次。

5 用食指扣拳法頂壓膝關節反射區30次。

6 用拇指指腹推壓法推壓下腹部反射區30次。

1

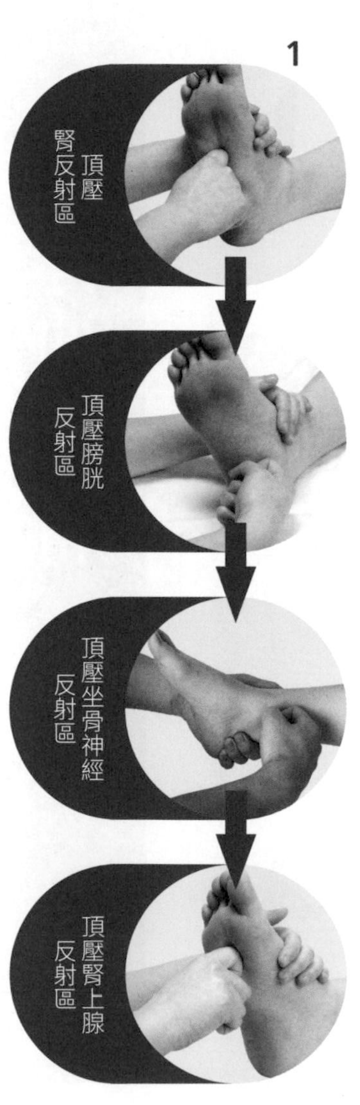

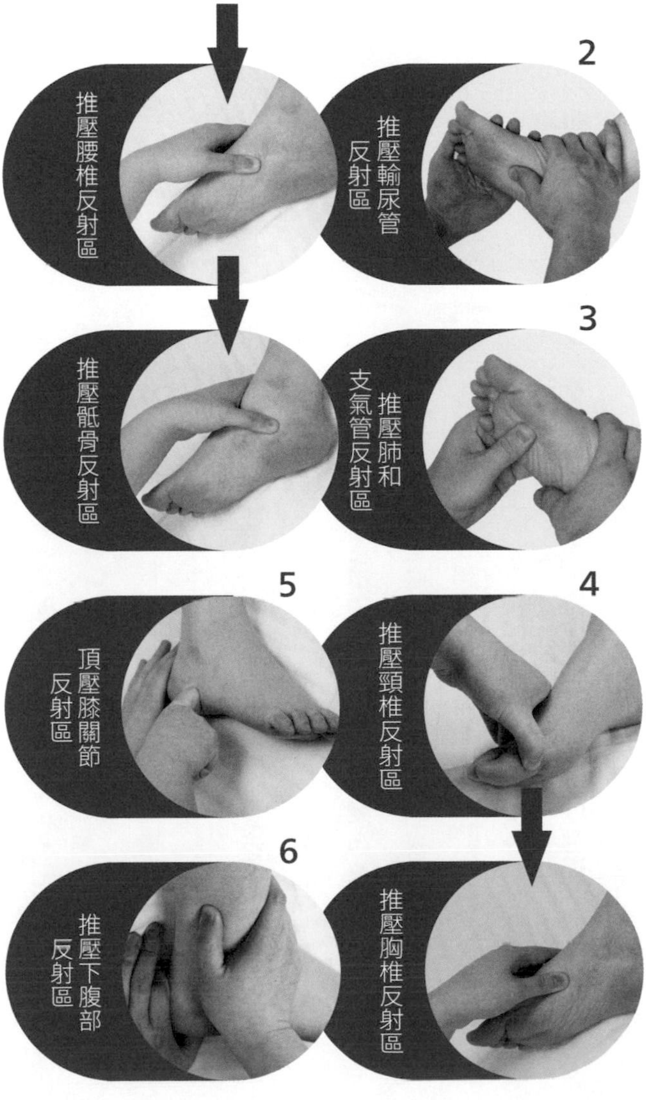

推壓腰椎反射區

推壓骶骨反射區

2 推壓輸尿管反射區

3 推壓肺和支氣管反射區

4 推壓頸椎反射區

推壓胸椎反射區

5 頂壓膝關節反射區

6 推壓下腹部反射區

中藥方

藥方一		
	材料	透骨草30克，路路通、制川烏、制草烏各20克，獨活、雞血藤各15克。
	用法	加清水一千五百毫升，水煎洗足。每日1～2次。治坐骨神經痛。

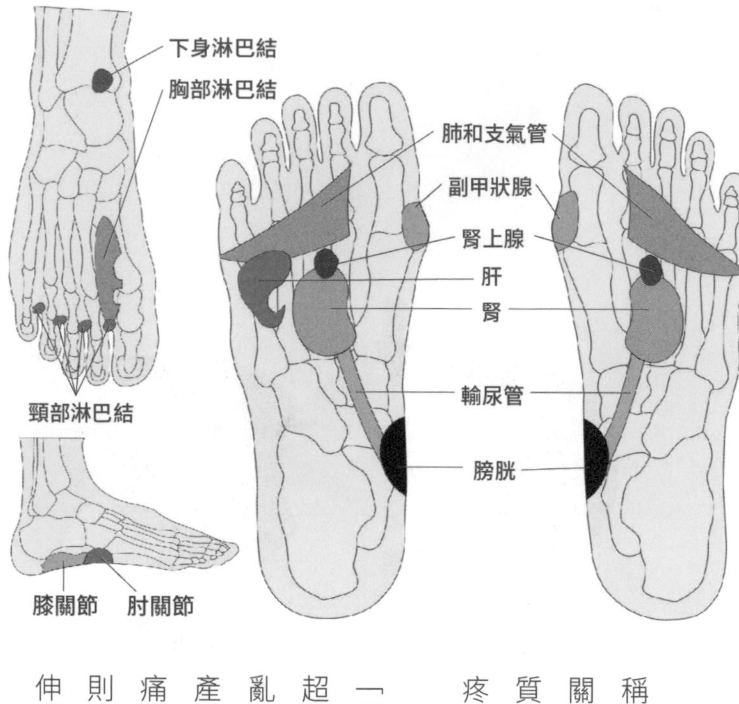

膝關節骨性關節炎

骨性關節炎是一種常見的慢性退行性關節炎，又稱為「骨關節病」、「退化性關節炎」、「肥厚性骨關節病變」，以關節軟骨變性、骨贅形成和軟骨下骨質囊性病變為特點。臨床主要表現：逐漸加重的關節疼痛、腫脹和僵立，嚴重者出現關節功能障礙和畸形。

膝關節骨性關節炎又稱「肥厚性骨關節病變」、「增生性或退化性膝關節炎」，常發生在45歲以上或超重者身上。其病因有外傷、姿勢不正確、內分泌紊亂及遺傳等。特點為膝關節軟骨變性及唇樣骨質增生，產生骨贅壓迫膝關節周圍組織而引發膝關節持續性鈍痛或酸脹，晨起覺得疼痛加重且關節僵硬，活動片刻則症狀減輕，如關節活動過多則症狀又加重，出現屈伸不利等一系列臨床表現。屬於中醫學「痺證」範疇。

足部按摩療法對於膝關節各類病痛有較好的療

效。足部按摩可加強膝關節的血液循環，促進局部水腫的吸收，並且能鬆解黏連、滑利關節。

按摩方法 每次按摩30～40分鐘，每日1次，10～15天為一個療程。

1 依次用食指扣拳法頂壓膝關節、腎、肝、腎上腺、膀胱、副甲狀腺反射區各10次，以局部感覺脹痛為宜。

2 用拇指指腹推壓法推壓輸尿管反射區50次。

3 用拇指指腹推壓法推壓肺和支氣管反射區50次。

4 用食指扣拳法頂壓頸部淋巴結、胸部淋巴結、下身淋巴結、肘關節反射區各50次。

醫學放大鏡

骨贅：俗稱骨刺，是沿著關節邊緣形成的骨化突出。

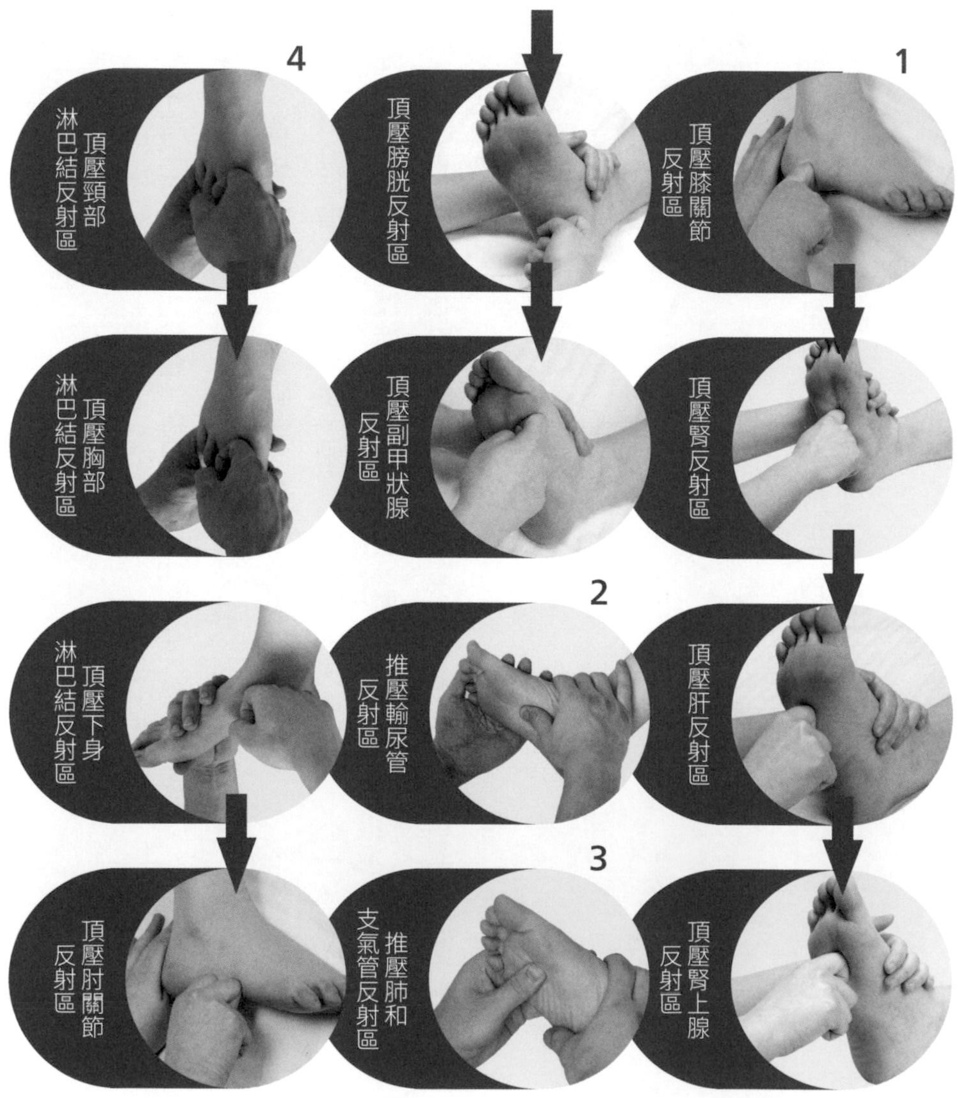
1
頂壓膝關節反射區
頂壓腎反射區
頂壓肝反射區
頂壓腎上腺反射區
2
推壓輸尿管反射區
頂壓膀胱反射區
頂壓副甲狀腺反射區
3
推壓肺和支氣管反射區
4
頂壓頸部淋巴結反射區
頂壓胸部淋巴結反射區
頂壓下身淋巴結反射區
頂壓肘關節反射區

踝關節扭傷

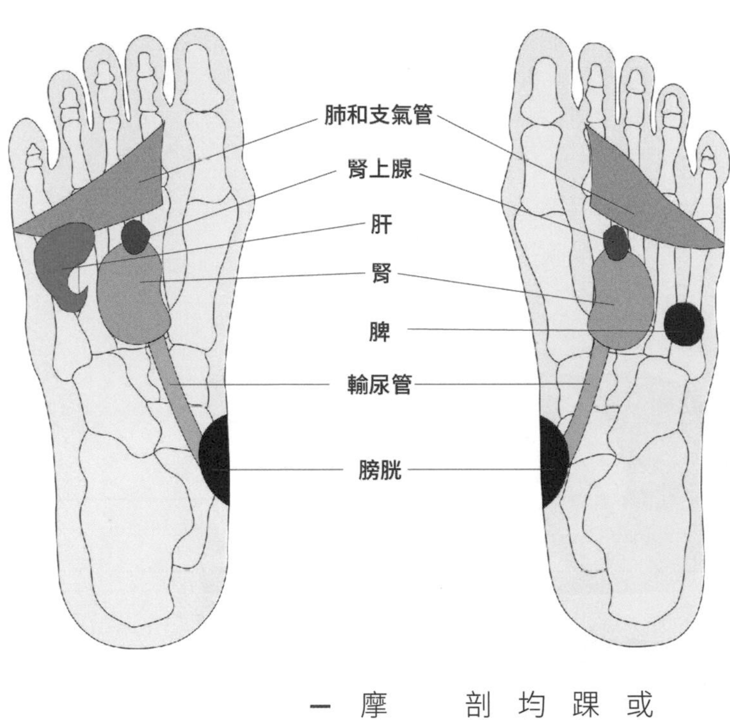

踝關節扭傷多因在不平的路面行走、跑步、跳躍或上下樓梯時踝關節突然強力內翻或外翻損傷而出現踝部明顯腫脹疼痛、腳不能著地行走、內外踝前下方均有壓痛感、皮膚呈紫色等臨床症狀。由於踝關節解剖特點，踝關節扭傷以內翻損傷多見。

足部按摩療法治療踝關節扭傷效果極佳。足部按摩可活血化瘀、消腫止痛、鬆解黏連、滑利關節。

一按摩方法一 每次按摩15～20分鐘，每日2次，5～7天為一個療程。

1 依次用食指扣拳法頂壓腎、腎上腺、膀胱反射區各50次，按摩力度以局部感覺脹痛為宜。

2 用拇指指腹推壓法推壓輸尿管反射區50次。

3 用拇指指腹推壓法推壓肺和支氣管反射區50次。

4 依次用食指扣拳法頂壓脾、肝反射區各50次。

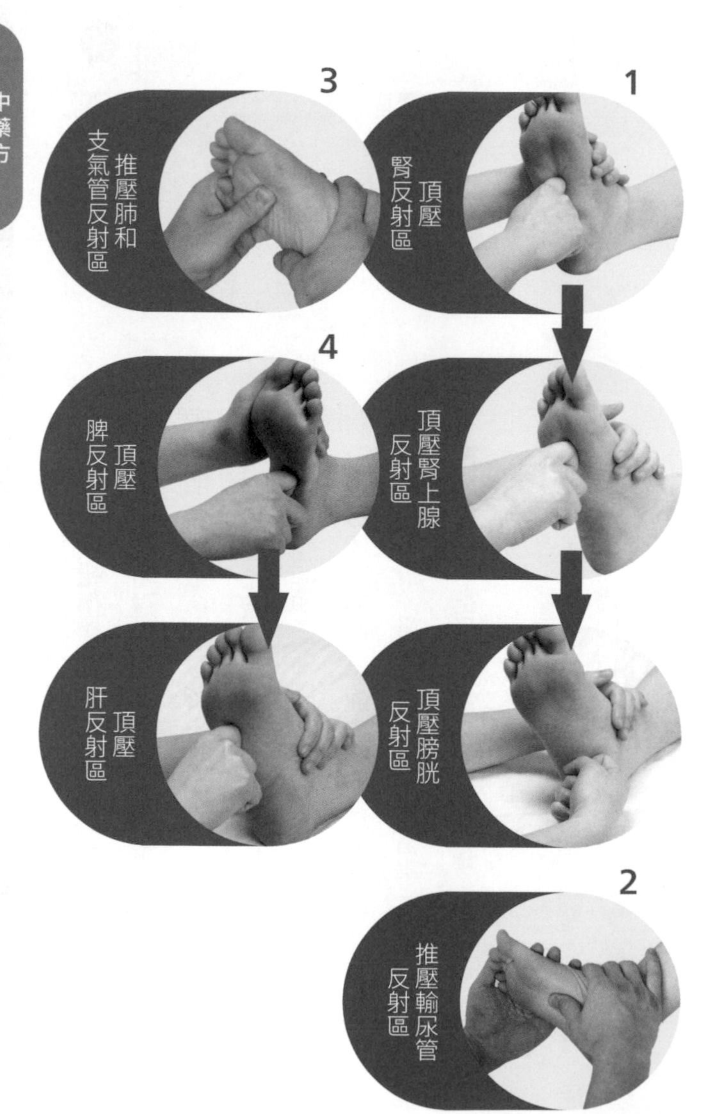

中藥方

藥方一	材料	威靈仙500克，生甘草、松樹針各60克。
	用法	上藥加清水一千五百毫升，水煎洗足。每日1～2次。主要治療骨性關節炎、踝關節扭傷等病症。
藥方二	材料	生薑末30克，雞蛋清2個，食鹽少許。
	用法	將上三味攪拌混勻，敷於腫痛處。每日2～3次。主治踝關節扭傷腫脹。

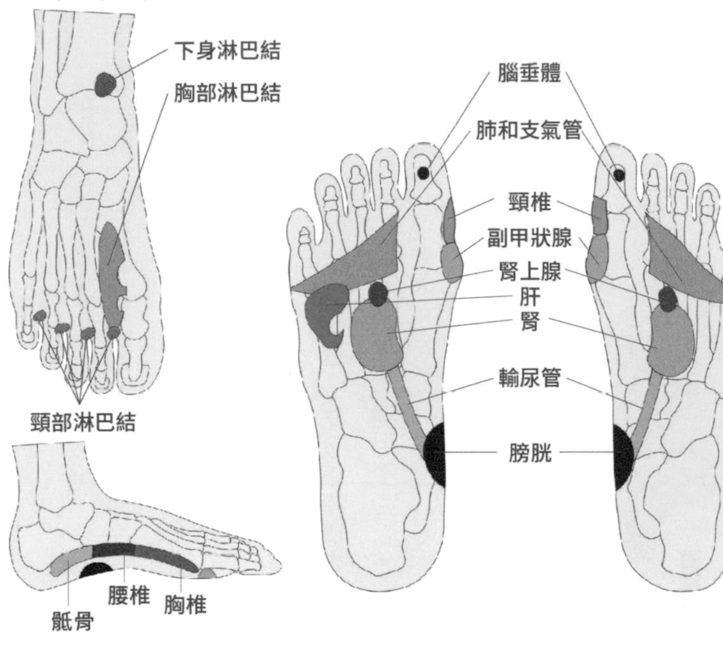

類風濕關節炎

類風濕關節炎是以慢性對稱性多關節炎為主要表現的一種全身性自身免疫性疾病。其關節病變主要累及滑膜組織，常見症狀是早期遊走性關節疼痛、腫脹和功能障礙，晚期可引起關節的強直、畸形和功能喪失，最終導致殘廢。

患者以20～45歲的青壯年為多，女性為男性的三倍，兒童和老年人少見。本病的病程大多遷延多年，在進程中可有多次緩解和復發交替，有時緩解期可持續很長時間。

類風濕關節炎屬於中醫學「頑痺」、「曆節病」、「白虎曆節」、「痛風」、「尪痺」等範疇。足部按摩療法是治療類風濕關節炎常用的輔助方法，長期堅持運用，並結合藥物治療和功能鍛煉，可防止病情加重。足部按摩可調整機體的免疫功能，改善患部血液循環，消除局部炎症，從而減輕症狀。

一按摩方法一 每次按摩30〜40分鐘，每日1次，10〜15天為一個療程。

1 依次用食指扣拳法頂壓腦垂體、腎、肝、腎上腺、膀胱、副甲狀腺反射區各50次，按摩力度以局部感覺脹痛為宜。

2 用拇指指腹推壓法推壓輸尿管反射區50次。

3 用拇指指腹推壓法推壓肺和支氣管反射區50次。

4 向足跟方向依序用拇指指腹推壓法推壓頸椎、胸椎、腰椎、骶骨反射區各30次。

5 用食指扣拳法頂壓頸部淋巴結、胸部淋巴結、下身淋巴結反射區各50次。

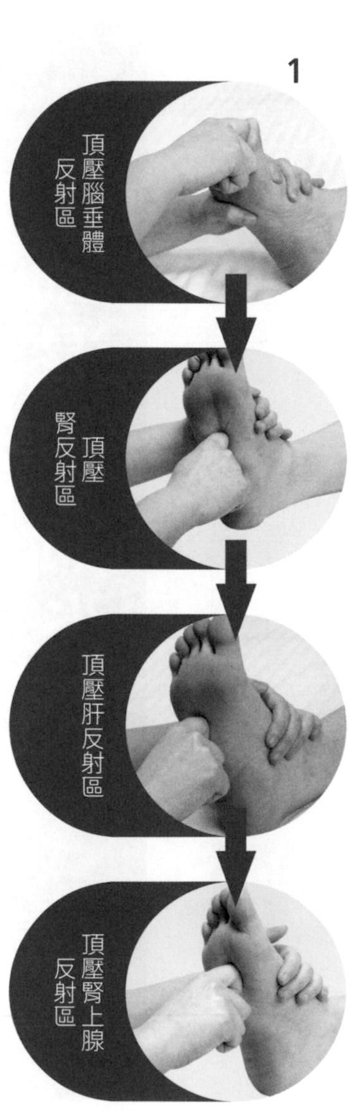

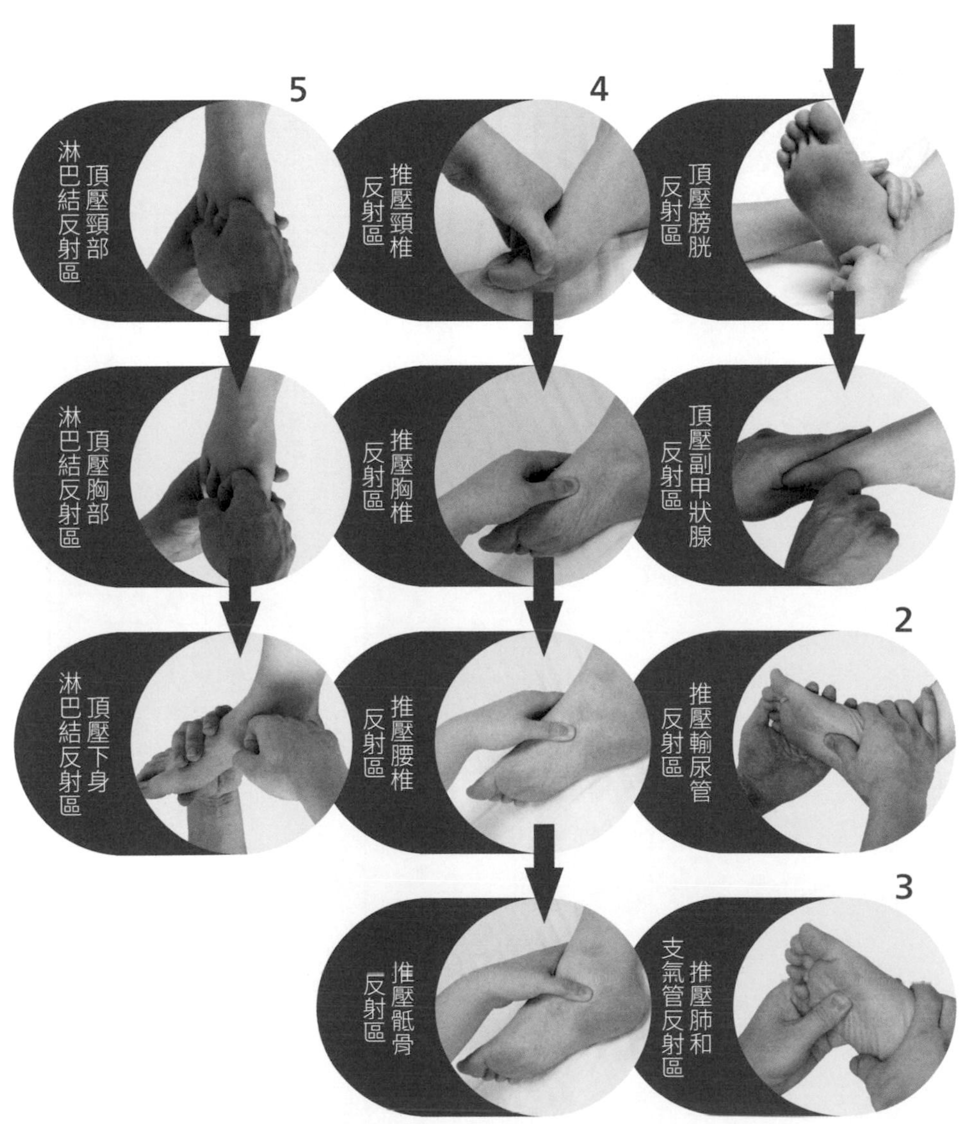
頂壓膀胱反射區
頂壓副甲狀腺反射區
2
推壓輸尿管反射區
3
推壓肺和支氣管反射區
4
推壓頸椎反射區
推壓胸椎反射區
推壓腰椎反射區
推壓骶骨反射區
5
頂壓頸部淋巴結反射區
頂壓胸部淋巴結反射區
頂壓下身淋巴結反射區

中藥方

藥方一	材料	蒼朮、桑葉、松葉、艾葉各適量。
	用法	煎湯洗患處。用於類風濕關節炎。
藥方二	材料	馬錢子、乳香、甘草各9克，麻黃2克，透骨草30克，細辛10克。
	用法	上藥研粉，裝瓶備用。臨用時將藥粉用香油調成糊狀，敷於患處，然後用紗布覆蓋。每次敷藥約24小時，3次為1個療程。用於類風濕關節炎。
藥方三	材料	生川烏、生草烏、蒼朮、乳香、沒藥、赤芍各15克，細辛、桑寄生各10克，皂角刺20克。
	用法	行痺加防風、羌活、獨活；痛痺加麻黃、附子；著痺加當歸、川芎、木通。水煎，藥溫35～40℃，薰蒸及按摩患處，每次30～60分鐘，每2日1次，5次為1個療程。用於類風濕關節炎。

骨質疏鬆症

骨質疏鬆症是老年人較常見的一種代謝性骨病。骨質疏鬆症有的沒有任何症狀，因四肢某部骨折或脊椎壓縮性骨折而突然發病；有的則以腰背持續性鈍痛或劇烈疼痛為特點，背舉重物時加重，限制活動可減輕症狀。身長變短是一個早期的特徵，患者常有駝背、上腹部出現橫帶狀角化皮膚、消瘦及食欲減退等現象。X光片可見骨密度普遍降低的骨質疏鬆表現。

60歲以上的男性發病率約為10％，女性則是男性的3～5倍，即40％左右，本病是女性腰背疼痛的重要原因，是股骨、頸骨骨折的主要原因，對老年人的健康長壽威脅很大。性激素水準低下是導致骨質疏鬆症的主要原因。

中醫學認為，骨質疏鬆是肝腎不足的表現之一，所以足部按摩從補益肝腎著手，是防治老年骨質疏鬆

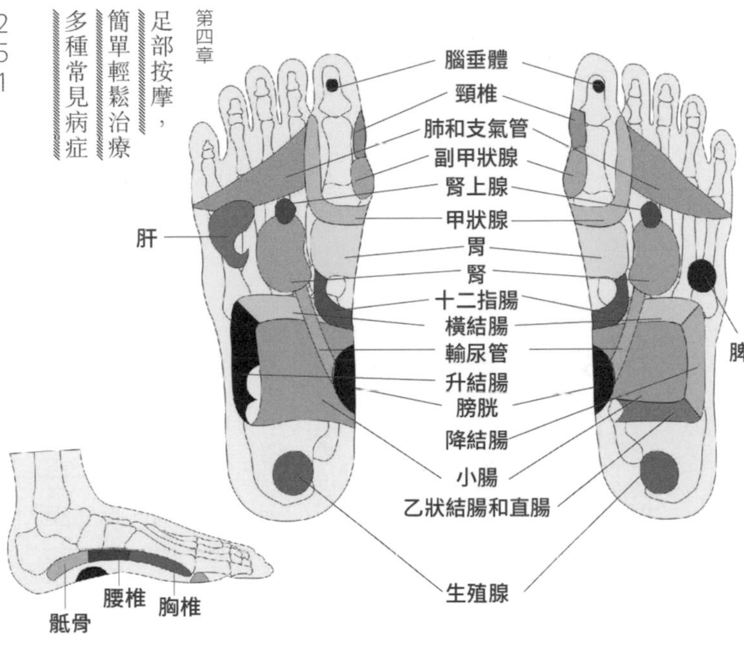

症的常用方法之一。

按摩方法 每次按摩30~40分鐘，每日1次，10~15天為一個療程。

1 依次用食指扣拳法頂壓腎、腎上腺、生殖腺、膀胱反射區各50次，以局部感覺脹痛為宜。

2 用拇指指腹推壓法推壓輸尿管反射區50次。

3 用拇指指腹推壓法推壓肺和支氣管反射區50次。

4 用食指扣拳法頂壓副甲狀腺、腦垂體、肝、脾、胃、十二指腸反射區各50次。

5 從足趾向足跟方向用拇指指腹推壓法推壓小腸反射區50次，從足跟向足趾方向推壓升結腸反射區50次，從足外側向足內側推壓橫結腸反射區50次，從足趾向足跟方向推壓降結腸反射區50次，從足外側向足內側推壓乙狀結腸和直腸反射區50次。

6 用拇指指腹推壓法推壓甲狀腺反射區50次。

7 向足跟方向依序用拇指指腹推壓法推壓頸椎、胸椎、腰椎、骶骨反射區各30次。

中藥方

藥方一	
材料	制附子、仙茅、菟絲子、桑寄生、肉蓯蓉、山茱萸、懷山藥各15克，熟地黃、枸杞子、茯苓各30克。
用法	上藥加清水500毫升，水煎洗足。每日1~2次。主治骨質疏鬆症。

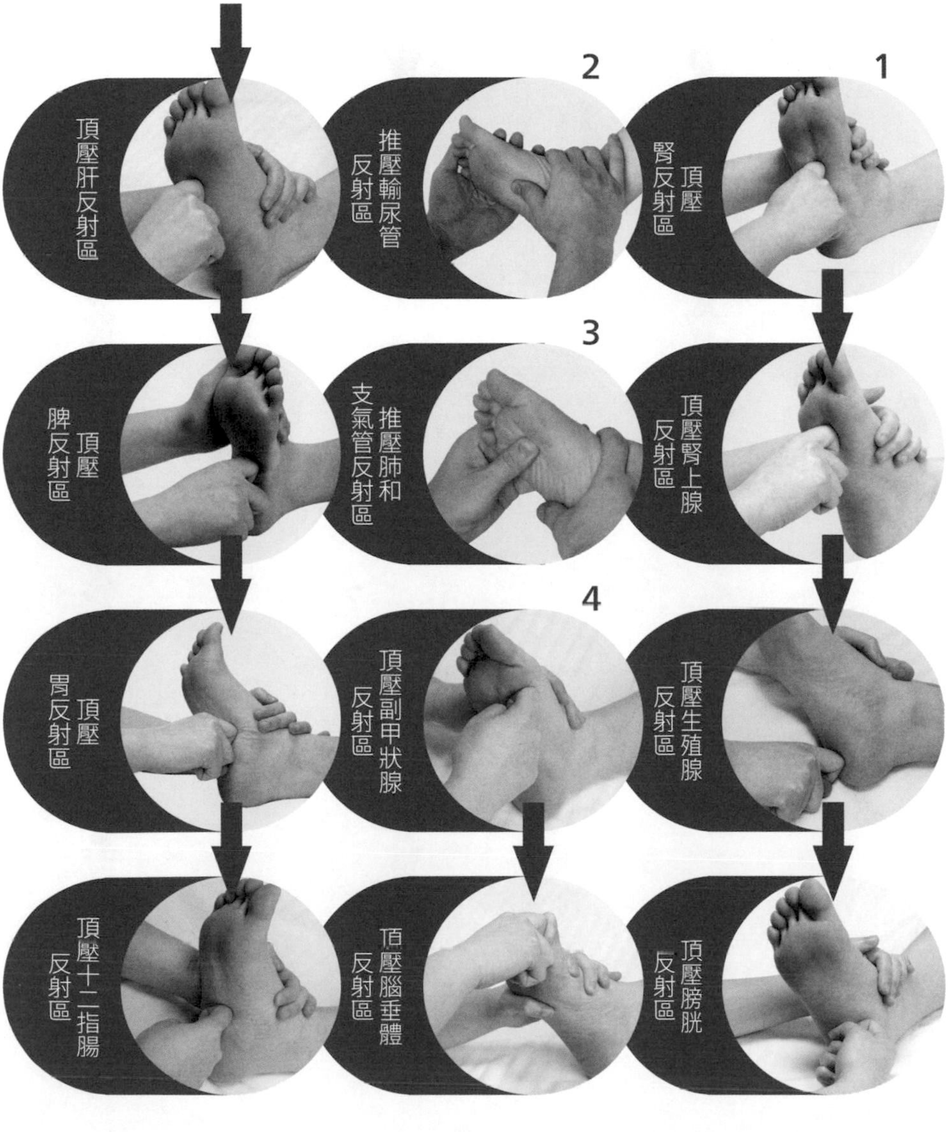

1

頂壓腎反射區

頂壓腎上腺反射區

頂壓生殖腺反射區

頂壓膀胱反射區

2

推壓輸尿管反射區

3

推壓肺和支氣管反射區

4

頂壓副甲狀腺反射區

頂壓腦垂體反射區

頂壓肝反射區

頂壓脾反射區

頂壓胃反射區

頂壓十二指腸反射區

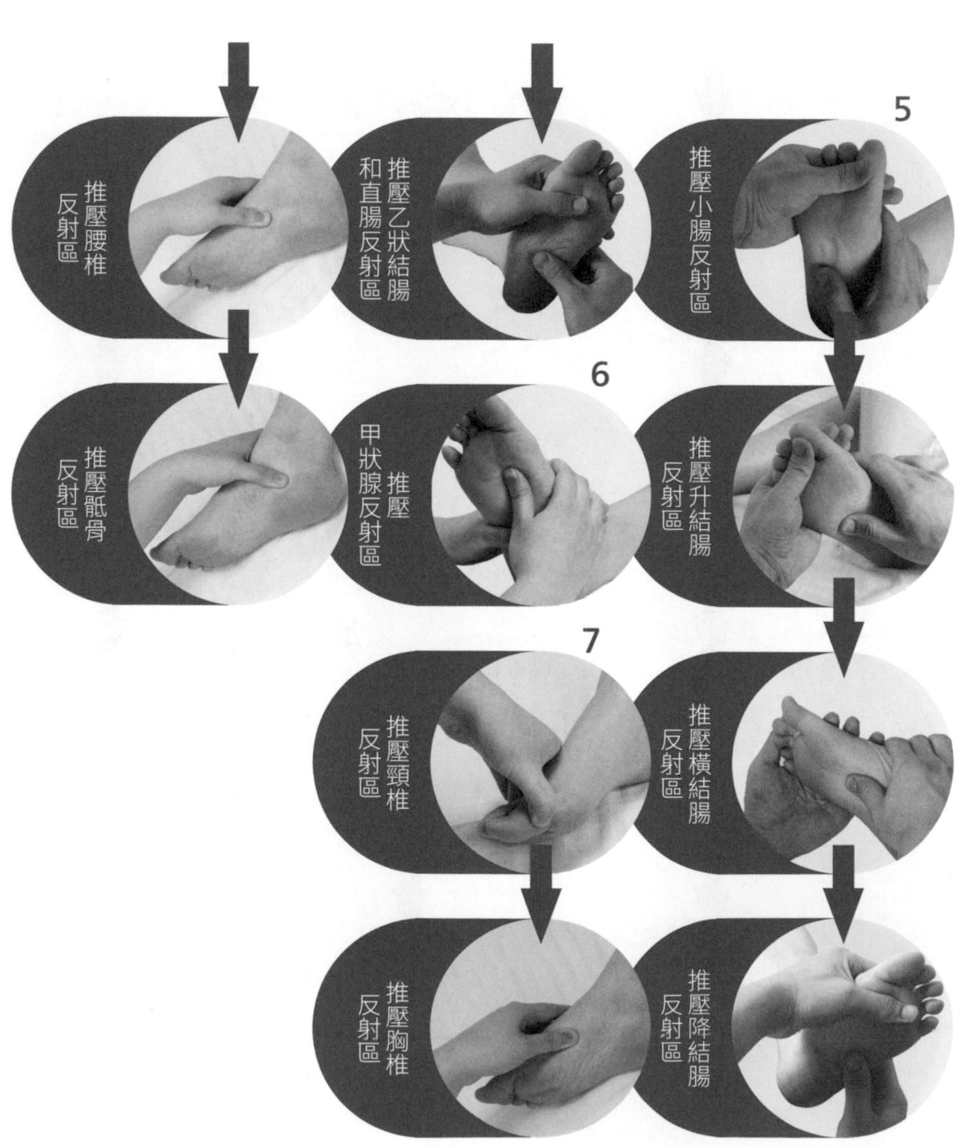

推壓腰椎反射區
推壓乙狀結腸和直腸反射區
5
推壓小腸反射區
推壓骶骨反射區
6
推壓甲狀腺反射區
推壓升結腸反射區
7
推壓頸椎反射區
推壓橫結腸反射區
推壓胸椎反射區
推壓降結腸反射區

三　皮膚科

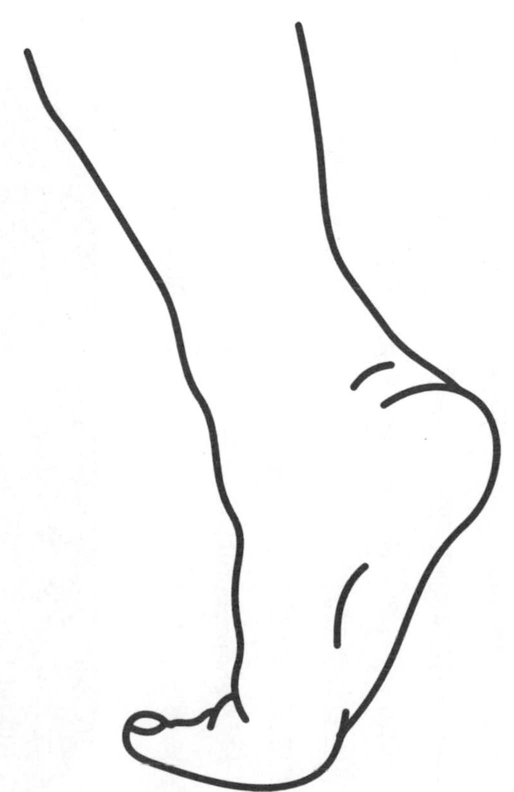

痤瘡

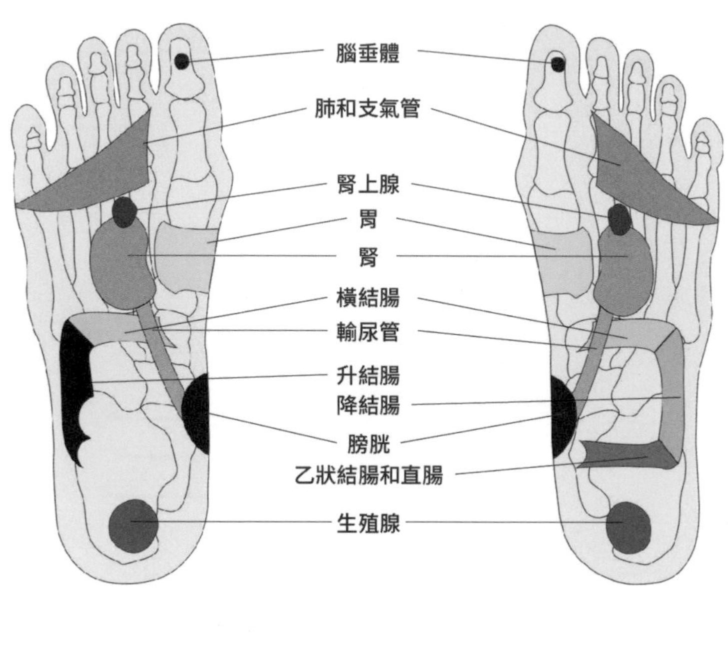

痤瘡，俗稱「粉刺」，是青春發育期的毛囊皮脂腺的慢性炎症性疾病。本病好發於青年，男多於女，好發於顏面部及胸背上部等皮脂腺發達部位，病變初期為散在毛囊性丘疹，頂端有粉刺，若將粉刺擠出，可見其下擴大之毛囊口；如合併感染，則為炎性丘疹，發展為膿瘡。較淺的損害吸收後遺留點狀凹陷性瘢痕及色素沉著。損害不斷吸收好轉，又不斷新起發展，遷延數年，一般青春期後多可自癒。

輕症患者，一般不需特別治療。但面部發作嚴重者，如不加以控制，會留下許多瘢痕，影響美觀。中醫學認為，痤瘡主要由於肺胃內熱，上熏額面，血熱瘀滯而成。足部按摩療法能夠清熱瀉肺、調和胃腸，加強排泄功能，排出體內多餘的皮脂及其代謝產物；還能調節內分泌腺的活動，平衡激素水準。

按摩方法　每次按摩30～40分鐘，每日1次，10～15天為一個療程。

1 依次用食指扣拳法頂壓腎、膀胱反射區各50次，按摩力度以局部感覺脹痛為宜。

2 用拇指指腹推壓法推壓輸尿管反射區50次。

3 用拇指指腹推壓法推壓肺和支氣管反射區50次。

4 從足跟向足趾方向用拇指指腹推壓法推壓升結腸反射區50次，從足外側向足內側推壓橫結腸反射區50次，從足趾向足跟方向推壓降結腸反射區50次，從足外側向足內側推壓乙狀結腸和直腸反射區50次，依次進行。

5 用食指扣拳法頂壓胃、腦垂體、腎上腺、生殖腺反射區各50次。

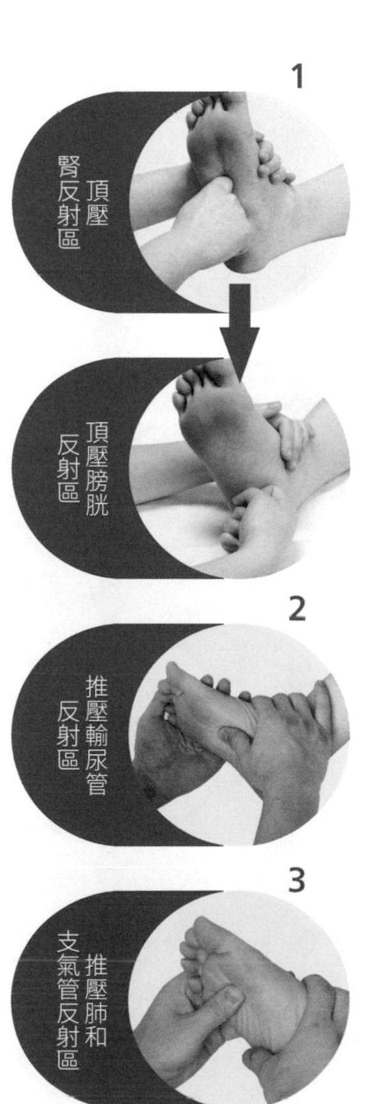

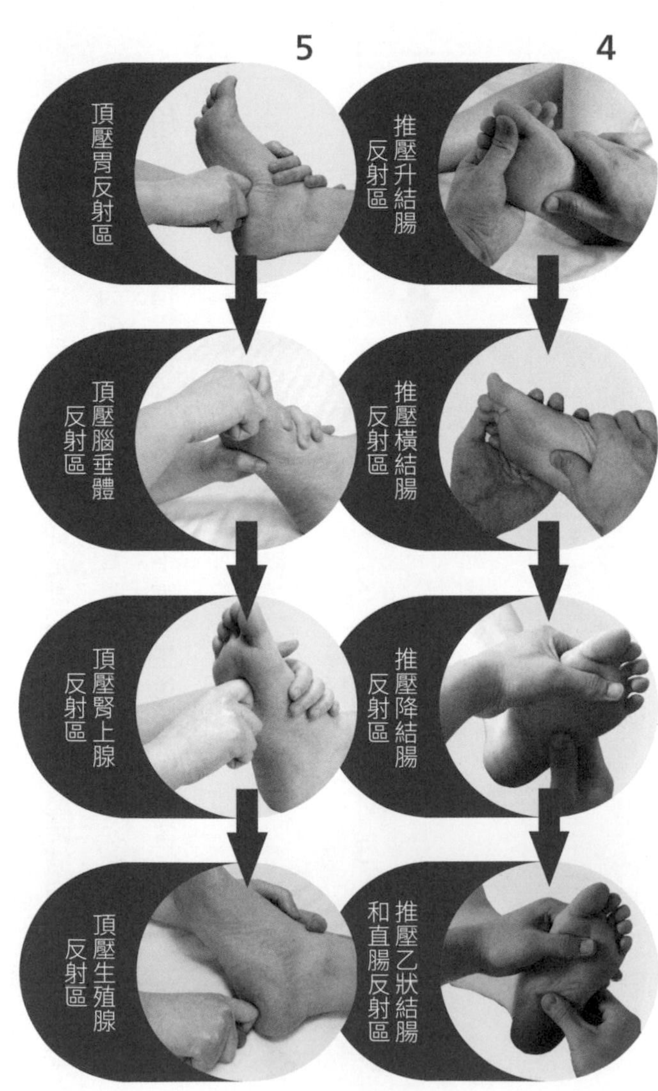
4
推壓升結腸反射區
推壓橫結腸反射區
推壓降結腸反射區
推壓乙狀結腸和直腸反射區
5
頂壓胃反射區
頂壓腦垂體反射區
頂壓腎上腺反射區
頂壓生殖腺反射區

神經性皮炎

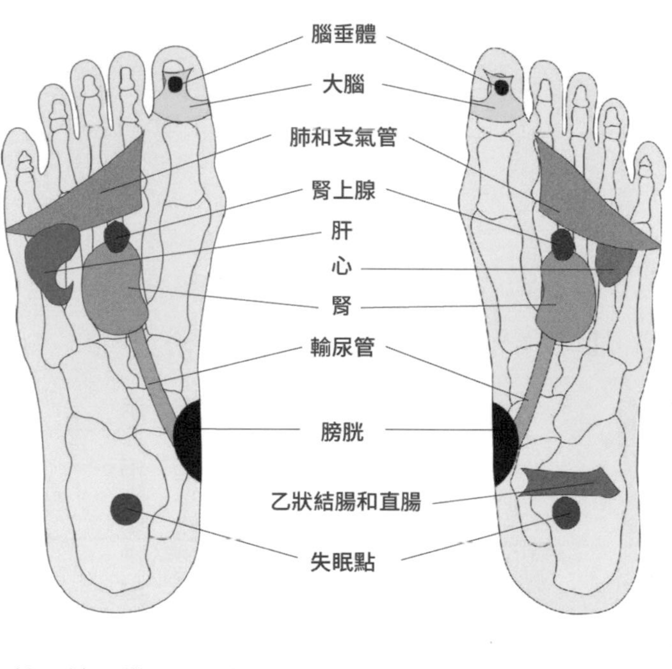

神經性皮炎是一種以皮膚苔蘚樣變和劇烈瘙癢為主要症狀的慢性皮膚病。本病的病因雖還不十分清楚，但與神經因素有明顯的關係。根據臨床觀察，多數患者有頭暈、失眠、煩躁易怒、焦慮不安等神經衰弱的症狀。初起僅局部皮膚瘙癢，反復搔抓後患處漸漸出現扁平丘疹，久而久之局部皮膚漸漸變厚變硬，成為一片境界清楚的斑塊。頑固性瘙癢影響睡眠、工作等，多為局部性，好發於頸項部。本病常多年不癒，治癒後也易復發。

足部按摩療法可以宣肺清熱除濕、疏肝養心安神，從而達到止癢的目的。足部按摩還能調節大腦皮質和神經系統功能活動，而且透過神經——體液調節，使機體適應內外環境改變，維持全身正常的功能狀態。

按摩方法 每次按摩30～40分鐘，每日1次，10～15天為一個療程。

1 依次用食指扣拳法頂壓腎、膀胱反射區各50次，按摩力度以局部感覺脹痛為宜。

2 用拇指指腹推壓法推壓輸尿管反射區50次。

3 用拇指指腹推壓法推壓肺和支氣管反射區50次。

4 用食指扣拳法頂壓大腦、心、肝、腦垂體、腎上腺、失眠點反射區各50次。

5 從足外側向足內側推壓乙狀結腸和直腸反射區50次。

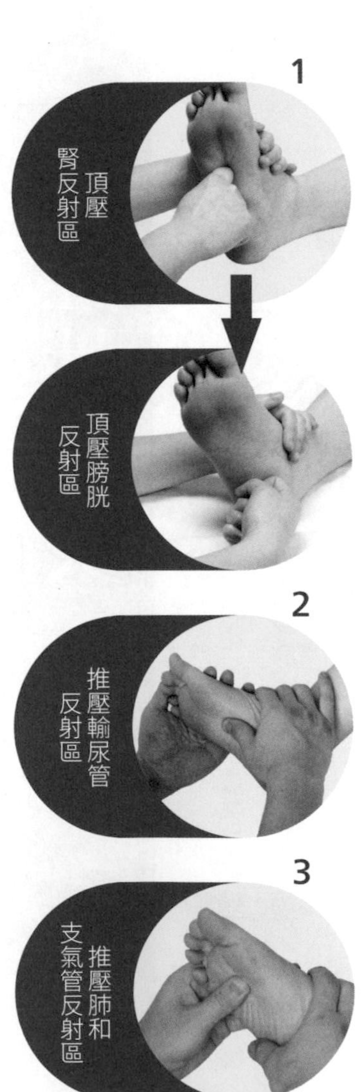

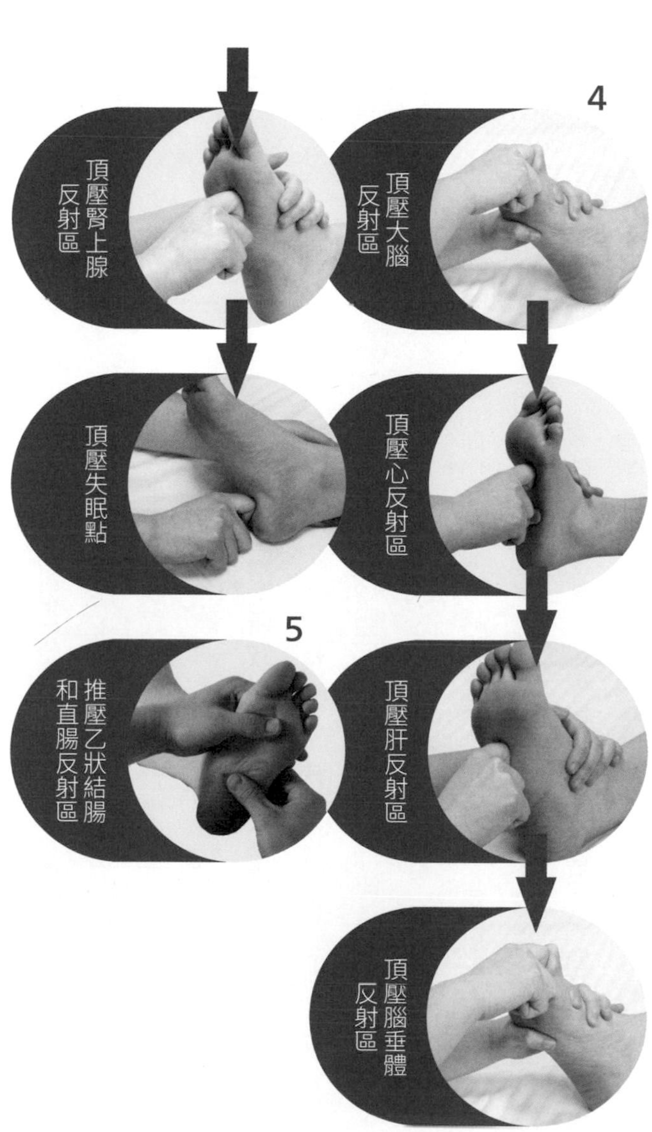
4
頂壓大腦反射區
頂壓心反射區
頂壓肝反射區
頂壓腦垂體反射區
頂壓腎上腺反射區
頂壓失眠點
5
推壓乙狀結腸和直腸反射區

濕疹

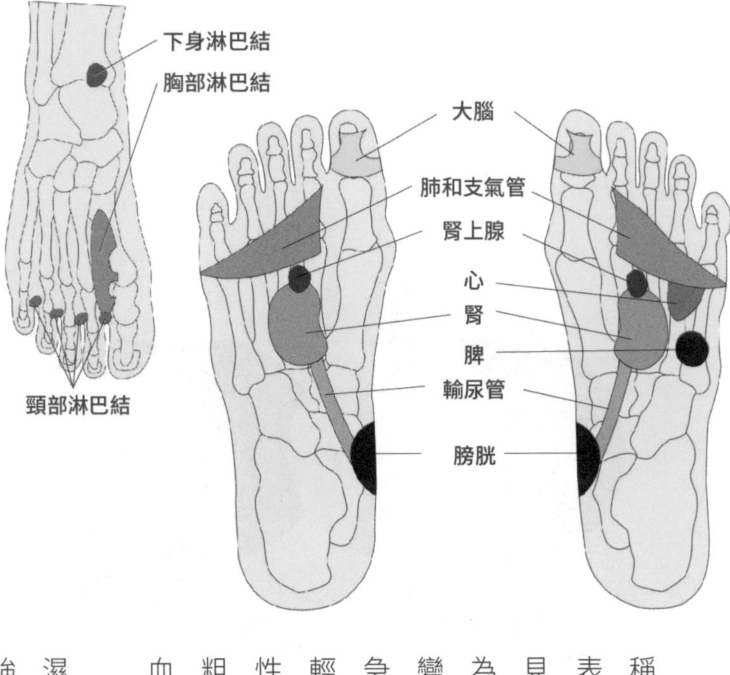

濕疹是一種常見的過敏性、炎症性皮膚病，以對稱性分佈的多形性皮疹和反復發作為特徵。根據臨床表現，一般分為急性、亞急性和慢性三類。急性者可見丘疹、水皰、膿皰、糜爛、滲出、結痂並存。初起為密集的點狀紅斑及粟粒大小的丘疹和丘皰疹，很快變成小水皰，破潰後形成點狀糜爛面。亞急性濕疹為急性濕疹遷延所致，有小丘疹兼少數丘皰疹和水皰，輕度糜爛，癢感較劇烈，病程可經數周而癒或轉為慢性。慢性濕疹由亞急性濕疹轉變而來。患部皮膚增厚、粗糙、苔蘚化，常見色素沉著、抓痕，間有糜爛、滲出、血痂及鱗屑。病程較長，可延至數月至數年之久。

中醫學認為，急性濕疹以濕熱為主，慢性濕疹為濕熱兼有血虛。足部按摩可清熱宣肺、健脾利濕，增強機體的排毒功能，減少有毒物質對皮膚的刺激；還能調節大腦和神經系統功能活動，增強機體的免疫功能。

按摩方法 每次按摩30～40分鐘，每日1次，10～15天為一個療程。

1 依次用食指扣拳法頂壓腎、膀胱反射區各50次，按摩力度以局部感覺脹痛為宜。

2 用拇指指腹推壓法推壓輸尿管反射區50次。

3 用拇指指腹推壓法推壓肺和支氣管反射區50次。

4 用食指扣拳法頂壓脾、大腦、心、腎上腺、頸部淋巴結、胸部淋巴結、下身淋巴結反射區各50次。

1

頂壓腎反射區

頂壓膀胱反射區

2

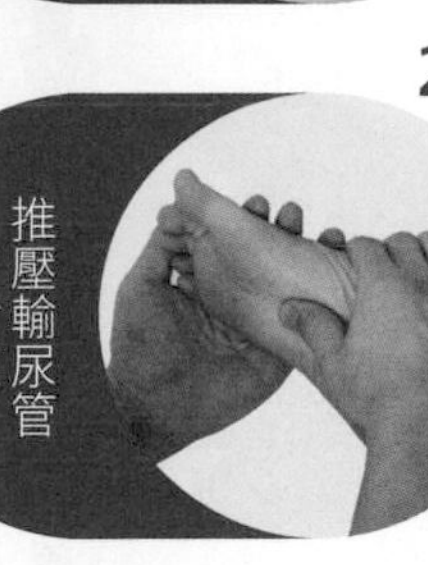

3

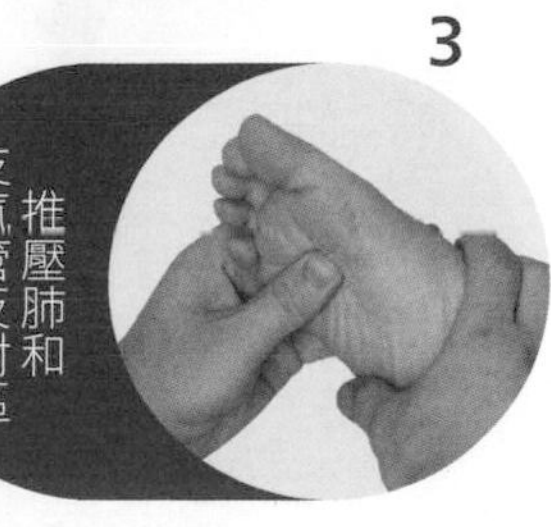

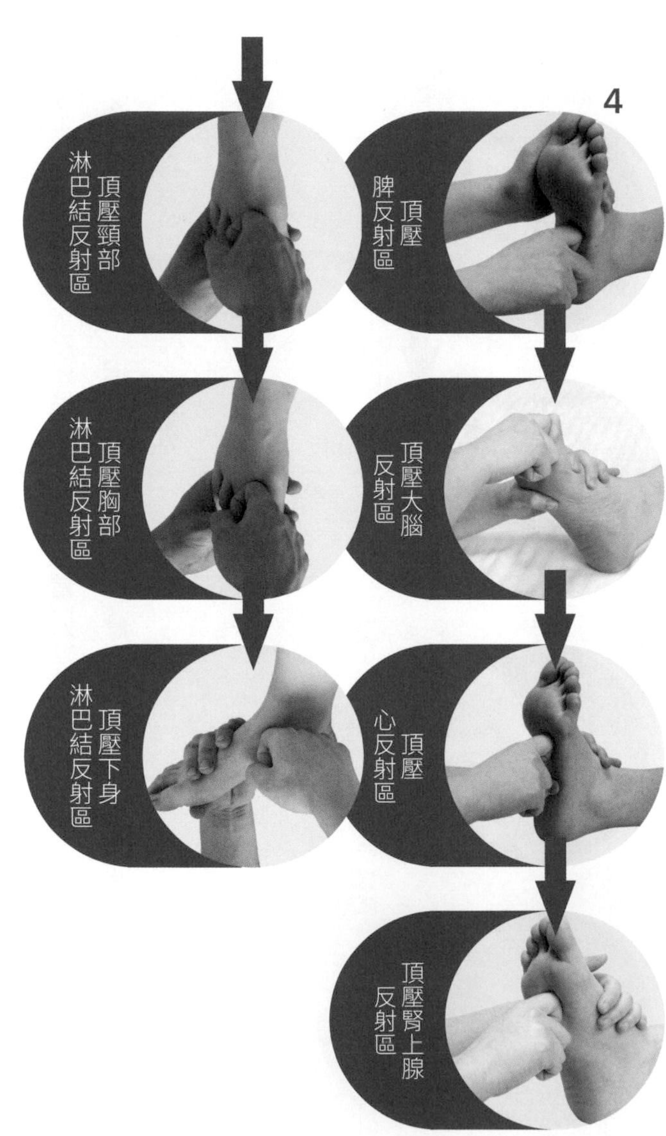
4
頂壓脾反射區
頂壓大腦反射區
頂壓心反射區
頂壓腎上腺反射區
頂壓頸部淋巴結反射區
頂壓胸部淋巴結反射區
頂壓下身淋巴結反射區

銀屑病

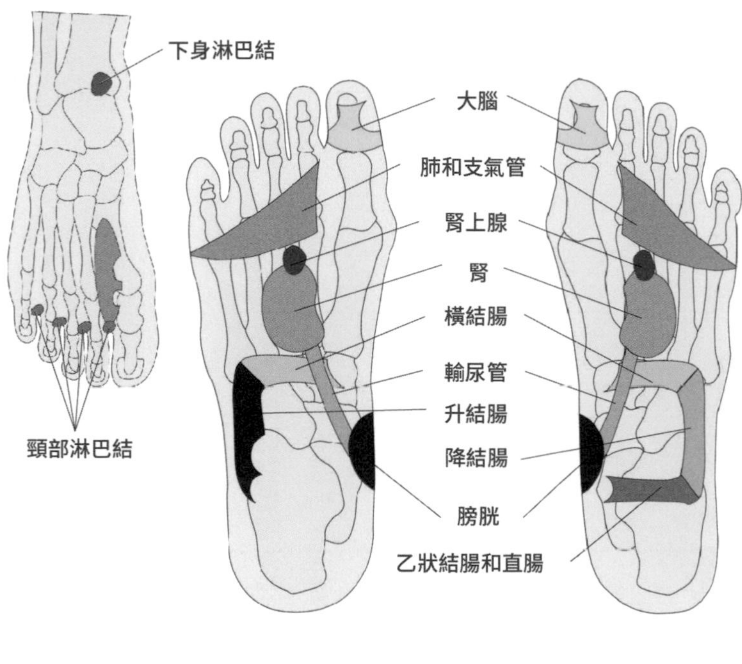

銀屑病又稱「牛皮癬」，是一種原因不明且常見的無傳染性紅斑鱗屑性皮膚病。本病發病率較高，易於復發，病程較長，以青壯年男性多見。一般冬季發病或加劇，夏季自行痊癒或減輕，病程較久則季節性不明顯。臨床上一般將本病分為尋常型和特殊型，這裡主要介紹尋常型銀屑病。尋常型銀屑病多起病急，皮疹為針頭或扁豆大小的炎性丘疹或斑丘疹，呈持續淡紅色，稍久則轉為暗紅，境界明顯，表面似覆鱗屑。以後皮損漸大，形成斑片，鱗屑明顯增多，乾燥而疏鬆，呈多層雲母狀，露出紅色半透明薄膜，剝除此膜可出現小的出血點。

中醫學認為，本病是風熱燥盛、熱傷血絡、肌膚失養所致。足部按摩可以潤肺化燥、清熱排毒；並且能改善內分泌紊亂，促進激素分泌，調節神經系統至正常，從而達到治療目的。

按摩方法 每次按摩30～40分鐘，每日1次，10～15天為一個療程。

1 依次用食指扣拳法頂壓腎、膀胱反射區各50次，按摩力度以局部感覺脹痛為宜。

2 用拇指指腹推壓法推壓輸尿管反射區50次。

3 用拇指指腹推壓法推壓肺和支氣管反射區50次。

4 用食指扣拳法頂壓大腦、腎上腺、頸部淋巴結、下身淋巴結反射區各50次。

5 從足跟向足趾方向用拇指指腹推壓法推壓升結腸反射區50次，從足外側向足內側推壓橫結腸反射區50次，由足趾向足跟方向推壓降結腸反射區50次，從足外側向足內側推壓乙狀結腸和直腸反射區50次，依次進行。

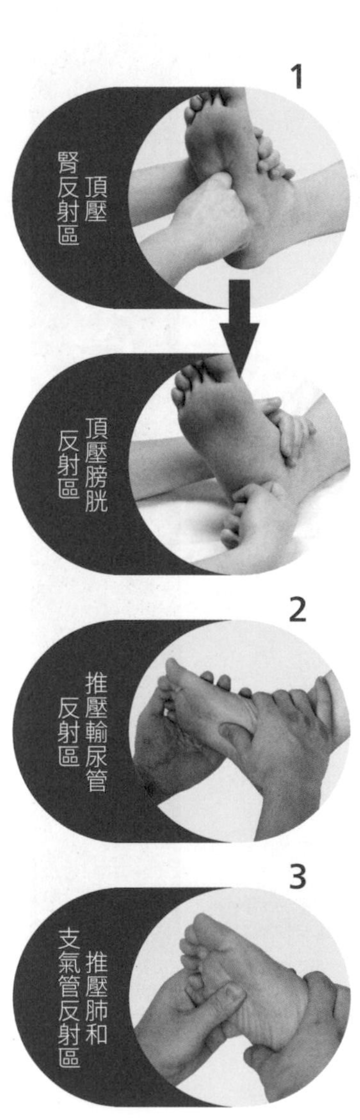

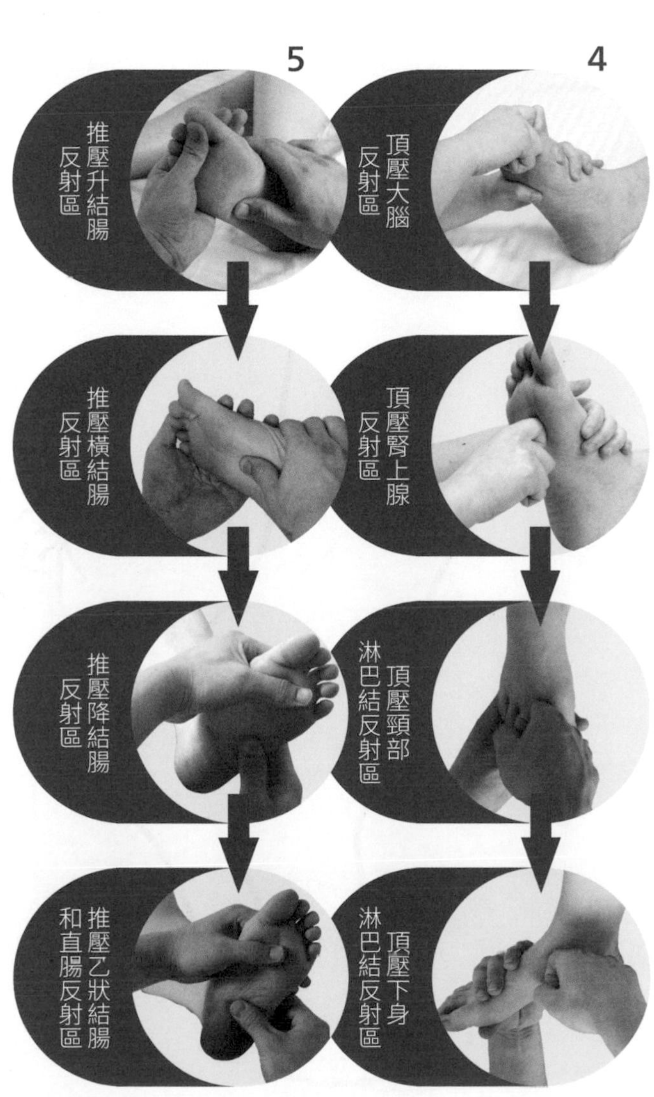
4
頂壓大腦
反射區
頂壓腎上腺
反射區
頂壓頸部
淋巴結反射區
頂壓下身
淋巴結反射區
5
推壓升結腸
反射區
推壓橫結腸
反射區
推壓降結腸
反射區
推壓乙狀結腸
和直腸反射區

四　婦科、男科、兒科

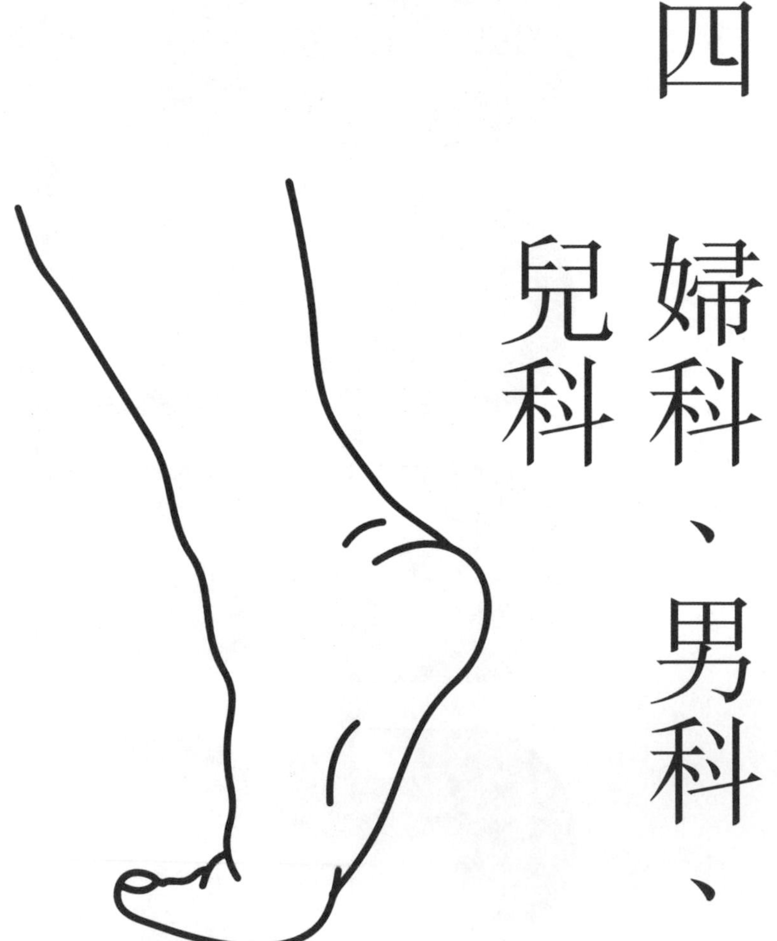

乳腺增生

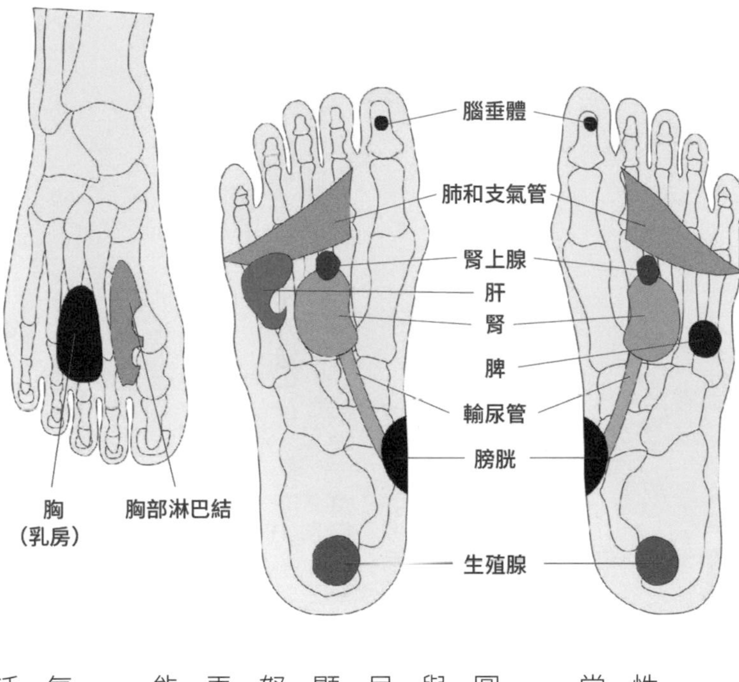

乳腺增生是乳房的一種慢性非炎症性疾病，是女性的多發病之一，發病率為10％左右，城市高於農村，常見於中青年女性。

其臨床表現為在患者的一側或雙側乳房可觸摸到圓形或橢圓形、大小不等的結節腫塊，質韌不堅硬，與皮膚及深部組織無黏連，沒有明顯的邊界，可活動，局部常有隱痛、脹痛或刺痛感，以月經前疼痛較為明顯，月經後減輕為特點；常伴有頭暈、失眠、煩躁易怒、口苦咽乾等症狀。乳腺增生的發病原因尚未完全弄清楚，多與精神因素和內分泌紊亂，特別是卵巢功能失調有關。

中醫學認為，本病多由於肝氣鬱結、沖任失調、氣滯血瘀所致。足部按摩療法以疏肝解鬱、調理沖任、活血化瘀、消腫散結為主。

醫學放大鏡

沖任失調：指沖任二脈調蓄人體臟腑經絡氣血功能失常，引起陰陽失衡或氣機不暢。

按摩方法每次按摩30～40分鐘，每日1次，10～15天為一個療程。

1 依次用食指扣拳法頂壓生殖腺、胸（乳房）、肝、腎、膀胱反射區各50次，按摩力度以局部感覺脹痛為宜。

2 用拇指指腹推壓法推壓輸尿管反射區50次。

3 用拇指指腹推壓法推壓肺和支氣管反射區50次。

4 用食指扣拳法頂壓脾、腦垂體、腎上腺、胸部淋巴結反射區各50次。

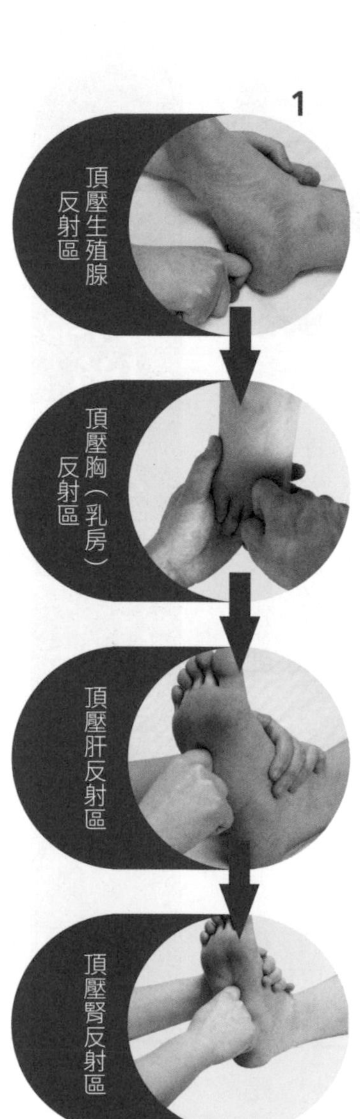

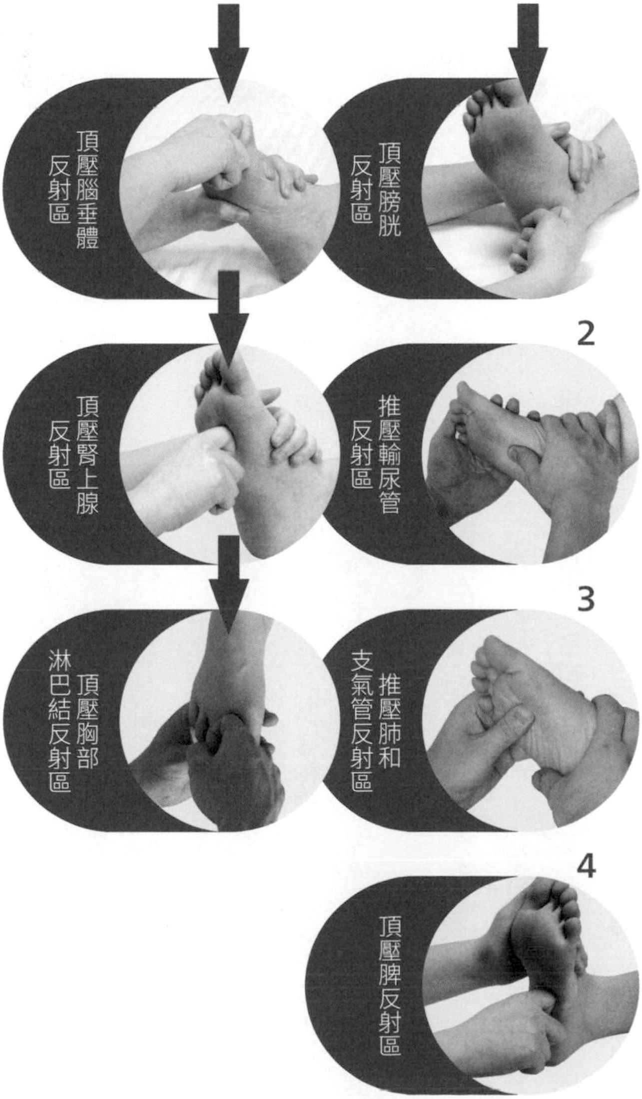

頂壓膀胱反射區

頂壓腦垂體反射區

2

推壓輸尿管反射區

頂壓腎上腺反射區

3

推壓肺和支氣管反射區

頂壓胸部淋巴結反射區

4

頂壓脾反射區

中藥方

藥方一	
材料	露蜂房、山慈菇、黃藥子、夏枯草、膽南星、浙貝母、青皮、香附、紅花、川牛膝各15克。
用法	以上藥物研末後，以醋調和成糊狀，貼於湧泉。

月經不調

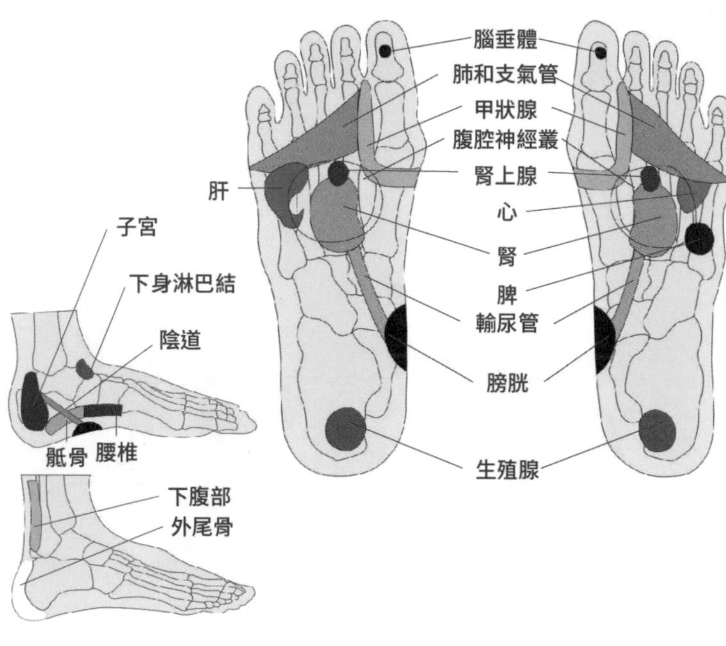

月經不調主要是由於七情所傷或外感六淫之邪，加之先天腎氣不足，使腎、肝、脾功能失常，引起大腦皮質、下丘腦、腦垂體、子宮分泌功能紊亂，造成雌激素、孕激素的平衡失調，氣血運行紊亂所致。

常見的月經不調有閉經、痛經、功能失調性子宮出血等。閉經可分為原發性閉經和繼發性閉經兩種。凡年滿18周歲而月經尚未來潮的女性，稱為原發性閉經；月經初潮後，任何時候停經超過三個月者稱為繼發性閉經。痛經指月經來潮前數天或數小時，常在下腹部和腰骶部發生陣發性絞痛。

功能失調性子宮出血，中醫學稱為「崩漏」，主要表現為各種不規則子宮出血，經過專業的全面檢查排除其他疾病後，即可確診。

足部按摩法治療月經不調，重在調經。透過加強肝臟的疏泄功能，脾臟的統血功能，腎臟的溫煦功能，協調沖任，而使月經週期恢復正常。

按摩方法 每次按摩30～40分鐘，每日1次，10～15天為一個療程。

1 依次用食指扣拳法頂壓腎、肝、脾、腎上腺、膀胱反射區各50次，以局部感覺脹痛為宜。

2 用拇指指腹推壓法推壓輸尿管反射區50次。

3 用拇指指腹推壓法推壓肺和支氣管反射區50次。

4 用拇指指腹推壓法推壓甲狀腺、下腹部反射區各50次。

5 用食指扣拳法頂壓下身淋巴結反射區50次。

6 用食指扣拳法頂壓腦垂體、心、生殖腺、子宮、腹腔神經叢、外尾骨反射區各50次。

7 用拇指指腹推壓法推壓腰椎、骶骨、陰道反射區各50次。

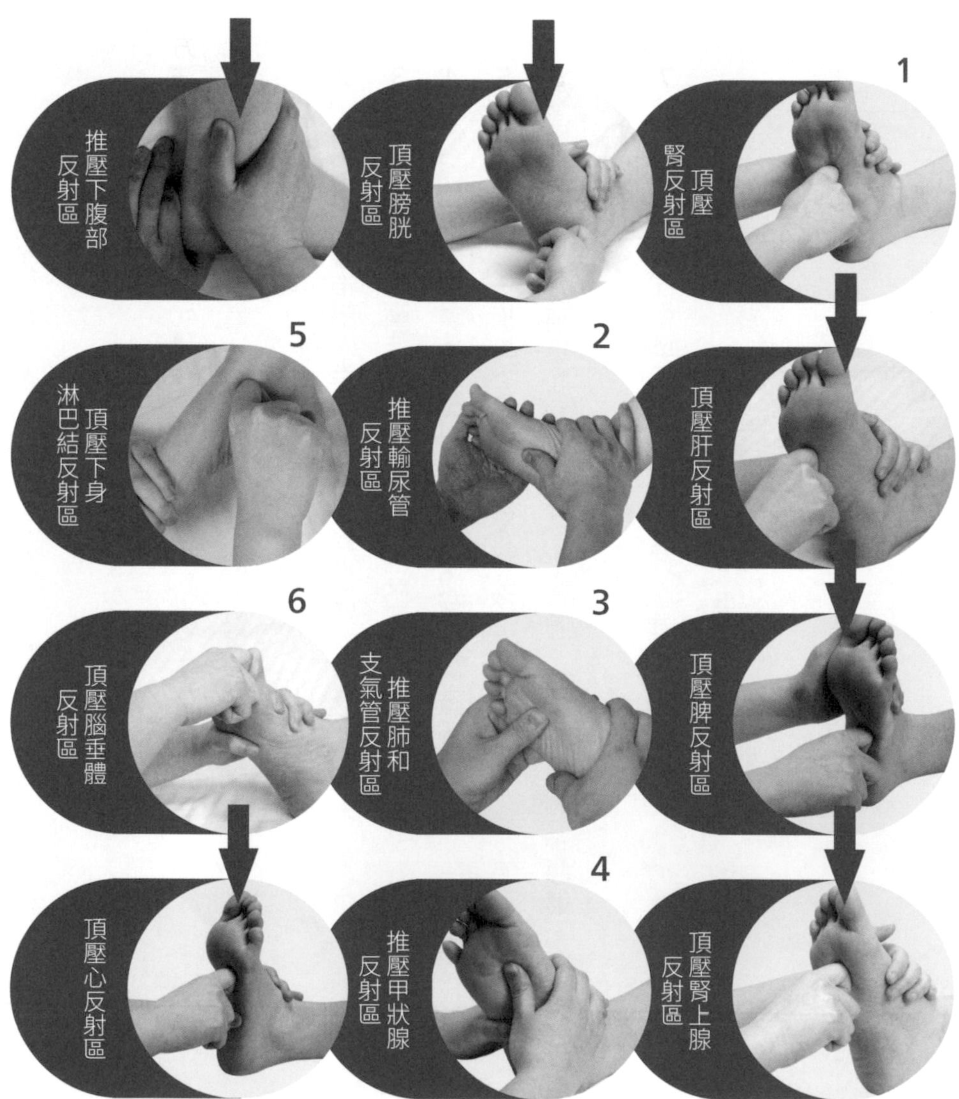
1
頂壓腎反射區
頂壓肝反射區
頂壓脾反射區
頂壓腎上腺反射區
4
推壓甲狀腺反射區
3
推壓肺和支氣管反射區
2
推壓輸尿管反射區
頂壓膀胱反射區
推壓下腹部反射區
5
頂壓下身淋巴結反射區
6
頂壓腦垂體反射區
頂壓心反射區

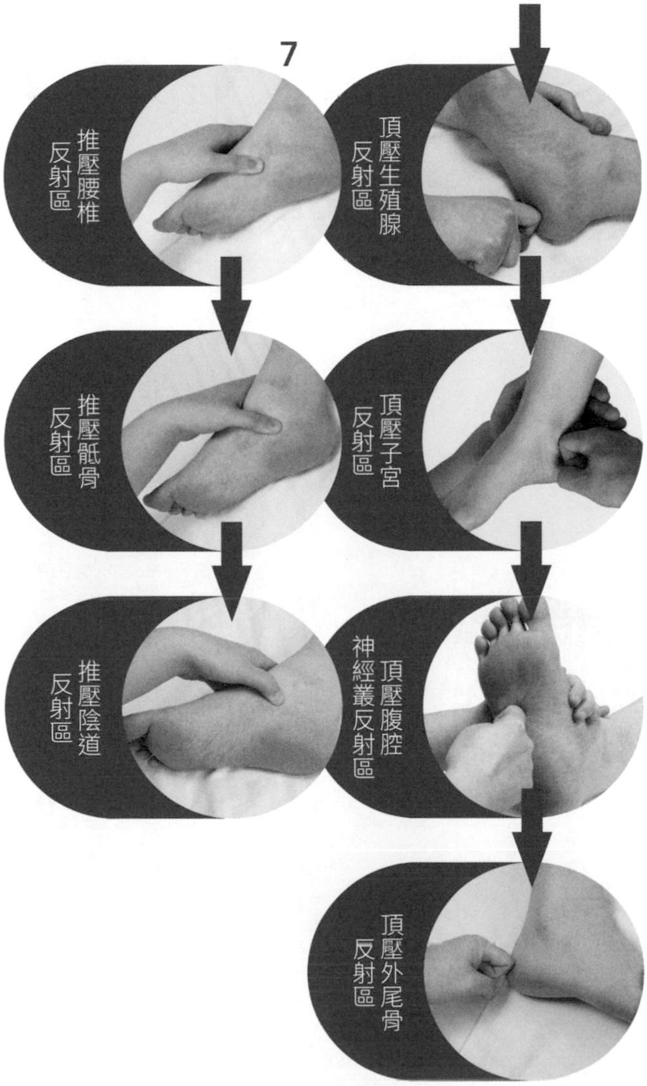

7

頂壓生殖腺反射區

頂壓子宮反射區

頂壓腹腔神經叢反射區

頂壓外尾骨反射區

推壓腰椎反射區

推壓骶骨反射區

推壓陰道反射區

中藥方

藥方一	材料	益母草、香附、乳香、沒藥、夏枯草各20克。
	用法	加水適量，煎成藥液，去渣取液，溫洗雙足。每日1次，每次15分鐘。具有活血化瘀、調經止痛的作用。
藥方二	材料	乾薑、紅糖各30克，艾葉10克。
	用法	將乾薑、艾葉洗淨，曬乾後切碎。同放入砂鍋，加水煎煮20分鐘，用潔淨紗布過濾、去渣，加紅糖，用小火煨煮溶化即成。早、晚2次分服。

白帶增多

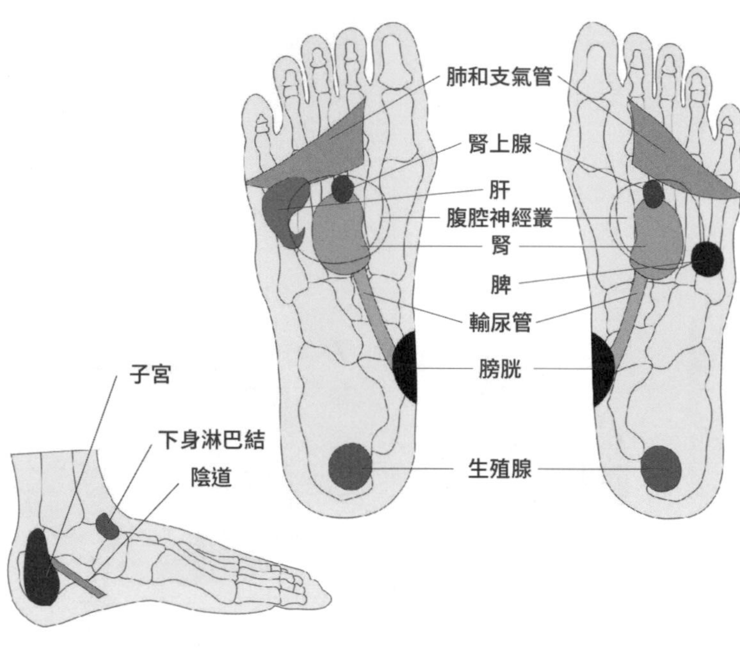

白帶是指婦女陰道流出的一種黏稠液體，如涕如唾，綿綿不斷。女子在發育成熟期，或經期前後，或妊娠初期，白帶可相應地增多。如白帶明顯增多，色、質、味異常，或伴有全身、局部症狀，即為白帶增多症。中醫學稱為「帶下病」，主要是由於脾虛肝鬱、濕熱下注或腎氣不足、下元虧損所致。

足部按摩療法治療白帶增多症重在清熱消炎、疏肝理氣、補腎健脾、調理沖任，增強機體的抵抗力。

按摩方法 每次按摩30～40分鐘，每日1次，10～15天為一個療程。

1 依次用食指扣拳法頂壓腎、腎上腺、膀胱反射區各50次，按摩力度以局部感覺脹痛為宜。

2 用拇指指腹推壓法推壓輸尿管反射區50次。

3 用拇指指腹推壓法推壓肺和支氣管反射區50次。

4 用食指扣拳法頂壓肝、脾、子宮、陰道、生殖腺、腹腔神經叢、下身淋巴結反射區各50次。

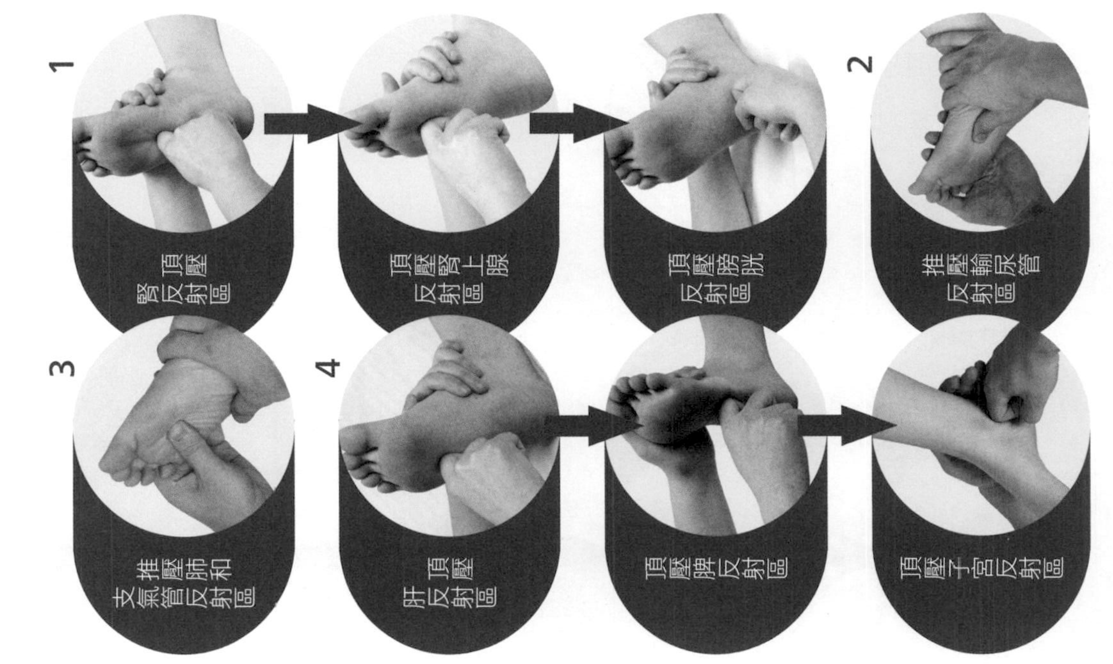

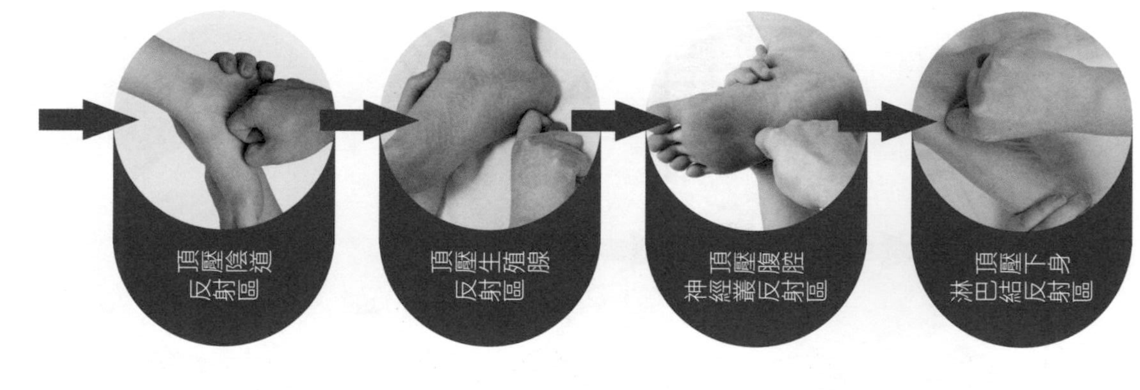

中藥方

藥方一	材料	懷山藥、木槿花、白雞冠花、馬齒莧各30克，虎杖15克。
	用法	以上藥物研末後，以醋調和成糊狀，貼於湧泉和臍部，用紗布固定，2天換藥1次，10次為1個療程。可以治療帶下病。
藥方二	材料	川黃柏、椿皮、知母、白朮、生甘草、澤瀉、生黃芪片各等份。
	用法	煎水服。治療赤白帶下、膀胱炎及尿路感染。

子宮脱垂

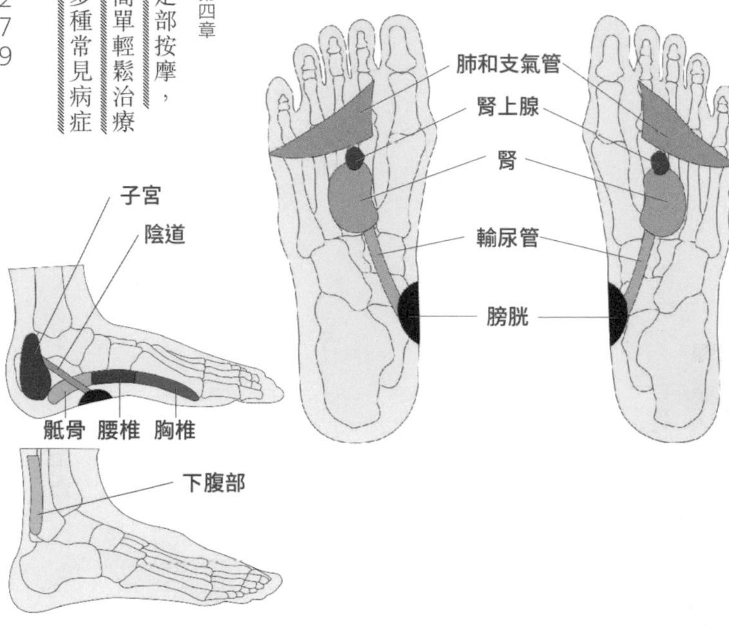

子宮脱垂主要臨床表現有：子宮從陰道脱出，小腹有下墜感，腰酸背痛，大、小便異常，四肢無力，頭暈耳鳴等。臨床根據子宮脱垂的程度，分為三度：子宮頸下垂到坐骨棘水準以下，但不超過陰道口為一度；子宮頸及部分子宮體脱出陰道口外為二度；整個子宮體脱出陰道口外為三度。子宮脱垂多發生於勞動婦女，由多種原因引起，如產傷、盆底組織和子宮韌帶鬆弛、腹壓增加等。中醫學認為，子宮脱垂是由氣虛下陷和腎虛不固導致胞絡損傷，不能提攝子宮所致，稱為「陰挺」。

足部按摩療法具有益氣升提、補腎固脱的作用，能有效地增強鬆弛的子宮韌帶的彈性，因此對子宮脱垂有較好的療效。

按摩方法 按摩30～40分鐘，每日1次，10～15天為一個療程。

1 依次用食指扣拳法頂壓腎、腎上腺、膀胱反射區各50次，按摩力度以局部感覺脹痛為宜。

2 用拇指指腹推壓法推壓輸尿管反射區50次。

3 用拇指指腹推壓法推壓肺和支氣管反射區50次。

4 用拇指指腹推壓法推壓子宮、陰道、下腹部反射區各50次。

5 由足趾向足跟方向用拇指指腹推壓法推壓胸椎、腰椎、骶骨反射區各50次。

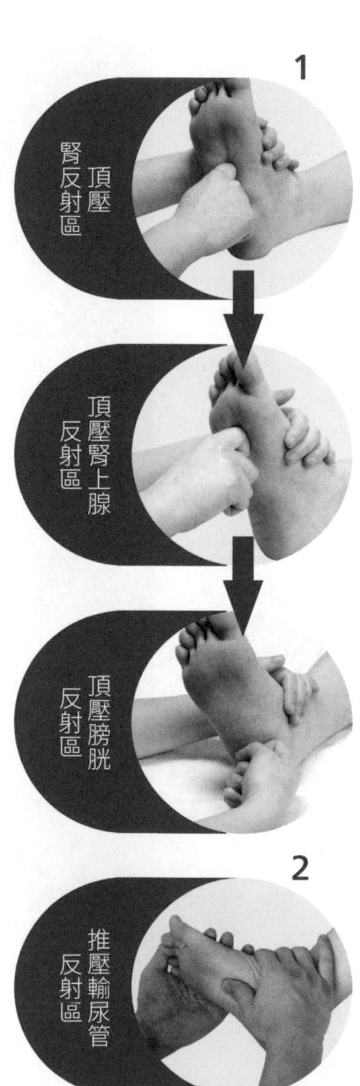

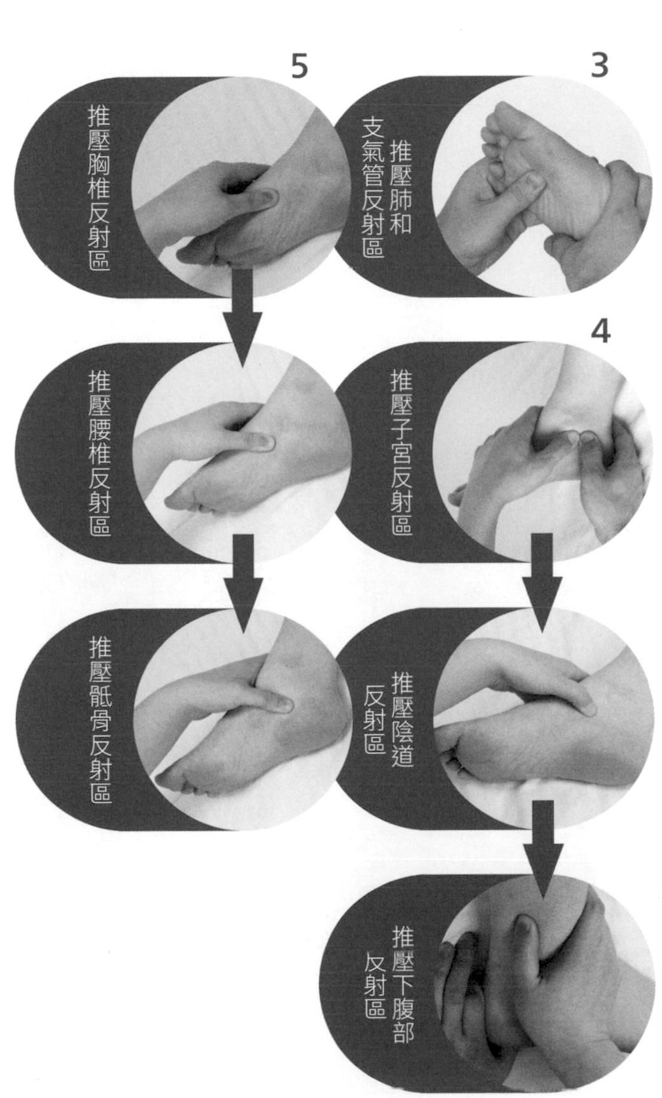
3
推壓肺和
支氣管反射區
4
推壓子宮反射區
推壓陰道
反射區
推壓下腹部
反射區
5
推壓胸椎反射區
推壓腰椎反射區
推壓骶骨反射區

盆腔炎

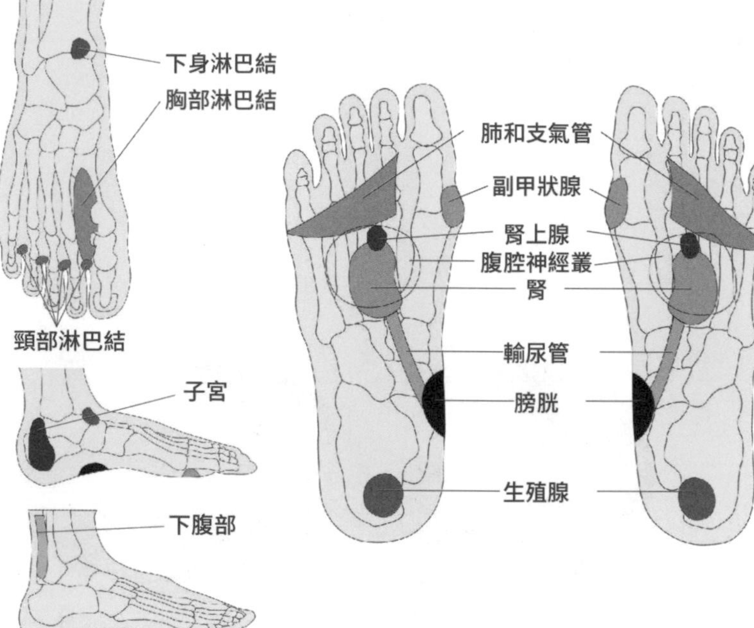

盆腔炎指盆腔內生殖器（包括子宮、輸卵管和卵巢）、盆腔周圍結締組織、盆腔腹膜等發生炎症。炎症可能在幾個部位同時發生，也可能僅局限於某一處，統稱為盆腔炎。現代醫學認為，盆腔炎多由於分娩、流產、宮腔內手術消毒不嚴格，或經期、產後不注意衛生，月經期性交，或盆腔周圍感染，如闌尾炎等導致病原體侵入所致。常見症狀有：長期下腹隱痛、墜脹或腰痛，月經期加重，經期延長，月經過多，白帶增多、呈膿性或有臭味，有時出現尿頻，排尿和大便時脹痛。

中醫學認為，本病是由於外感或內蘊濕熱之邪，侵犯沖任、胞中所致。足部按摩能夠改善盆腔血液循環，調節內分泌功能，排出體內毒素，從而起到清熱解毒、化濕消炎等作用。

按摩方法 每次按摩15～20分鐘，每日2次，5～7天為一個療程。

1 依次用食指扣拳法頂壓腎、腎上腺、膀胱反射區各50次，按摩力度以局部感覺脹痛為宜。

2 用拇指指腹推壓法推壓輸尿管反射區50次。

3 用拇指指腹推壓法推壓肺和支氣管反射區、下腹部反射區各50次。

4 用食指扣拳法頂壓頸部淋巴結、胸部淋巴結、下身淋巴結、副甲狀腺、子宮、腹腔神經叢、生殖腺反射區各50次。

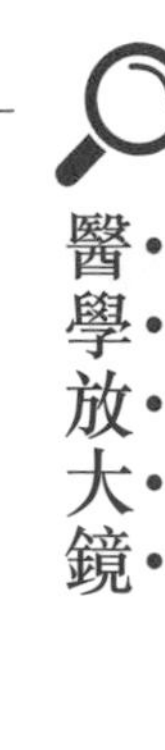

醫學放大鏡

胞中：會陰。

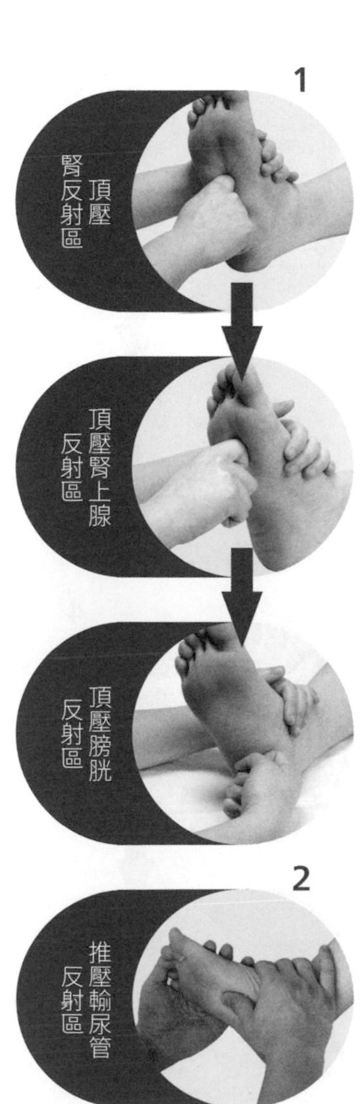

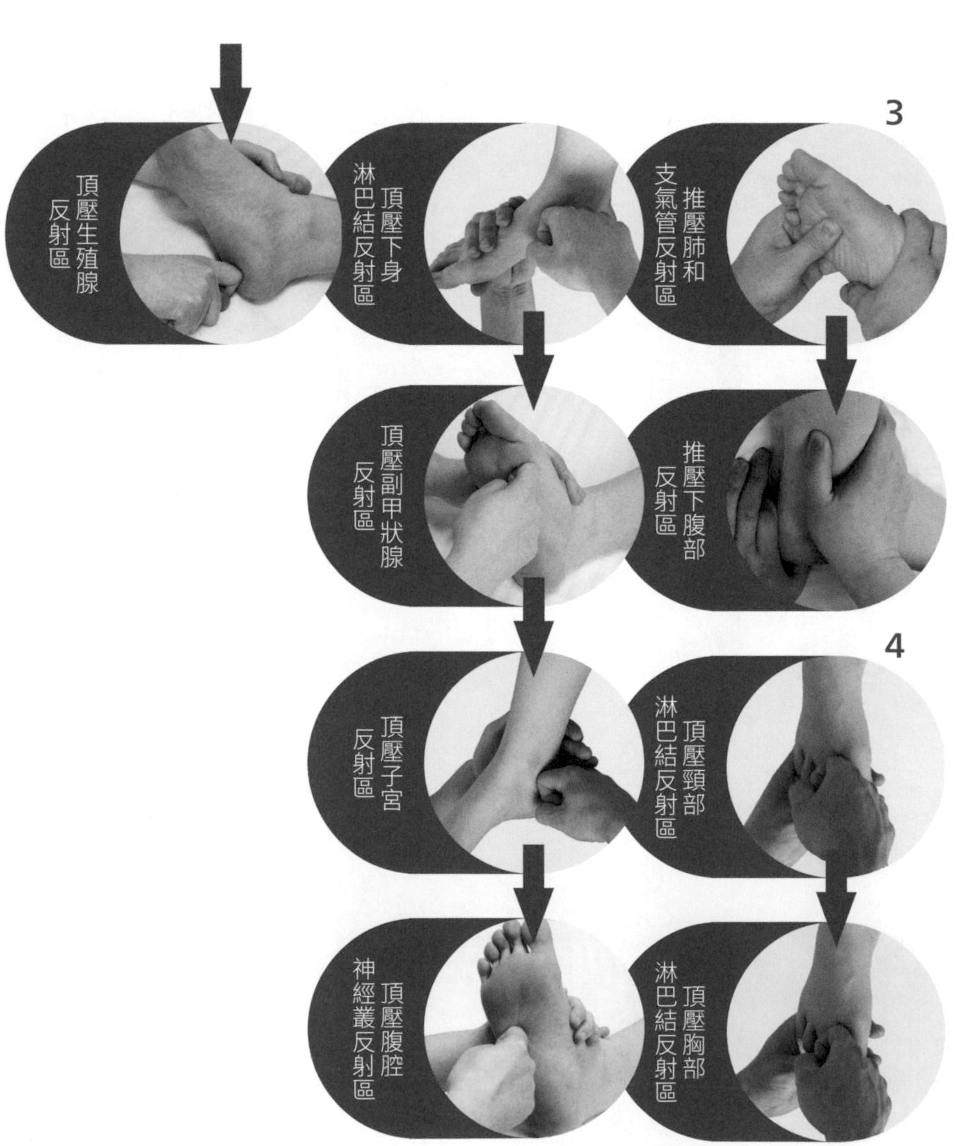
3
推壓肺和支氣管反射區
推壓下腹部反射區
頂壓下身淋巴結反射區
頂壓副甲狀腺反射區
頂壓子宮反射區
頂壓腹腔神經叢反射區
頂壓生殖腺反射區
4
頂壓頸部淋巴結反射區
頂壓胸部淋巴結反射區

更年期症候群

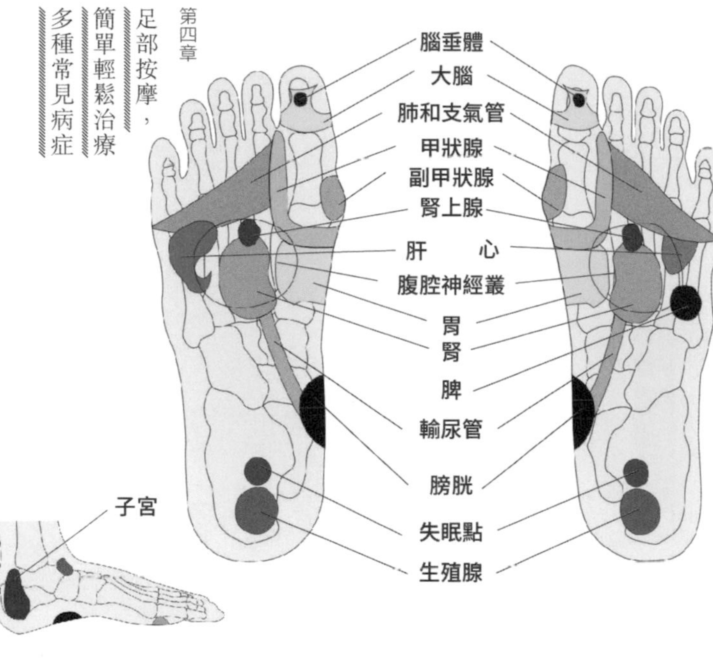

更年期症候群是指男女由成熟期逐漸過渡到老年期而出現的一種綜合症，發病年齡多在45～55歲，本病女性多見，多發生於絕經期前後或絕經期。病因主要與卵巢功能衰退、雌激素水準下降等人體內分泌功能失調有密切關係，其他可能因素有精神因素、性格特異、遺傳等，病程持續2～5年，嚴重者達10年。約30%的婦女在更年期有較明顯的症狀。

女性患者臨床表現為月經不調或月經停止、頭暈、耳鳴、煩躁易怒、失眠，甚至情緒不能自控等。本病在古醫籍中無專章論述，散見於「臟躁」、「百合病」、「老年血崩」等病症中，近來稱為「經斷前後諸證」。

足部按摩療法對更年期症候群有很好的療效。足部按摩能夠調節內分泌系統功能，恢復自主神經的正常功能，從而改善全身和局部症狀。中醫學認為，本病以腎虛為本，足部按摩具有很好的補腎作用。

按摩方法 每次按摩30～40分鐘，每日1次，10～15天為一個療程。

1 依次用食指扣拳法頂壓腎、腎上腺、膀胱反射區各50次，按摩力度以局部感覺脹痛為宜。

2 用拇指指腹推壓法推壓輸尿管反射區50次。

3 用拇指指腹推壓法推壓肺和支氣管反射區50次。

4 用食指扣拳法頂壓大腦、腦垂體、副甲狀腺、生殖腺、子宮、腹腔神經叢反射區各50次。

5 用食指扣拳法頂壓心、肝、脾、胃、失眠點反射區各50次。

6 用拇指指腹推壓法推壓甲狀腺反射區50次。

中藥方

藥方一	材料	生地黃、鉤藤、白芍、女貞子、墨旱蓮各15克，當歸、香附、菊花、黃芩、桑葉、牡丹皮各10克。
	用法	上藥加清水500毫升，水煎洗足。每日1～2次。主治更年期症候群。
藥方二	材料	黃連15克，肉桂5克。
	用法	上兩味藥加清水適量，水煎取汁，待溫浴足。每天1次，每次30分鐘，10天為1個療程。本方具有溝通心腎、清心安神的作用，適用於更年期症候群見心慌心悸、失眠多夢、心煩不寧、手足心出汗等症狀者。

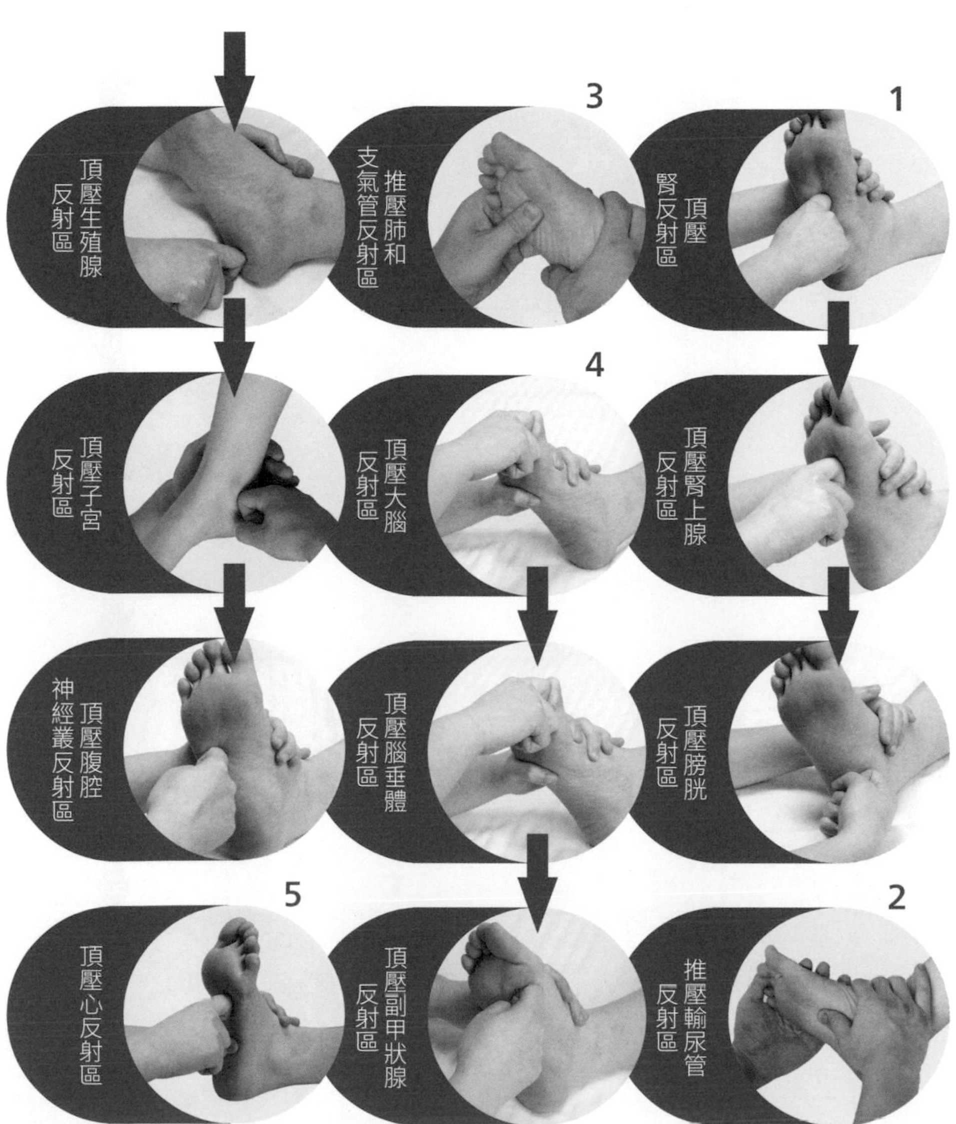
1
頂壓腎反射區
頂壓腎上腺反射區
頂壓膀胱反射區
2
推壓輸尿管反射區
3
推壓肺和支氣管反射區
4
頂壓大腦反射區
頂壓腦垂體反射區
頂壓副甲狀腺反射區
頂壓生殖腺反射區
頂壓子宮反射區
頂壓腹腔神經叢反射區
5
頂壓心反射區

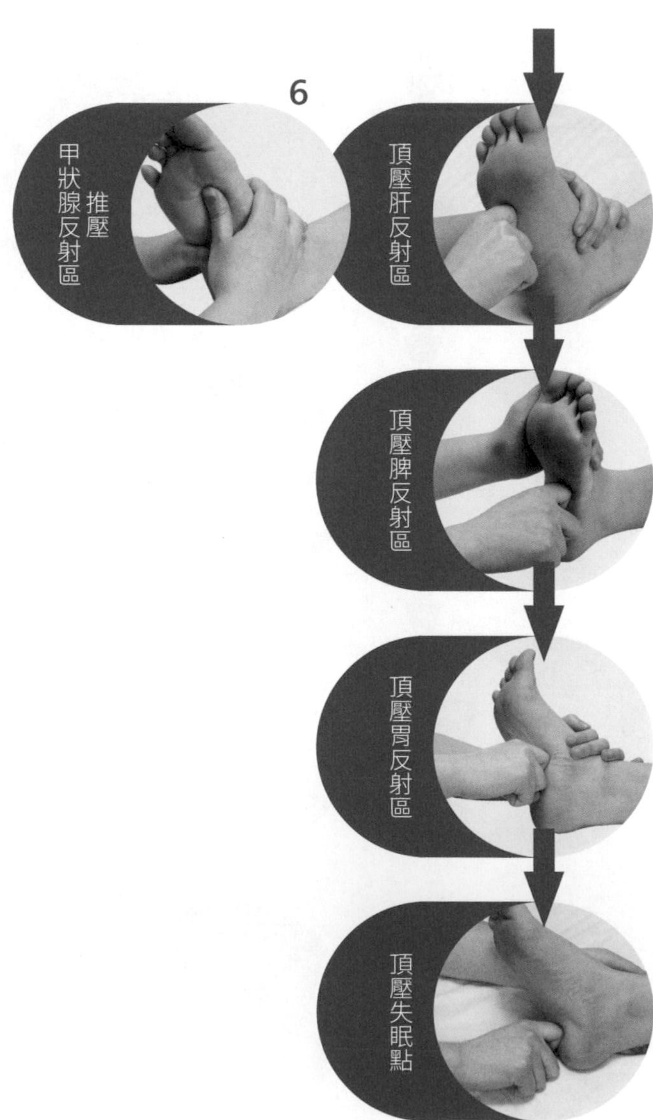
6
推壓甲狀腺反射區
頂壓肝反射區
頂壓脾反射區
頂壓胃反射區
頂壓失眠點

性冷淡

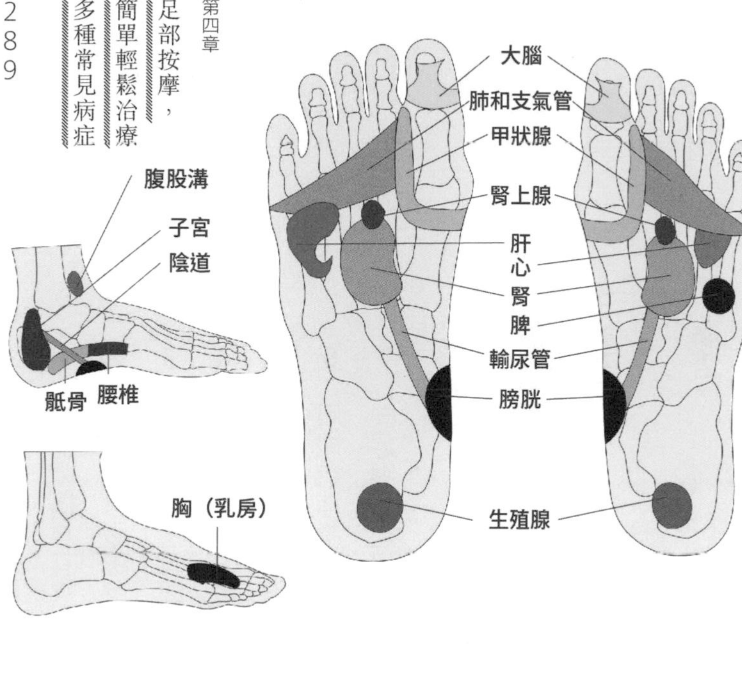

性冷淡是指對房事沒有興趣，行房時不能進入性高潮的病症。主要臨床表現有：性欲淡漠、性交疼痛、精神萎靡不振、記憶力減退、腰酸乏力、四肢困倦、乳房萎縮、毛髮脫落、性情急躁、心煩易怒、小腹寒冷作痛、月經不調等。性冷淡的常見病因是由於對性知識瞭解不足而產生心理障礙，出現情緒抑制、恐懼、精神緊張、性生活不協調，卵巢功能不良、垂體前葉功能減退、促性腺激素及腎上腺皮質激素分泌功能失調等也可引起。

足部按摩療法對性冷淡有較好的療效。中醫學認為，性冷淡主要與肝腎陰虛有關，足部按摩可透過滋補肝腎、加強性腺功能來達到治療目的。

一按摩方法一 每次按摩15～20分鐘，每日2次，5～7天為一個療程。

1 依次用食指扣拳法頂壓腎、腎上腺、生殖腺、膀胱反射區各50次，以局部感覺脹痛為宜。

2 用拇指指腹推壓法推壓輸尿管反射區50次。

3 用拇指指腹推壓法推壓肺和支氣管反射區50次。

4 用食指扣拳法頂壓陰道、子宮、大腦、腹股溝、胸（乳房）反射區各50次。

5 用食指扣拳法頂壓肝、心、脾反射區各50次。

6 用拇指指腹推壓法推壓甲狀腺反射區50次。

7 向足跟方向用拇指指腹推壓法依序推壓腰椎、骶骨反射區各50次。

中藥方

藥方一	材料	熟地黃、懷山藥、巴戟天、炒白芍各15克，蛇床子、當歸、白朮、制香附、艾葉、菟絲子、杜仲、鹿角霜、仙茅各10克，川花椒、肉桂、吳茱萸各3克。
	用法	水煎服。每日1劑，1劑為1個療程。適用於男女性冷淡。
藥方二	材料	沉香6克，甘松10克，羌活、藿香、丁香、肉桂各30克，沙薑、辛夷、檀香、木香各20克。
	用法	共研為粗末，裝入布袋內做成藥枕，供睡用。適用於男女性冷淡。
藥方三	材料	肉蓯蓉50克，150～200克碎羊肉，粳米100克，生薑3～5片。
	用法	肉蓯蓉切片，先放入鍋內煮1小時，去藥渣，放入碎羊肉、粳米、生薑、同煮粥，加入油、鹽調味，食用。適用於男女性冷淡者，以腎虛者為佳。
藥方四	材料	紅參20克，蛤蚧1對，肉蓯蓉50克。
	用法	浸入1升米酒內，1周後飲用。適用於男女性冷淡。暑熱天不宜用。

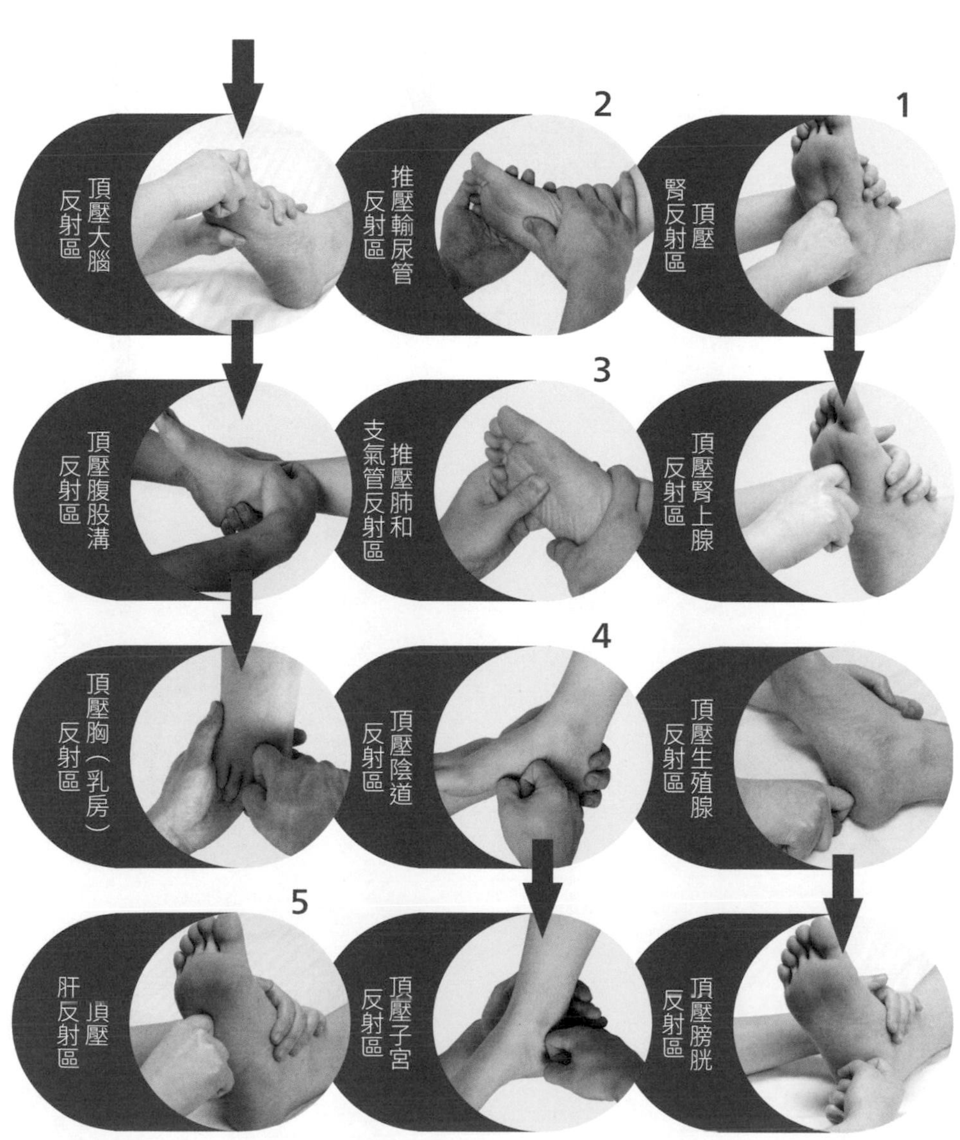
1
頂壓腎反射區
頂壓腎上腺反射區
頂壓生殖腺反射區
頂壓膀胱反射區
2
推壓輸尿管反射區
3
推壓肺和支氣管反射區
4
頂壓陰道反射區
頂壓子宮反射區
5
頂壓肝反射區
頂壓大腦反射區
頂壓腹股溝反射區
頂壓胸（乳房）反射區

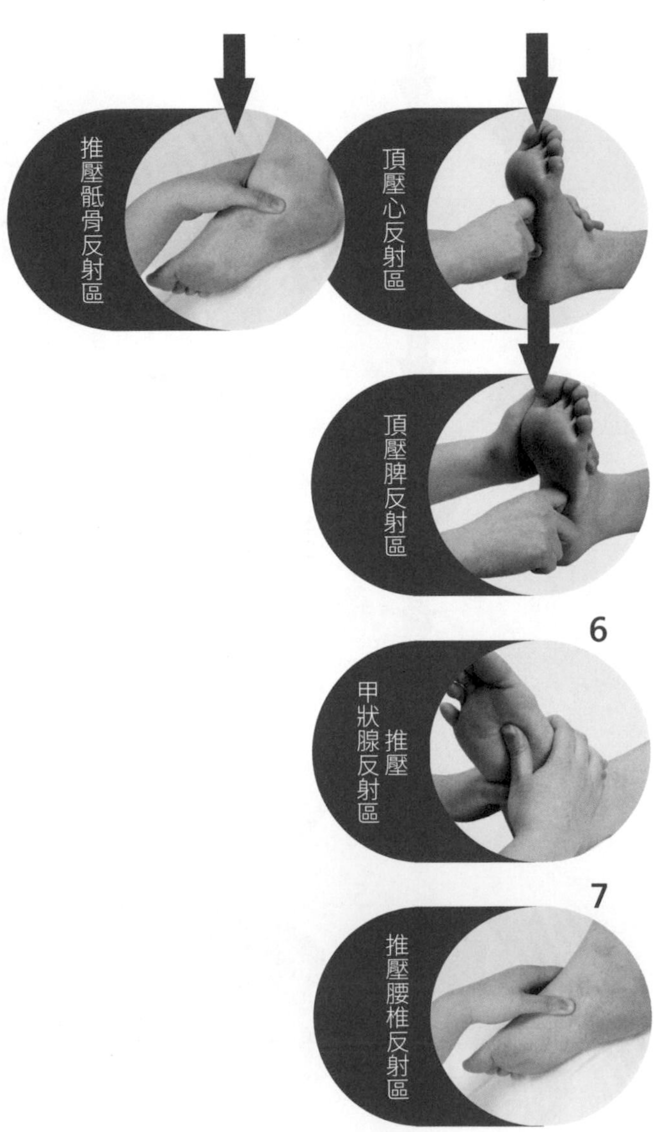
推壓骶骨反射區
頂壓心反射區
頂壓脾反射區
6
推壓甲狀腺反射區
7
推壓腰椎反射區

不孕

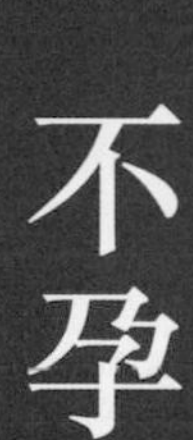

女性不孕是指婚後同居兩年以上未經避孕而不懷孕者，或婚後曾有妊娠而隔兩年以上未受孕者，患者配偶生殖功能正常。前者為原發性，後者為繼發性。女性不孕的發病原因是多方面的，主要原因有精神緊張、過度焦慮、環境變化、營養過度或重度營養不良、內分泌失調、急（慢）性傳染病、吸煙過多、飲酒過量、體力過度消耗、工作負擔過重，及子宮、卵巢或輸卵管疾病等。

中醫學認為，不孕與腎、沖任、子宮的功能失調或臟腑氣血不和而影響胞脈功能有關。足部按摩能補腎益腎、調理沖任，增強子宮的功能，並能調和臟腑氣血，從而使胞脈恢復正常的功能。

一按摩方法一 每次按摩30～40分鐘，每日1次，10～15天為一個療程。

1 依次用食指扣拳法頂壓腎、腎上腺、生殖腺、膀胱反射區各50次，以局部感覺脹痛為宜。

2 用拇指指腹推壓法推壓輸尿管反射區50次。

3 用拇指指腹推壓法推壓肺和支氣管反射區50次。

4 用拇指指腹推壓法推壓陰道、子宮、下腹部、腹股溝反射區各50次。

5 用食指扣拳法頂壓腦垂體、副甲狀腺、大腦、胸（乳房）反射區各50次。

6 用食指扣拳法頂壓肝、膽囊、脾、胃反射區各50次。

7 用拇指指腹推壓法推壓甲狀腺反射區50次。

8 向足跟方向依序用拇指指腹推壓法推壓頸椎、胸椎、腰椎、骶骨反射區各30次。

9 從足趾向足跟方向用拇指指腹推壓法推壓小腸反射區50次，從足跟向足趾方向推壓升結腸反射區50次，從足外側向足內側推壓橫結腸反射區50次，由足趾向足跟方向推壓降結腸反射區50次。

1

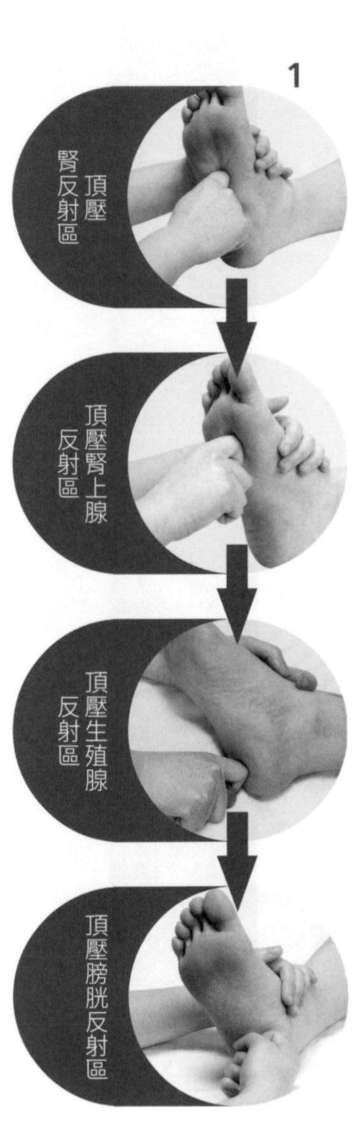

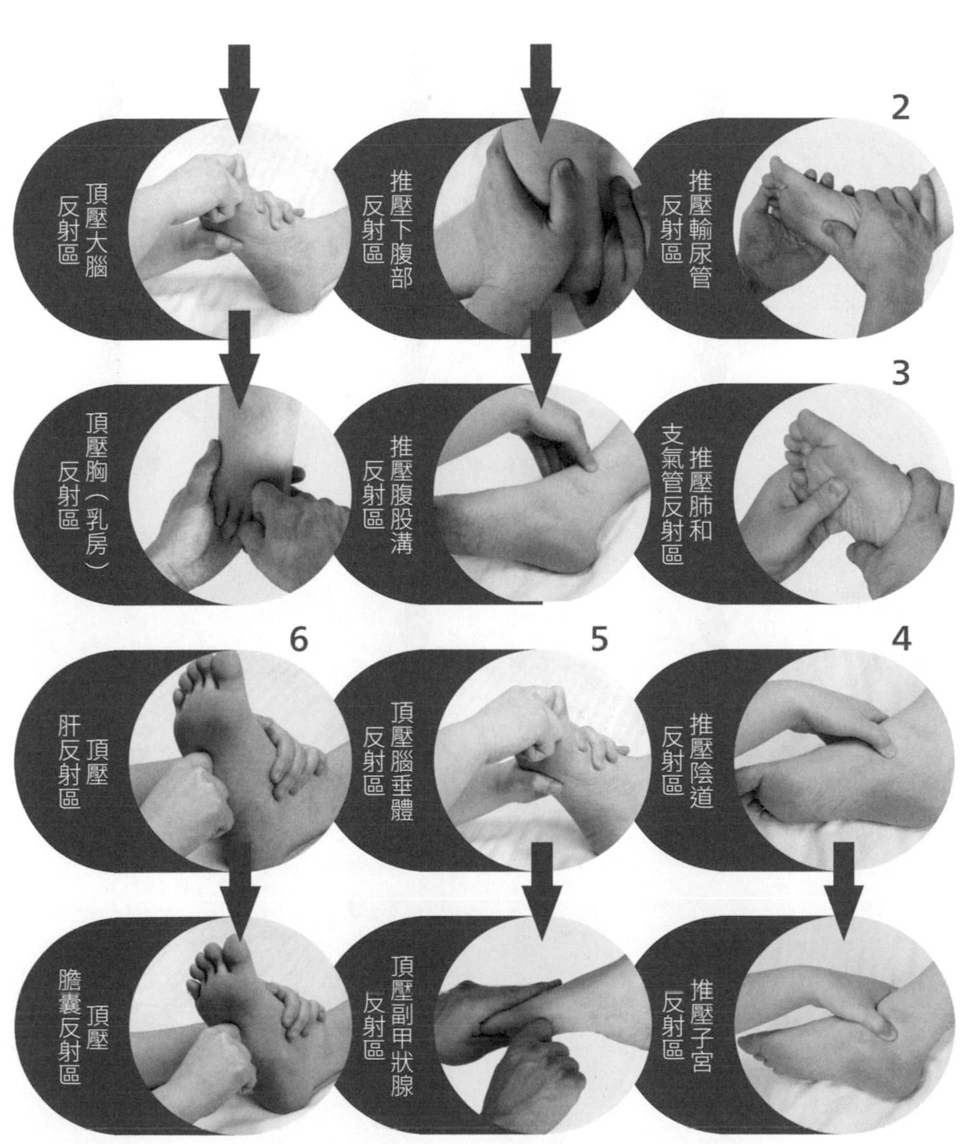
2
推壓輸尿管反射區
推壓下腹部反射區
推壓腹股溝反射區
頂壓大腦反射區
頂壓胸（乳房）反射區
3
推壓肺和支氣管反射區
4
推壓陰道反射區
推壓子宮反射區
5
頂壓腦垂體反射區
頂壓副甲狀腺反射區
6
頂壓肝反射區
頂壓膽囊反射區

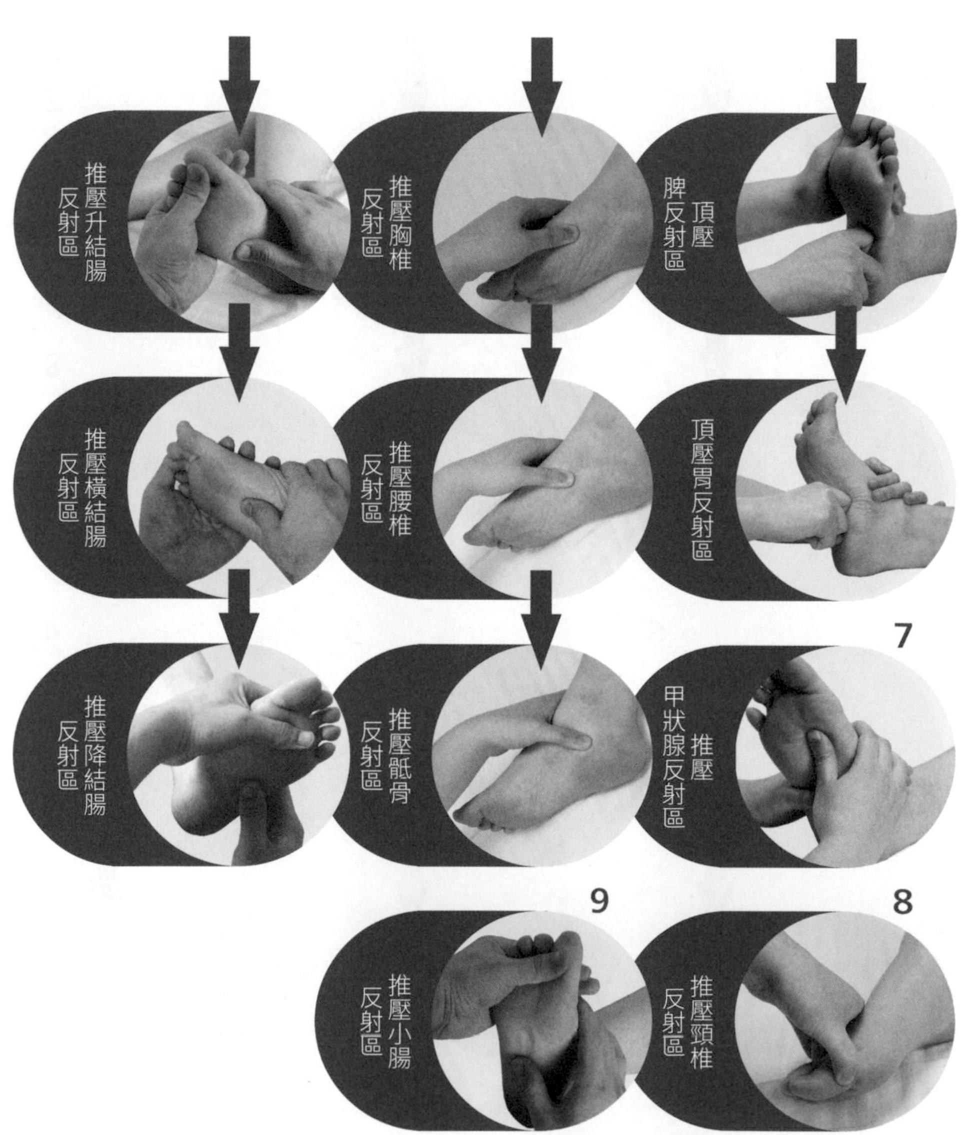
頂壓脾反射區
頂壓胃反射區
7
推壓甲狀腺反射區
8
推壓頸椎反射區
推壓胸椎反射區
推壓腰椎反射區
推壓骶骨反射區
9
推壓小腸反射區
推壓升結腸反射區
推壓橫結腸反射區
推壓降結腸反射區

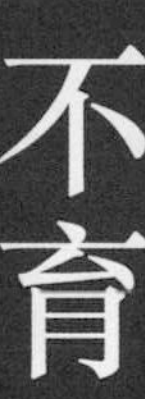

男性不育指夫婦同居未採取避孕措施兩年以上而無生育者。女方檢查正常，男方檢查異常。引起男性不育的原因很多，以精液異常為首要原因，精子數量往往很少（精子數少於兩千萬／毫升），而且精子品質差、活力低，並有畸形精子出現，其次是性功能障礙及生殖器官疾病等。

中醫學稱本病為「無嗣」，認為與先天之本腎，後天之本脾及任脈、沖脈的元氣精血不足有關。足部按摩具有補腎健脾、調和沖任等作用，故治療不育有一定療效。

一按摩方法一 每次按摩30～40分鐘，每日1次，10～15天為一個療程。

1 依次用食指扣拳法頂壓腎、腎上腺、脾、生殖腺、膀胱反射區各50次，以局部感覺脹痛為宜。

2 用拇指指腹推壓法推壓輸尿管反射區50次。

3 用拇指指腹推壓法推壓肺和支氣管反射區50次。

4 用食指扣拳法頂壓腦垂體、心、肝、胃反射區各50次。

5 用拇指指腹推壓法推壓前列腺、陰道、腹股溝反射區各50次。

6 向足跟方向依序用拇指指腹推壓法推壓頸椎、胸椎、腰椎、骶骨反射區各30次。

1

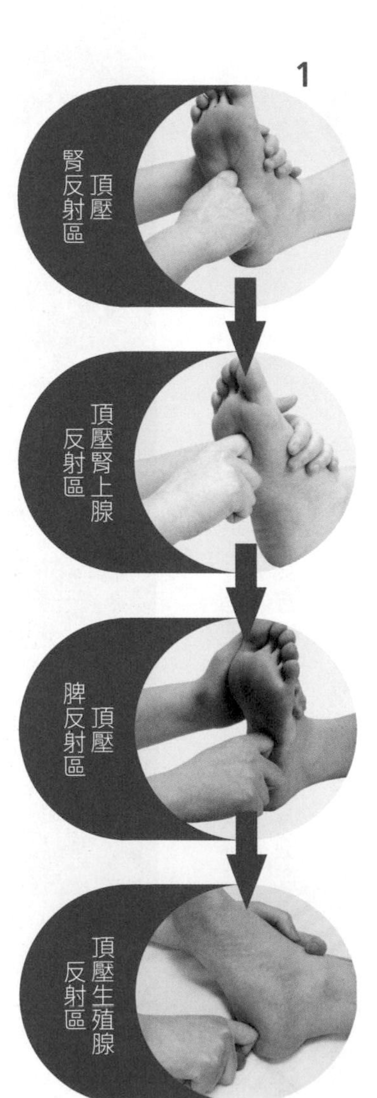

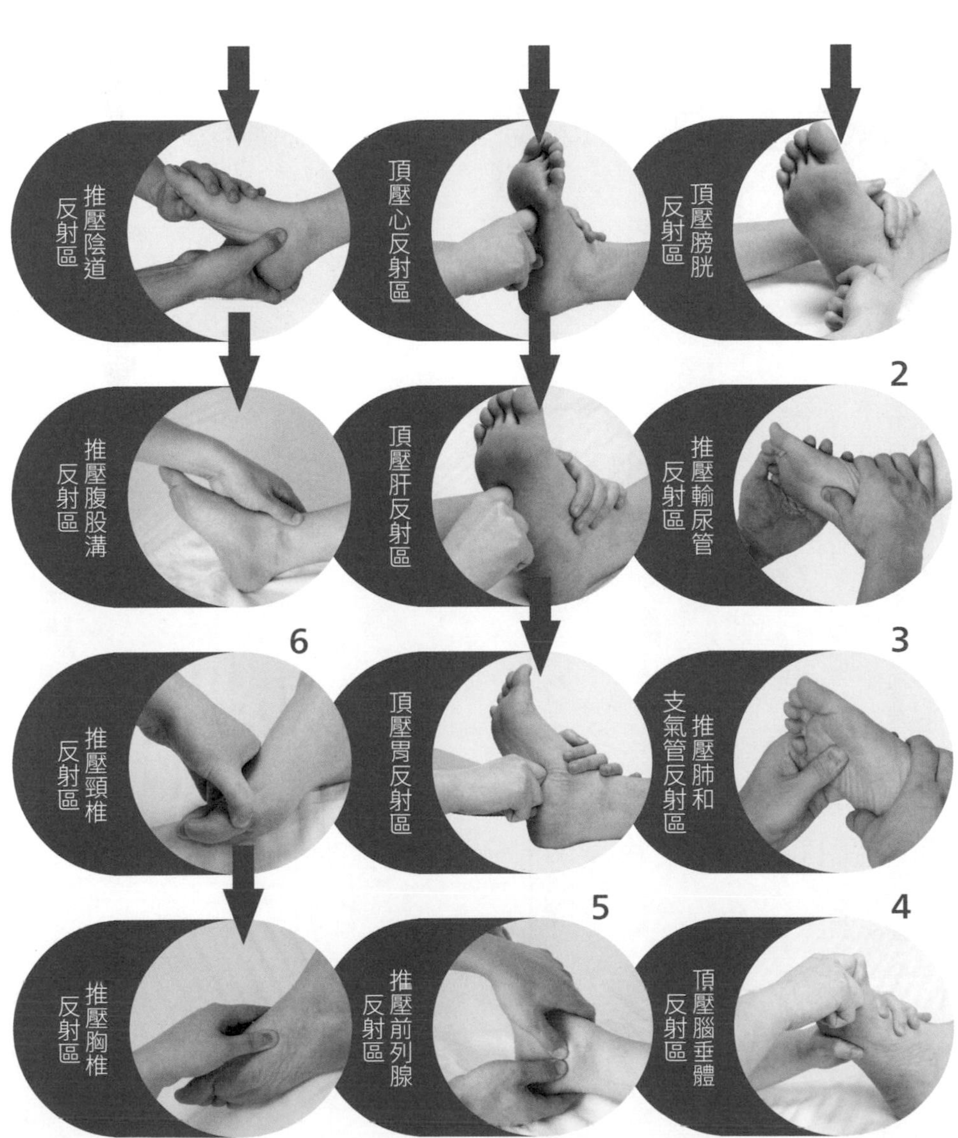
頂壓膀胱反射區
2
推壓輸尿管反射區
3
推壓肺和支氣管反射區
4
頂壓腦垂體反射區
5
推壓前列腺反射區
推壓胸椎反射區
6
推壓頸椎反射區
推壓腹股溝反射區
推壓陰道反射區
頂壓心反射區
頂壓肝反射區
頂壓胃反射區

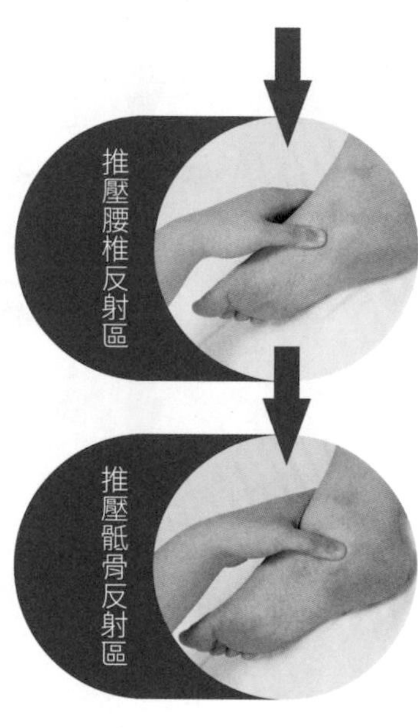

中藥方

藥方一	材料	淫羊藿（仙靈脾）、五加皮、核桃仁、枸杞子各15克，生地黃20克。
	用法	上藥水煎取汁，待溫後浴足。每天2次，每次30分鐘，10天為1個療程。本方具有滋補肝腎、填精壯陽的作用，適用於男性不育。
藥方二	材料	淫羊藿（仙靈脾）30克，仙茅、當歸各20克，黃柏15克。
	用法	上藥水煎取汁，待溫後浴足。每天2次，每次30分鐘，10天為1個療程。本方具有溫腎壯陽、清瀉相火的作用，適用於男性不育。
藥方三	材料	蓮子、松子仁、白果、龍眼肉各20克。
	用法	上藥加清水兩千毫升，水煎取汁，待溫後浴足。每天2次，每次30分鐘，10天為1個療程。本方具有滋陰壯陽、澀精止遺的作用，適用於男性不育。
藥方四	材料	牛膝、肉蓯蓉各20克，補骨脂、巴戟天各15克，枸杞子、桑椹、蓮須各12克，蛇床子、炒山藥、菟絲子各10克。
	用法	上述各藥水煎取汁，待溫後泡足，涼後加溫再泡。每次約30分鐘，每天2次，10天為1個療程。本方具有補益肝腎、助陽固精的作用，適用於男性不育。

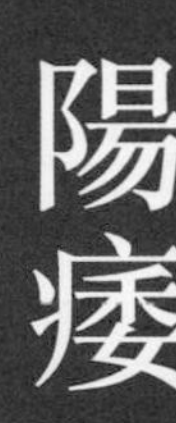

陽痿

陽痿是指成年男子性交時，由於陰莖痿軟不舉，或舉而不堅，或堅而不久，無法進行正常性生活的病症。但對發熱、過度勞累、情緒反常等因素造成的一時性陰莖勃起障礙，不能視為病態。陽痿可由器質性病變或精神心理因素造成。器質性病變引起陽痿的表現為陰莖任何時候都不能勃起；而精神心理因素所致的陽痿表現為陰莖在性生活時不能勃起，或在進入陰道後鬆弛。臨床所見陽痿大多由精神心理因素造成，這種陽痿往往可與性欲降低和排精障礙同時存在，也可單獨出現。陰莖勃起極容易受精神心理狀態的影響，如疲勞、焦慮、情緒波動，甚至短暫的注意力轉移等。

中醫學認為，陽痿多由房室勞損、肝腎不足、命門火衰引起。足部按摩療法在補腎壯陽的基礎上，還能益氣養血、疏肝理氣、活血化瘀，從而促進垂體——

腎上腺——生殖腺的激素分泌，增強性功能，達到治療目的。

「按摩方法」 每次按摩30～40分鐘，每日1次，10～15天為一個療程。

1 依次用食指扣拳法頂壓腎、肝、腎上腺、心、膀胱反射區各50次，以局部感覺脹痛為宜。

2 用拇指指腹推壓法推壓輸尿管反射區50次。

3 用拇指指腹推壓法推壓肺和支氣管反射區50次。

4 用食指扣拳法頂壓腦垂體、生殖腺、尿道反射區各50次。

5 用食指扣拳法頂壓脾、胃、腹股溝、腹腔神經叢反射區各50次。

6 向足跟方向依序用拇指指腹推壓法推壓頸椎、胸椎、腰椎、骶骨反射區各30次。

中藥方

藥方一	材料	丁香、肉桂、川椒、吳茱萸、當歸尾、露蜂房、零陵香各30克，淫羊藿（仙靈脾）、肉蓯蓉各100克，韭菜子、路路通、蛇床子、巴戟天各50克。
	用法	上藥水煎30分鐘，取汁待溫後浴足。每日1次，10次為1個療程。本方具有補腎壯陽、溫陽散寒、活血通絡的作用，適用於各類陽痿患者。
藥方二	材料	菟絲子、補骨脂、鎖陽各10克，附子片5克。
	用法	將上藥洗淨放於藥鍋中，加入清水適量，水煎取汁，置於浴盆中，待水溫適宜時足浴。每晚1次，每劑藥可用2天，10天為1個療程。本方具有補腎助陽的作用，適用於腎虛陽痿。
藥方三	材料	杜仲50克，桑寄生、枸杞子、鎖陽、桂枝各30克。
	用法	將上藥洗淨，加清水適量，水煎取汁浴足。每晚1次，10次為1個療程。本方溫補腎陽、填補精血，適用於陽痿伴腰膝酸軟、下肢無力、神疲、自汗等症狀的患者。

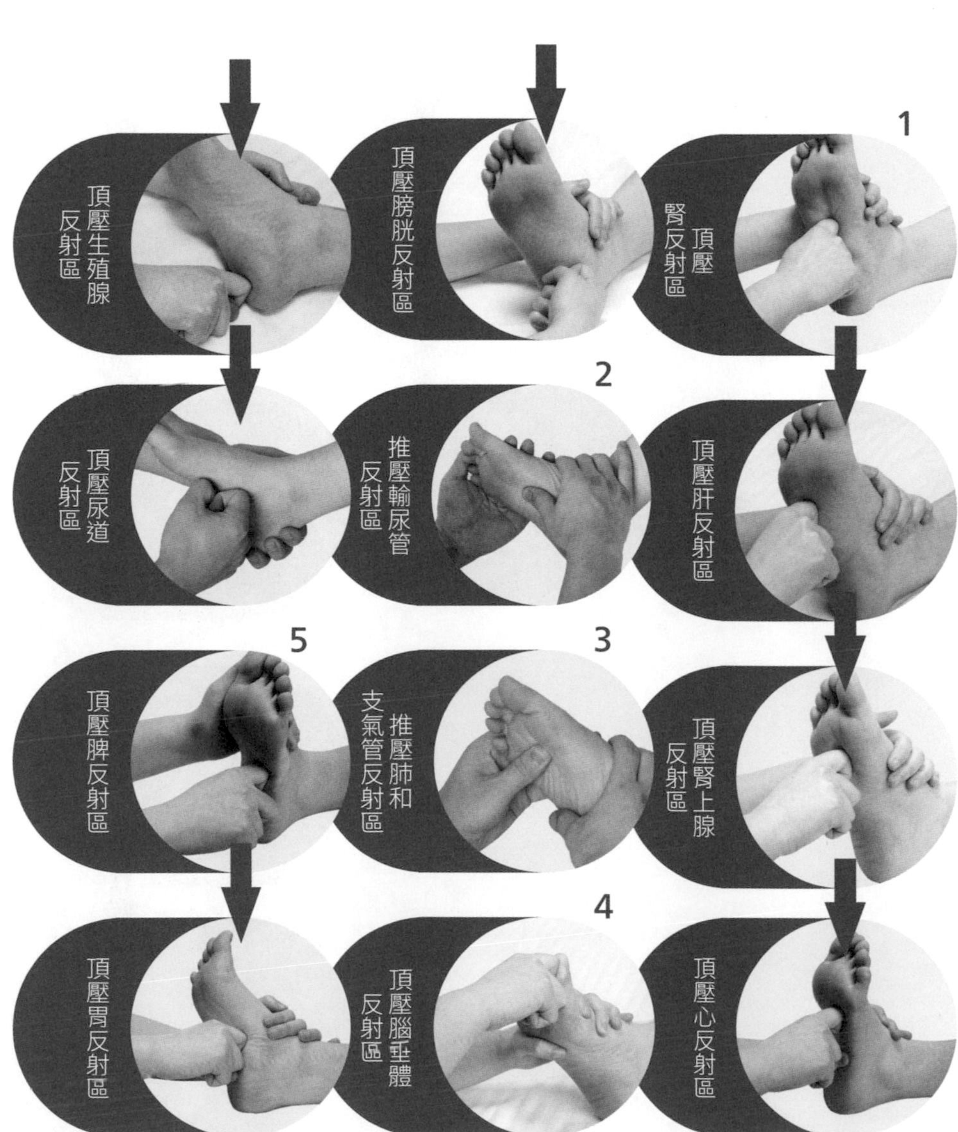
1
頂壓腎反射區
頂壓膀胱反射區
頂壓生殖腺反射區
頂壓肝反射區
2
推壓輸尿管反射區
頂壓尿道反射區
頂壓腎上腺反射區
3
推壓肺和支氣管反射區
5
頂壓脾反射區
頂壓心反射區
4
頂壓腦垂體反射區
頂壓胃反射區

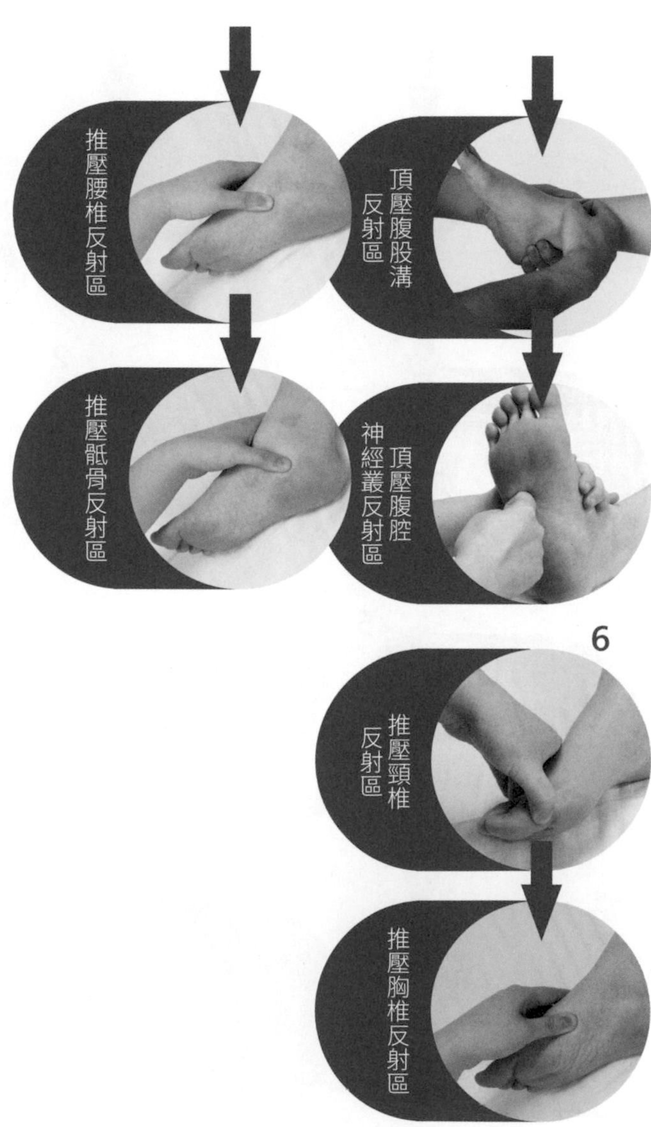
頂壓腹股溝反射區
頂壓腹腔神經叢反射區
推壓腰椎反射區
推壓骶骨反射區
6
推壓頸椎反射區
推壓胸椎反射區

遺精

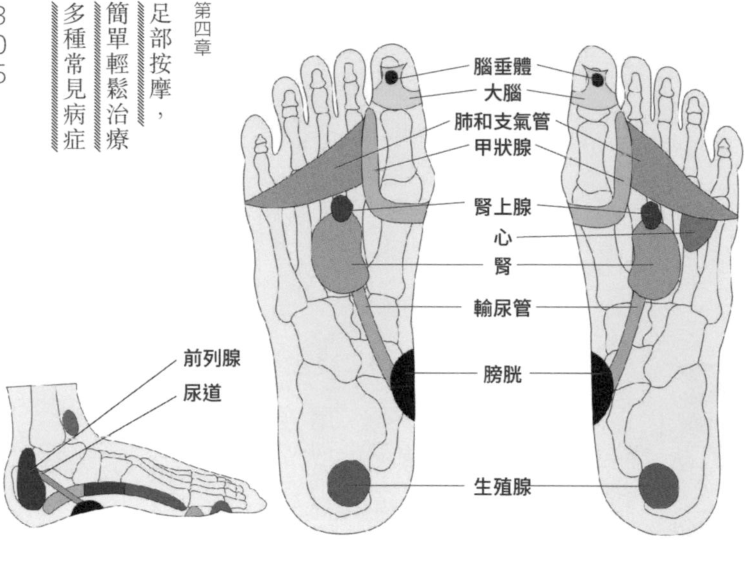

遺精是指不因性生活而精液遺泄的病症，其中因做夢而遺精的稱「夢遺」，無夢而遺精，甚至清醒時精液流出的為「滑精」。必須指出，凡成年未婚男子，或婚後夫妻分居、長期無性生活者，一個月遺精1～2次屬生理現象，如遺精次數過多，每週2次以上，或清醒時流精，並有頭暈、精神萎靡、腰腿酸軟、失眠等症，則屬病態。

遺精的發生主要與腎的功能失調有關，無夢而遺精多由腎不藏精、精關不固所致；有夢而遺精多由於思慮欲念、心火亢盛、心腎不交或濕熱下注，擾動精室引起。一般認為滑精比夢遺嚴重。

足部按摩療法可清熱除濕、交通心腎、補腎固精，能調節內分泌活動，平衡激素水準，不僅能維持正常精神思維活動，而且還能調理性功能，有利於遺精的治療、恢復。

按摩方法 每次按摩15～20分鐘，每日1次，10～15天為一個療程。

1 依次用食指扣拳法頂壓腎、心、膀胱反射區各50次，按摩力度以局部感覺脹痛為宜。

2 用拇指指腹推壓法推壓輸尿管反射區50次。

3 用拇指指腹推壓法推壓肺和支氣管、甲狀腺反射區各50次。

4 用食指扣拳法頂壓大腦、腦垂體、腎上腺、生殖腺、前列腺、尿道反射區各50次。

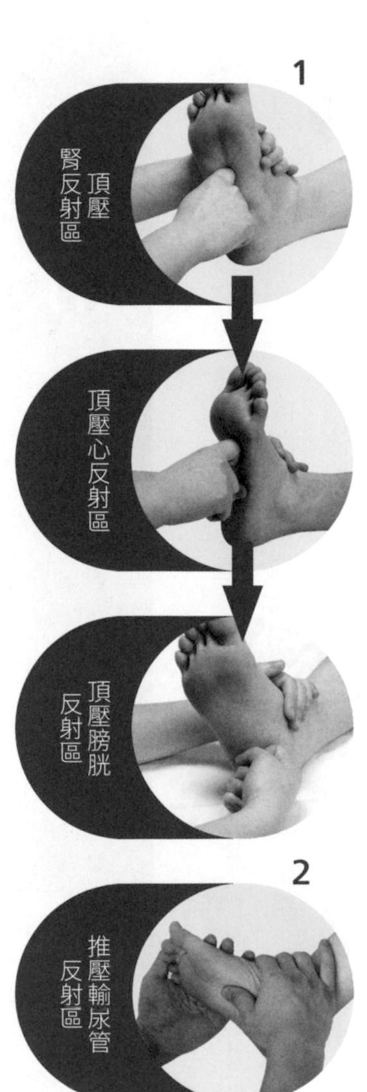

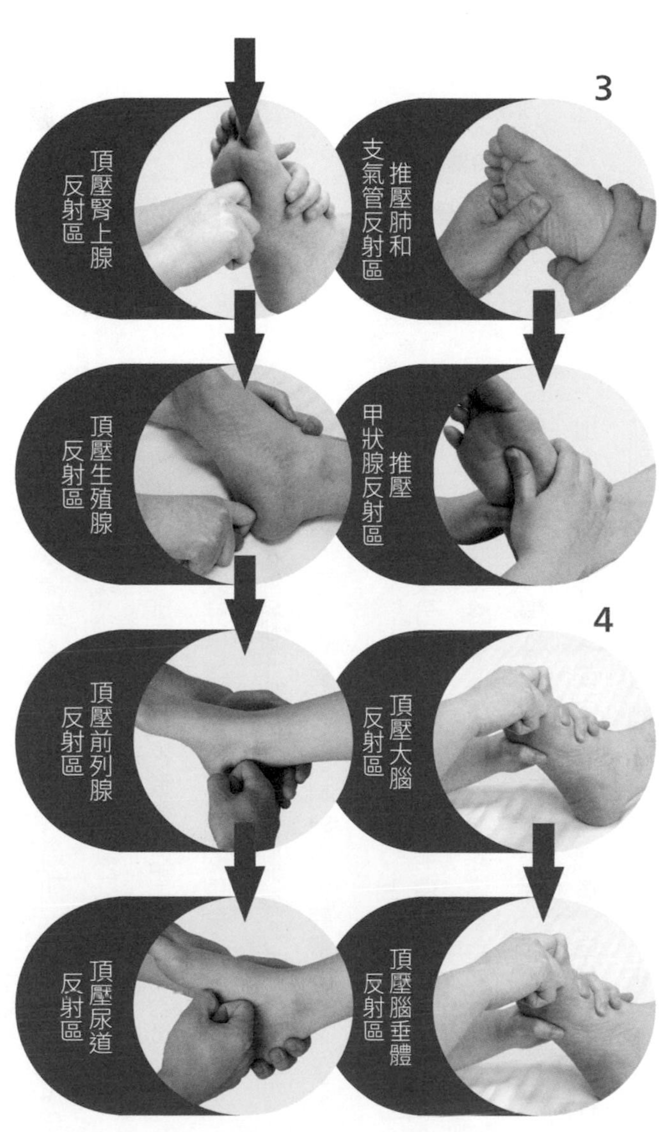
頂壓腎上腺反射區
頂壓生殖腺反射區
頂壓前列腺反射區
頂壓尿道反射區
3
推壓肺和支氣管反射區
推壓甲狀腺反射區
4
頂壓大腦反射區
頂壓腦垂體反射區

前列腺增生和前列腺炎

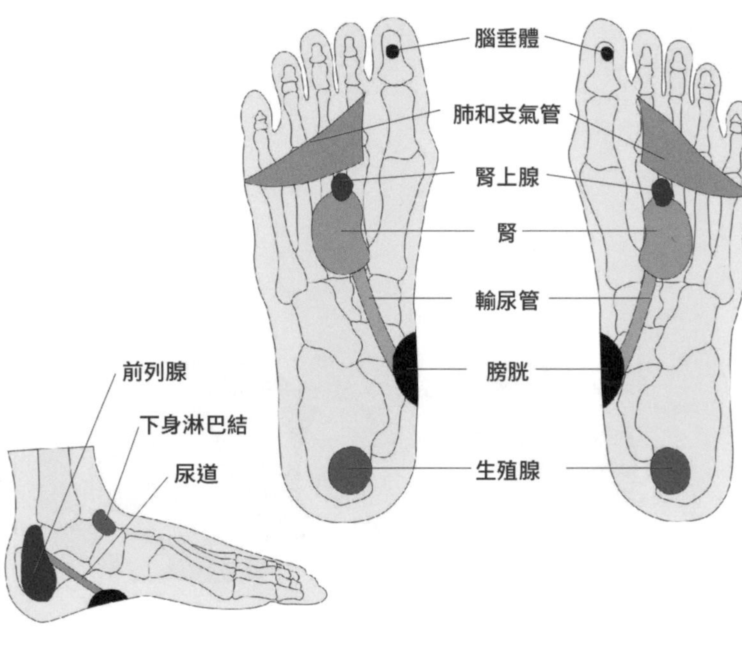

前列腺增生俗稱「前列腺肥大」，是男性老年患者的常見疾病。隨著年齡的增長，男性都會有輕重不一的前列腺增生。有研究表明，前列腺增生始於40歲以後，但60歲以上的老年人更為多見。前列腺增生的主要症狀有：排尿困難，輕者夜裡起床小便次數增多，有尿不淨或尿完後還有少量排出的現象，嚴重者出現尿流變細，甚或排不出的現象；同時常伴有腰酸背痛、四肢無力、遺精等症狀。前列腺增生嚴重者必須手術摘除。

前列腺炎分急性和慢性兩種。急性前列腺炎以膀胱刺激症狀和終末血尿、會陰部疼痛為主要症狀，但臨床較少見。慢性前列腺炎排尿延遲，尿後滴尿或滴出白色前列腺液，或引起遺精、陽痿、早洩等。慢性前列腺炎患者占男科門診的30%～50%，其中20～40

歲的患者占50%～80%。

足部按摩療法對慢性前列腺炎和前列腺增生有良好的療效。透過足部按摩可以激發和增強前列腺功能，同時加強泌尿系統的排尿作用，從而使其功能恢復正常。

按摩方法 每次按摩30～40分鐘，每日1次，10～15天為一個療程。

1 依次用食指扣拳法頂壓前列腺反射區100次，頂壓腎、膀胱、腎上腺、尿道、生殖腺反射區各50次，按摩力度以局部有脹痛感為宜。

2 用拇指指腹推壓法推壓輸尿管反射區50次。

3 用拇指指腹推壓法推壓肺和支氣管反射區50次。

4 用食指扣拳法頂壓腦垂體、下身淋巴結反射區各50次。

1

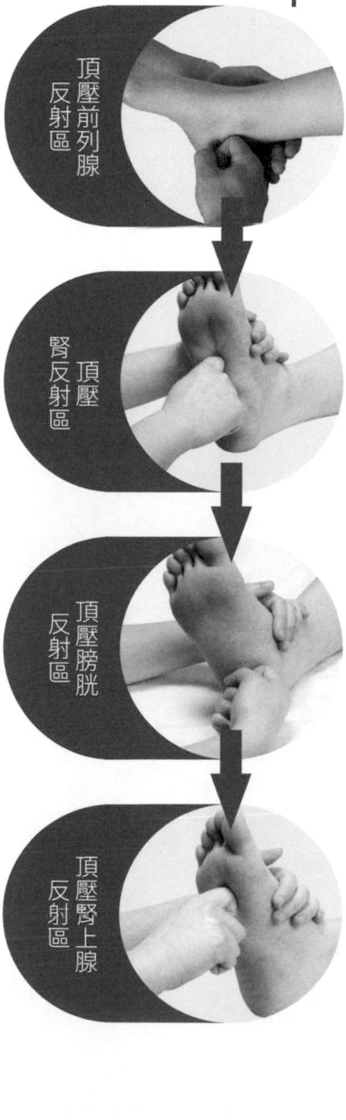

頂壓前列腺反射區

頂壓腎反射區

頂壓膀胱反射區

頂壓腎上腺反射區

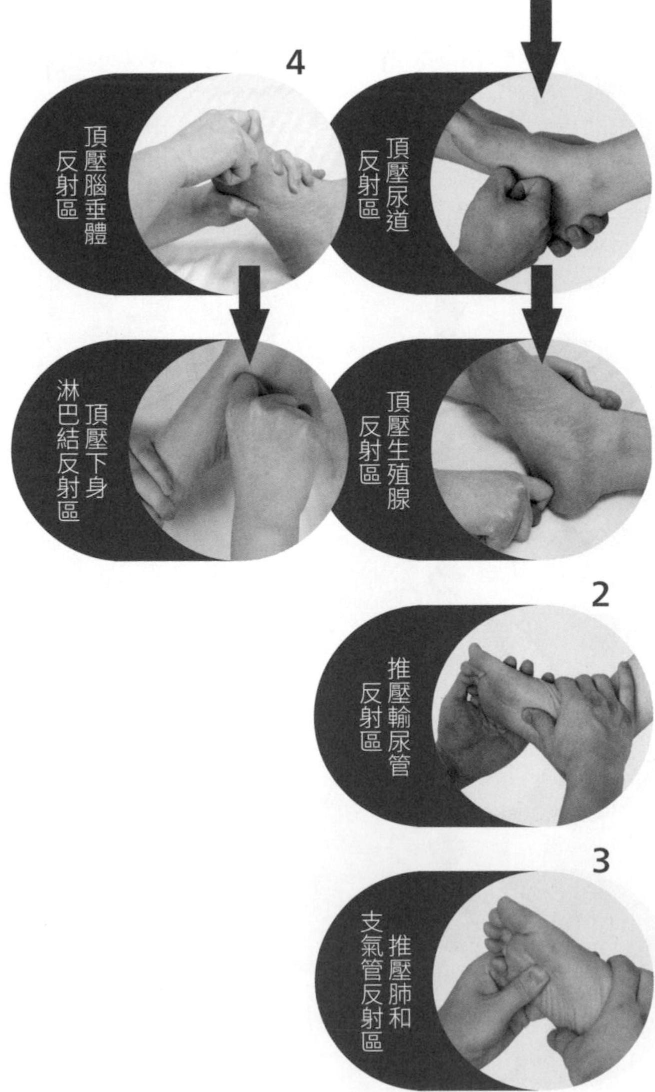

頂壓尿道反射區
頂壓生殖腺反射區
2
推壓輸尿管反射區
3
推壓肺和支氣管反射區
4
頂壓腦垂體反射區
頂壓下身淋巴結反射區

小兒厭食

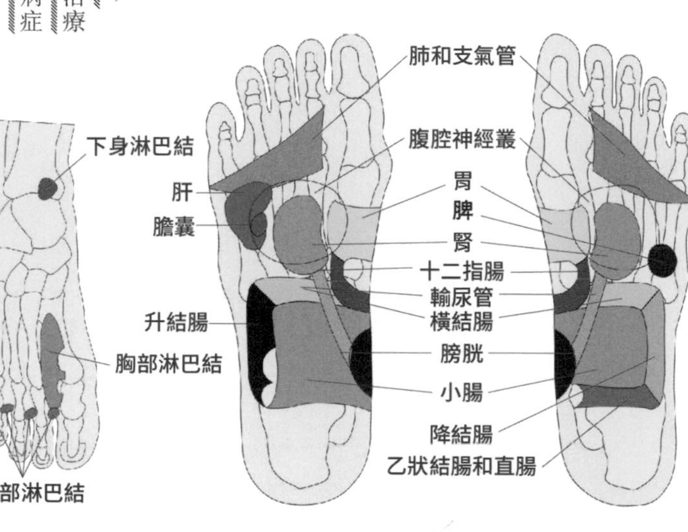

小兒厭食是指兒童較長時間的食欲減退。引起小兒厭食的原因很多，如某些疾病對脾胃功能的影響、環境氣候的改變等，而大多數患兒是因挑食引起。長期厭食會出現消瘦、頭髮無光澤等症狀。服用鈣劑、補鋅、中藥等都不見明顯效果。患兒小則2～3歲，大則9～10歲。長期厭食的患兒免疫力下降，經常感冒發熱或患扁桃腺炎、氣管炎，反復發作者屢見不鮮。

中醫學認為，引起厭食的直接原因是脾胃功能失調，如不及時積極治療，病情加重可逐漸轉為「疳積」。足部按摩可較好地調理脾胃功能，健脾和胃，消除積滯，增進食欲，徹底改善患兒營養不良狀況。

一按摩方法一 每次按摩30～40分鐘，每日1次，10～15天為一個療程。

1 依次用食指扣拳法頂壓腎、膀胱反射區各50次，按摩力度以局部感覺脹痛為宜。

2 用拇指指腹推壓法推壓輸尿管反射區50次。

3 用拇指指腹推壓法推壓肺和支氣管反射區50次。

4 用食指扣拳法頂壓脾、胃、十二指腸、肝、膽囊、腹腔神經叢反射區各50次。

5 用食指扣拳法頂壓頸部淋巴結、胸部淋巴結、下身淋巴結反射區各50次。

6 從足趾向足跟方向用拇指指腹推壓法推壓小腸反射區50次，從足跟向足趾方向推壓升結腸反射區50次，從足外側向足內側推壓橫結腸反射區50次，由足趾向足跟方向推壓降結腸反射區50次，從足外側向足內側推壓乙狀結腸和直腸反射區50次。

醫學放大鏡

疳積：是指小兒形體羸瘦，毛髮乾枯，頭大頸細，腹脹肚大，大便不調的症狀而言。

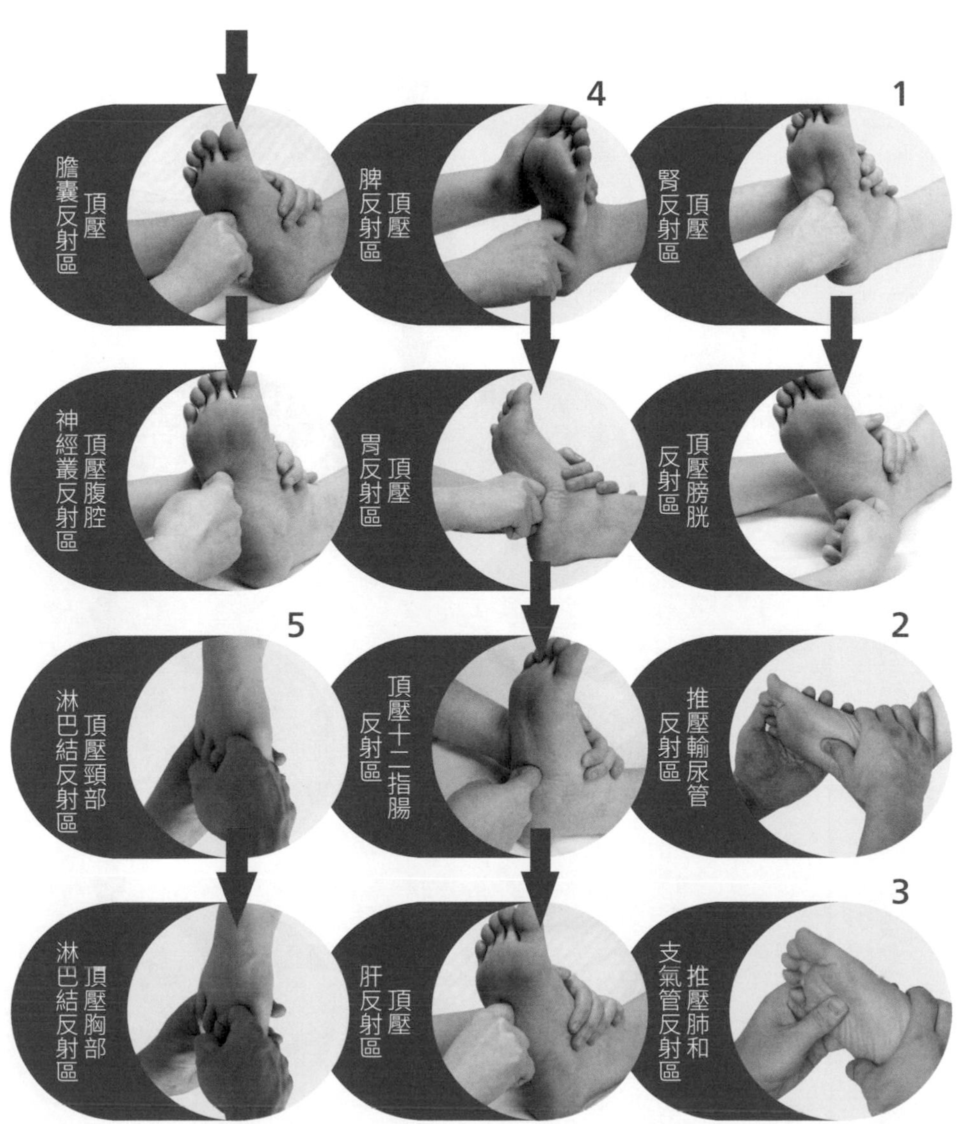
1
頂壓腎反射區
頂壓膀胱反射區
2
推壓輸尿管反射區
3
推壓肺和支氣管反射區
4
頂壓脾反射區
頂壓胃反射區
頂壓十二指腸反射區
頂壓肝反射區
頂壓膽囊反射區
頂壓腹腔神經叢反射區
5
頂壓頸部淋巴結反射區
頂壓胸部淋巴結反射區

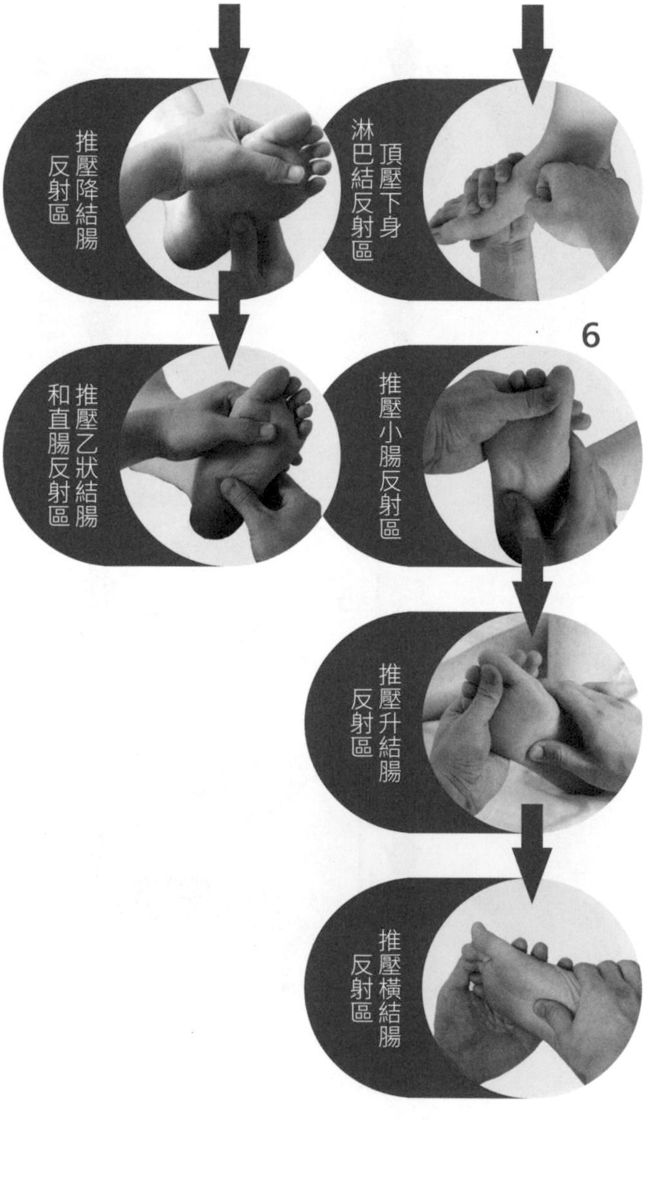

6

頂壓下身
淋巴結反射區

推壓小腸反射區

推壓升結腸
反射區

推壓橫結腸
反射區

推壓降結腸
反射區

推壓乙狀結腸
和直腸反射區

中藥方

藥方一		
	材料	吳茱萸、白礬各等份。
	用法	以上藥物研末後，以醋調和成糊狀，貼於湧泉，用紗布固定。每2天換藥1次，10次為1個療程。可以治療小兒厭食。

小兒遺尿

遺尿，又稱「尿床」，是指三歲以上的小兒在睡眠中小便不能控制而自行排出的一種病症。遺尿的主要原因是大腦排尿中樞發育不充分。其主要臨床表現有：睡眠中不自主排尿，白天疲勞、天氣陰雨時更易發生，輕者數夜一次，重者一夜兩次，甚至更多；患兒病久可見面色萎黃、智力減遲、精神不振、頭暈腰酸、四肢不溫等；年齡較大的兒童有怕羞或精神緊張的表現。三歲以下的兒童由於腦髓未充、智力未健，或尚未養成正常的排尿習慣而尿床者，屬正常。

遺尿症必須及早治療，遷延日久會妨礙兒童的身心健康，影響發育。中醫學認為，遺尿主要由於腎氣不足、膀胱不能制約所致，所以治療以補腎益氣為主。足部按摩透過調節中樞神經系統的功能而起到治療作用。足部按摩療法治療小兒遺尿療效顯著，對成人遺

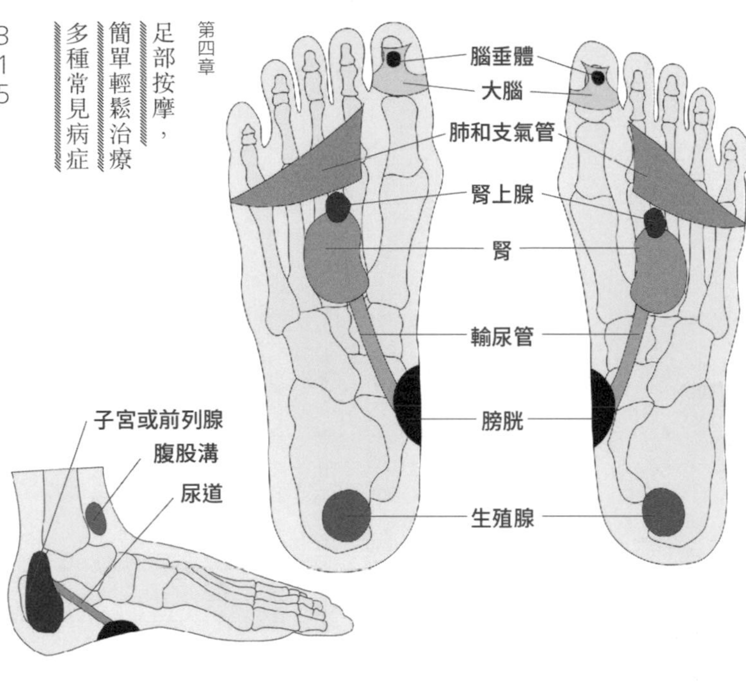

尿也有一定的效果。

按摩方法 每次按摩30～40分鐘，每日1次，10～15天為一個療程。

1 依次用食指扣拳法頂壓腎、腎上腺、膀胱反射區各50次，按摩力度以局部感覺脹痛為宜。

2 用拇指指腹推壓法推壓輸尿管反射區50次。

3 用拇指指腹推壓法推壓肺和支氣管反射區50次。

4 用拇指指腹推壓法推壓尿道、子宮或前列腺、腹股溝反射區各50次。

5 用食指扣拳法頂壓生殖腺、大腦、腦垂體反射區各50次。

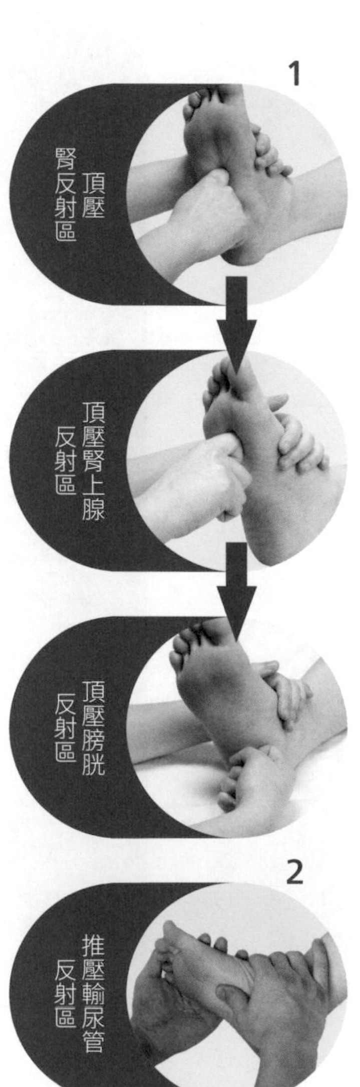

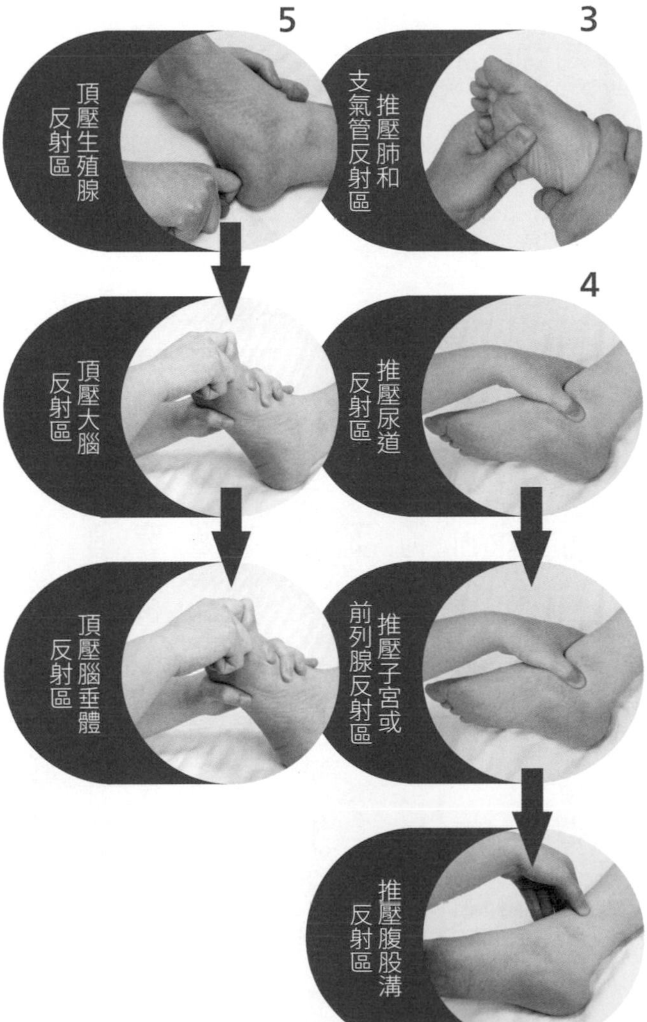

3 推壓肺和支氣管反射區

4 推壓尿道反射區

推壓子宮或前列腺反射區

推壓腹股溝反射區

5 頂壓生殖腺反射區

頂壓大腦反射區

頂壓腦垂體反射區

中藥方

藥方一		
	材料	炮附子、補骨脂各6克，益智12克，生薑30克。
	用法	以上藥物研末搗爛後，貼於湧泉和臍部，用紗布固定。每2天換藥1次，10次為1個療程，可以治療小兒遺尿。

耳鳴

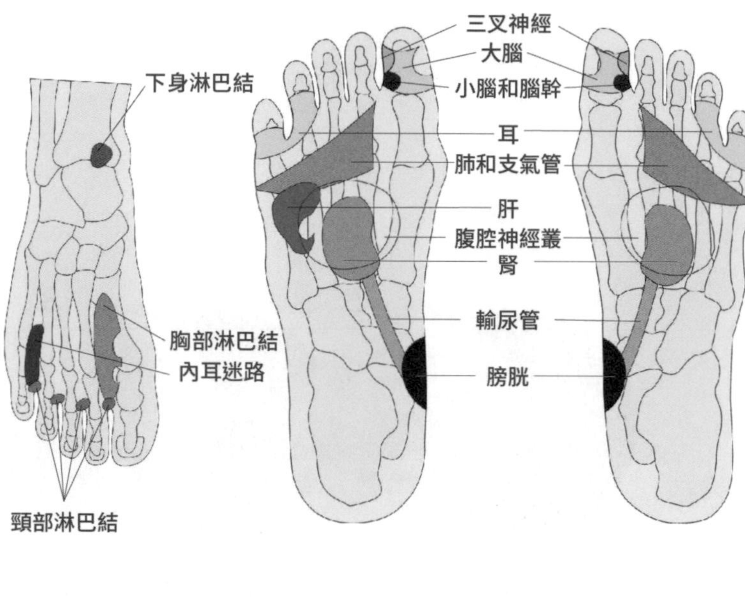

耳鳴是聽覺功能紊亂而產生的一種症狀。患者自覺一側或雙側耳內有各種聲音或響聲，如蟬鳴、海水漲潮聲等，在安靜的環境中其感覺更為明顯。這種聲音時大、時小或不變；可呈持續性，也可呈間斷性。耳鳴的發生主要是由於聽覺的傳導器、感音器、聽神經傳導通路的障礙、耳部疾病以及其他全身系統疾病而引起。

中醫學認為，耳鳴的發生主要在於肝、腎，腎陰不足，虛火上炎，或肝膽火旺，上擾清竅，引起耳中鳴聲不斷及聽力下降。足部按摩可瀉肝補腎、祛風化痰，促進患部血液循環，使外耳、中耳、內耳聽覺感受器官及聽神經功能恢復正常。

一按摩方法一每次按摩30～40分鐘，每日1次，10～15天為一個療程。

1 依次用食指扣拳法頂壓腎、膀胱反射區各50次，按摩力度以局部感覺脹痛為宜。

2 用拇指指腹推壓法推壓輸尿管反射區50次。

3 用拇指指腹推壓法推壓肺和支氣管反射區50次。

4 用食指扣拳法頂壓大腦、小腦和腦幹、三叉神經、耳、內耳迷路、肝、頸部淋巴結、胸部淋巴結、下身淋巴結、腹腔神經叢反射區各50次。

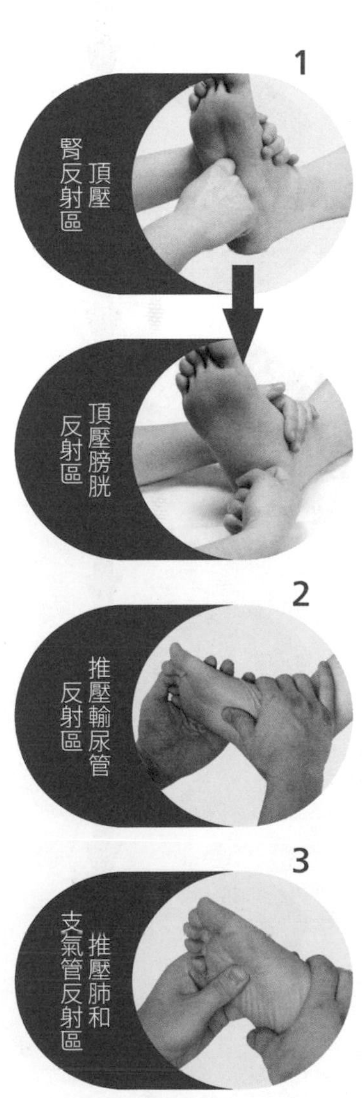

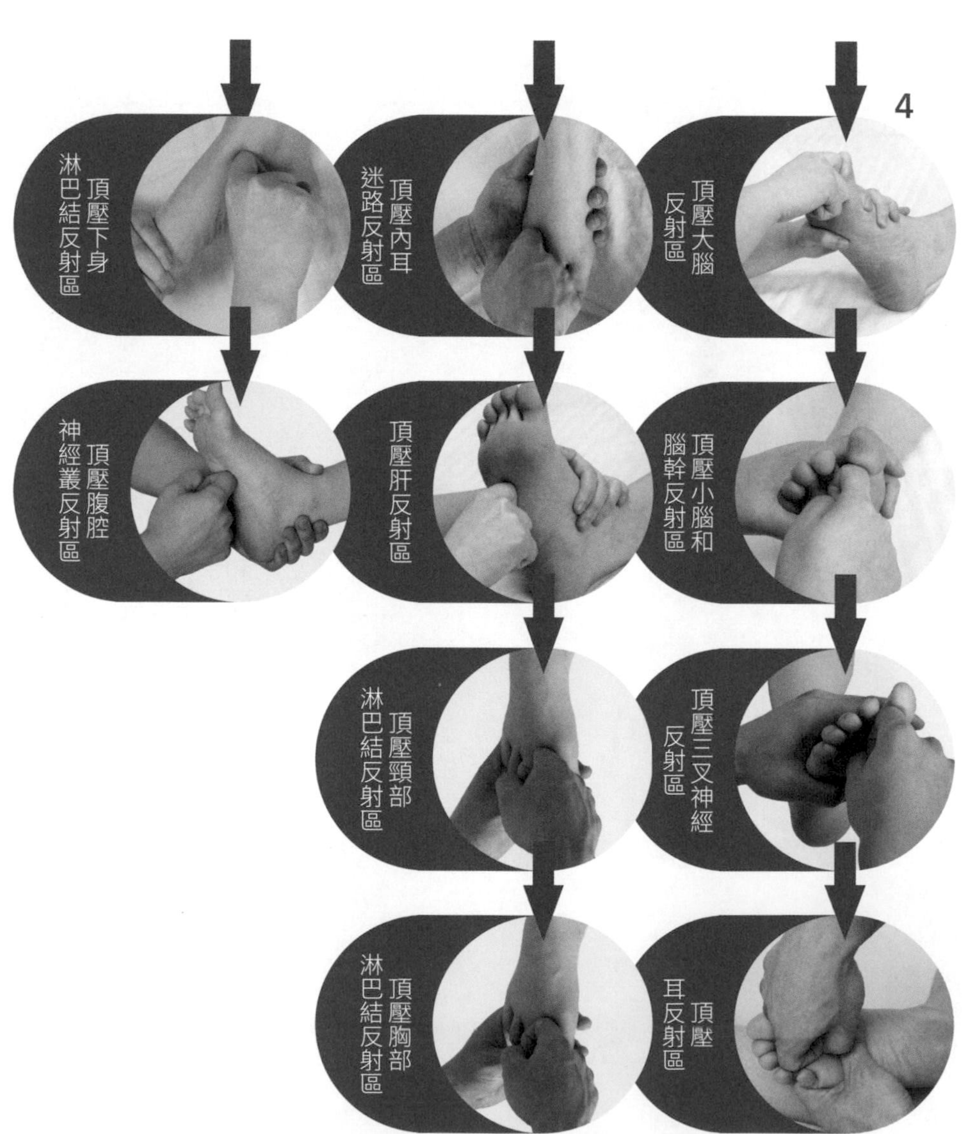
4
頂壓大腦反射區
頂壓小腦和腦幹反射區
頂壓三叉神經反射區
頂壓耳反射區
頂壓內耳迷路反射區
頂壓肝反射區
頂壓頸部淋巴結反射區
頂壓胸部淋巴結反射區
頂壓下身淋巴結反射區
頂壓腹腔神經叢反射區

慢性咽炎

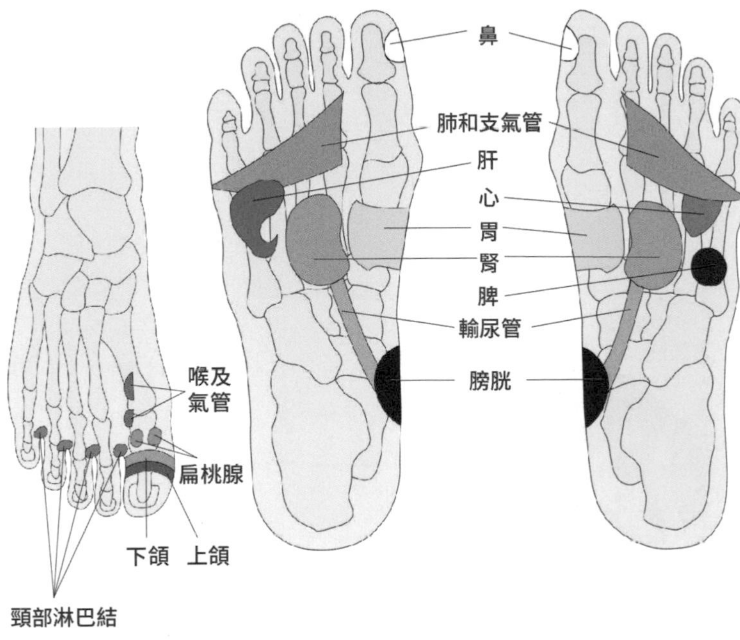

慢性咽炎是指咽部黏膜的彌漫性炎症。常因急性咽炎反復發作，引起咽部黏膜經常充血、黏膜下淋巴組織增生，治療不當或根治不徹底，而形成慢性咽炎。長期過量喝酒、吸煙或粉塵、化學氣體刺激咽部，發音過度以及上呼吸道感染均可導致慢性咽炎。主要症狀有咽部疼痛，咽部乾癢、灼熱、有異物感，聲音粗啞或失音，咽部黏膜充血、增厚，咳痰等。

中醫學認為，慢性咽炎多屬肺腎陰虛、氣滯血瘀，治療應以養陰清肺、滋陰降火、行氣活血為主。

足部按摩療法可較好地協調五臟六腑的功能，改善咽部的血液循環，消炎利咽止痛，增強咽部的抗病能力。

－按摩方法－每次按摩30～40分鐘，每日1次，10～15天為一個療程。

1 依次用食指扣拳法頂壓腎、扁桃腺、喉及氣管、膀胱反射區各50次，力度以局部感覺脹痛為宜。

2 用拇指指腹推壓法推壓輸尿管反射區50次，速度為每分鐘30～50次。

3 用拇指指腹推壓法推壓肺和支氣管反射區50次。

4 用食指扣拳法頂壓頸部淋巴結、鼻、上頜、下頜、心、肝、脾、胃反射區各50次。

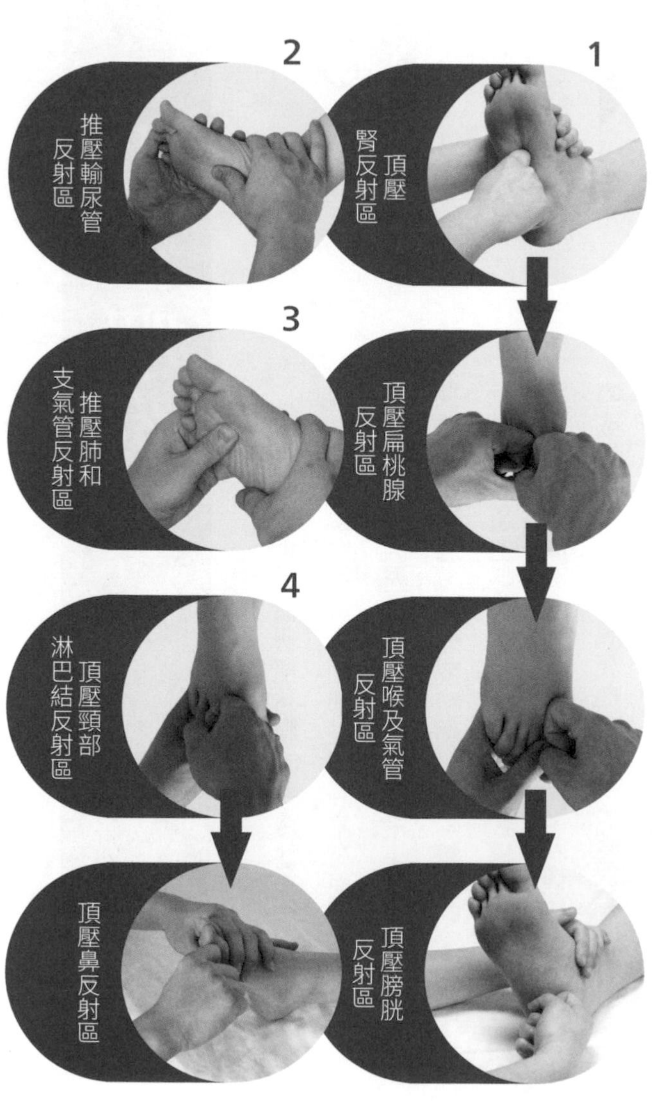

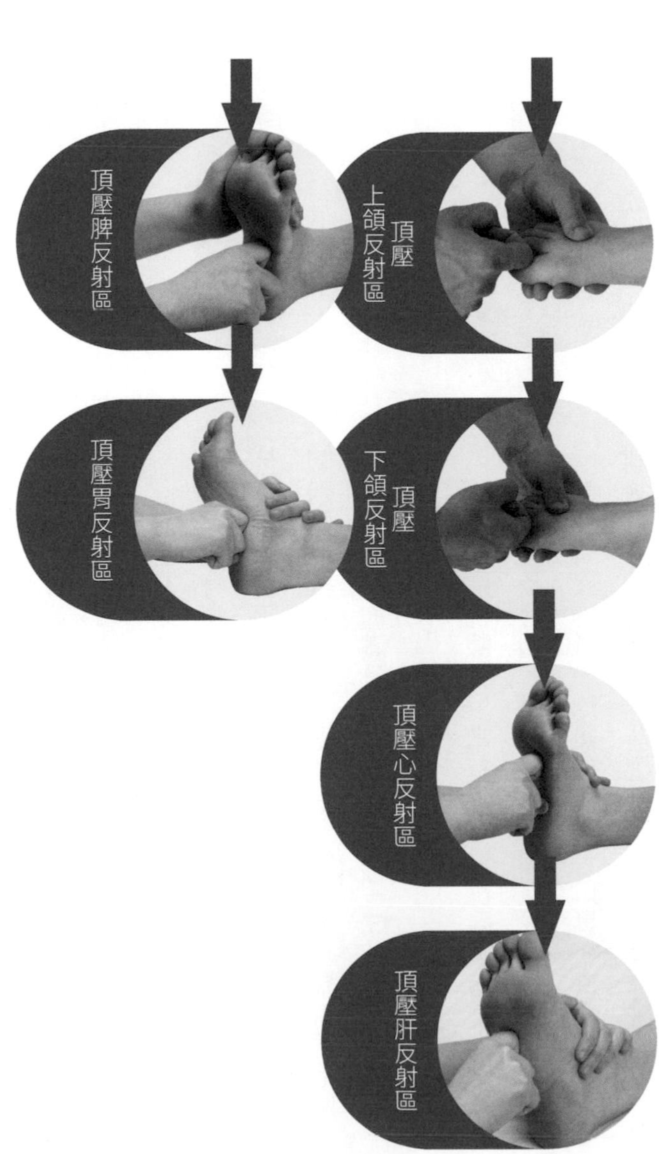
頂壓上頜反射區
頂壓脾反射區
頂壓下頜反射區
頂壓胃反射區
頂壓心反射區
頂壓肝反射區

扁桃腺炎

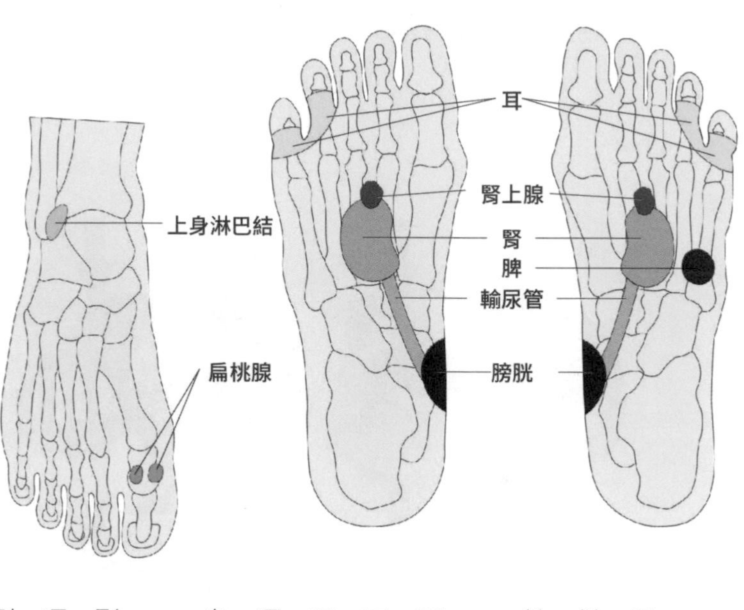

扁桃腺炎有急性、慢性之分。急性扁桃腺炎，為齶扁桃腺的急性非特異性炎症，主要致病菌為溶血性鏈球菌，多發於青少年。慢性扁桃腺炎為扁桃腺的慢性感染，多因急性扁桃腺炎反復發作後形成。

急性扁桃腺炎的臨床表現：起病急、畏寒、高熱、頭痛、全身酸痛、咽痛，吞咽及咳嗽時加重，可反射至耳部，引起耳痛，伴流涎、口臭，痛劇時可出現吞咽困難。檢查可見：咽部彌漫性充血、扁桃腺紅腫、咽隱窩表面佈滿分泌物，有時融合成片，易除去而不出血，頜下淋巴結腫大，有壓痛。

慢性扁桃腺炎：常有急性扁桃腺炎的發作史，常影響呼吸及吞咽。局部多無明顯自覺症狀，時感咽癢咽乾、有異物感、灼熱或酸痛，口臭。檢查可見：雙側頜下淋巴結腫大、扁桃腺較大，輕壓扁桃腺可有白色乾酪狀物溢出。

按摩方法 每次按摩30～40分鐘，每日1次，10～15天為一個療程。

1 依次用食指扣拳法頂壓腎、扁桃腺、膀胱反射區各50次，力度以局部感覺脹痛為宜。

2 用拇指指腹推壓法推壓輸尿管反射區50次。

3 用食指扣拳法頂壓脾反射區50次。

4 用拇指推掌法推壓耳反射區50次。

5 用食指扣拳法頂壓上身淋巴結、腎上腺反射區各50次，以局部有酸痛感為宜。

中藥方

藥方一	材料	新鮮石榴果實適量。
	用法	將果實搗爛，加入溫開水1杯，浸泡1小時後，用消毒紗布絞汁，含漱口。具有解毒消腫的作用。
藥方二	材料	板藍根、大青葉、蒲公英各30克。
	用法	將上三味藥洗淨，加清水適量，煎煮30分鐘左右，取汁待溫浴足。每天3次，每次30分鐘，連用3天。具有清熱解毒、宣肺利咽的作用，適用於扁桃腺炎。

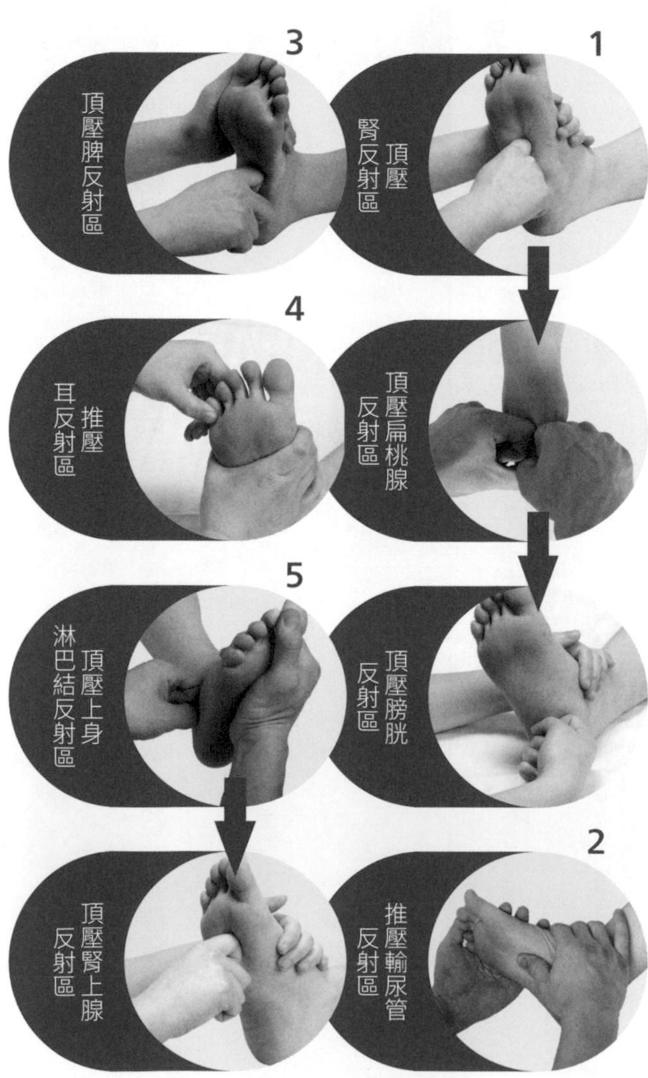
1
頂壓腎反射區
頂壓扁桃腺反射區
頂壓膀胱反射區
2
推壓輸尿管反射區
3
頂壓脾反射區
4
推壓耳反射區
5
頂壓上身淋巴結反射區
頂壓腎上腺反射區

慢性鼻炎

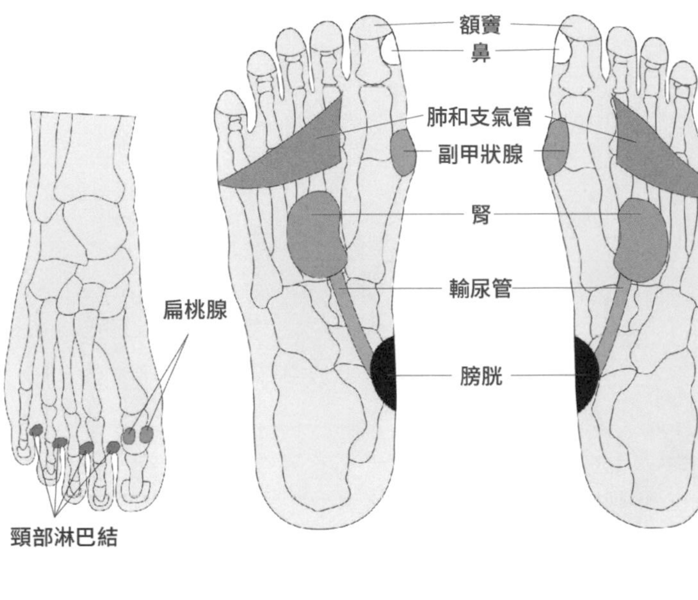

慢性鼻炎是指鼻腔黏膜及黏膜下層的慢性炎症。本病的主要症狀有鼻塞、流涕，遇冷空氣刺激時加重，鼻腔分泌物為黏液膿性，鼻腔分泌物增多，可伴有嗅覺減退、咽乾等症狀，有的患者因鼻塞而發生頭痛、頭暈等。

急性鼻炎反復發作或治療不徹底是造成慢性鼻炎最常見的原因。此外，慢性扁桃腺炎、鼻中隔偏曲、鼻竇炎等鄰近組織病灶反復感染的影響，或受外界有害氣體、粉塵等的長期刺激，以及急性傳染病或慢性消耗性疾病，都可導致本病的發生。

中醫學認為，肺開竅於鼻，慢性鼻炎主要與肺的功能失調有關。足部按摩能宣肺通竅、清熱消炎，增強鼻的抗病能力。

按摩方法 每次按摩30～40分鐘，每日1次，10～15天為一個療程。

1 用拇指指腹推壓法推壓肺和支氣管反射區100次。

2 依次用食指扣拳法頂壓鼻、腎、膀胱反射區各50次，按摩力度以局部感覺脹痛為宜。

3 用拇指指腹推壓法推壓輸尿管反射區50次。

4 用食指扣拳法頂壓額竇、扁桃腺、頸部淋巴結、副甲狀腺反射區各50次。

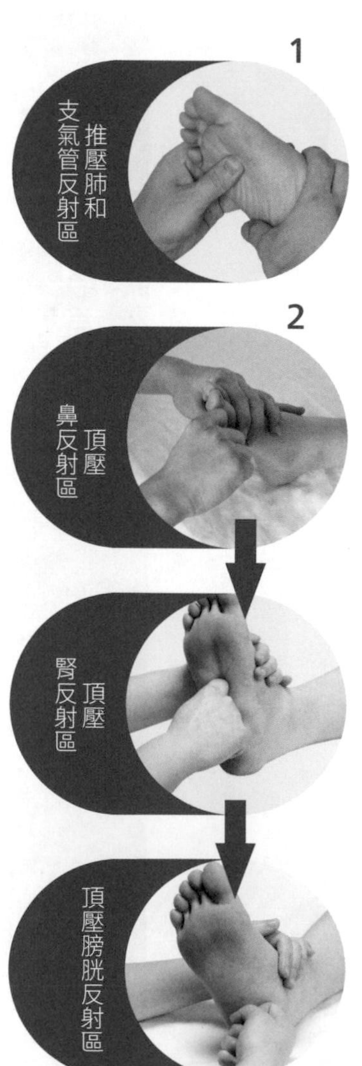

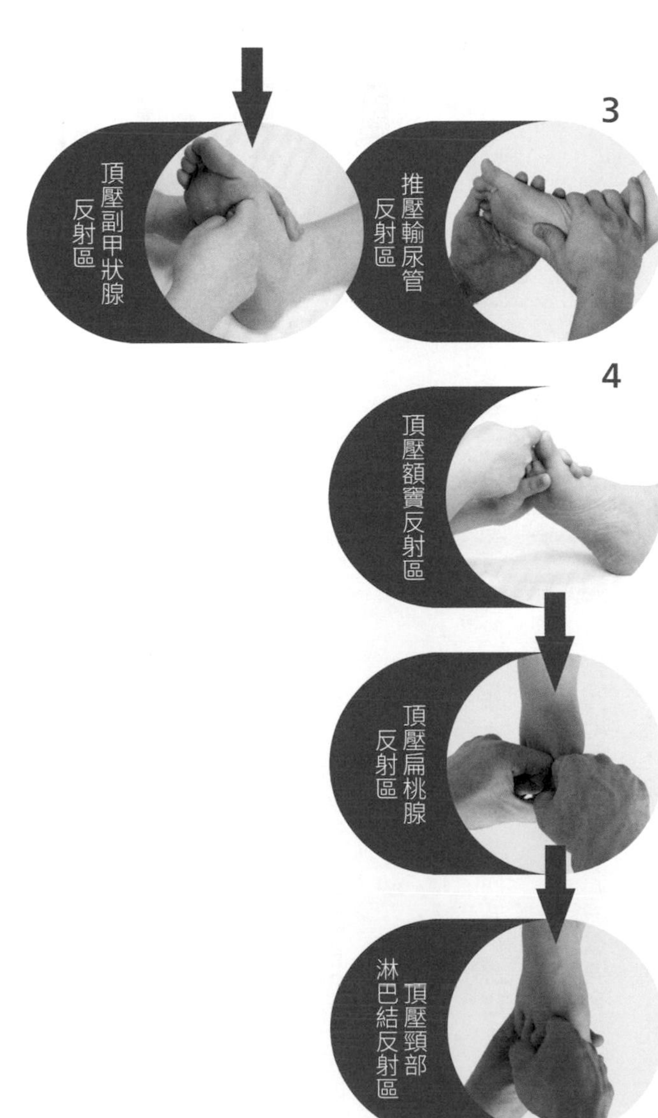

中藥方

藥方一		
	材料	蒼耳子、辛夷、白芷、薄荷各15克，細辛5克。
	用法	加水適量，煎成藥液，去渣取液，溫洗雙足。每日1次，每次15分鐘。適用於慢性鼻炎。

牙痛

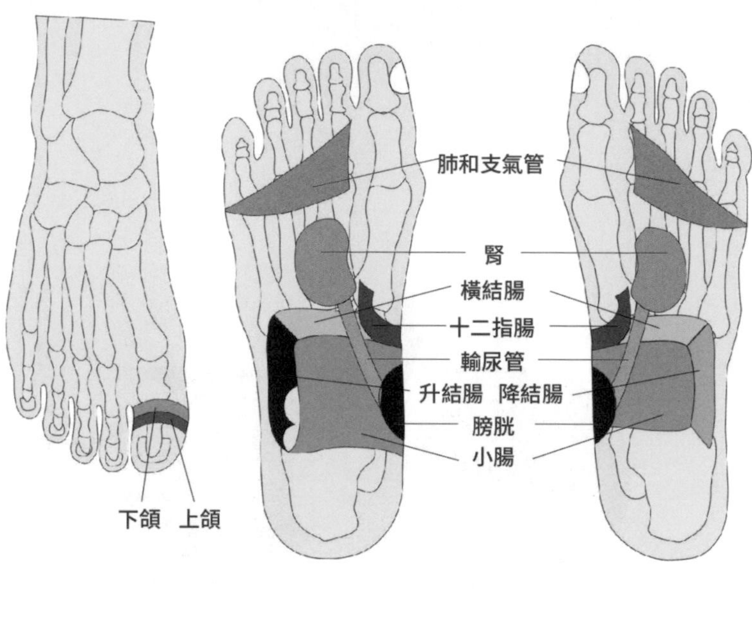

牙痛是口腔科牙齒疾病最常見的症狀之一。很多牙病能引起牙痛，常見的有齲齒、急性牙髓炎、慢性牙髓炎、牙周炎、牙齦炎等。此外，某些神經系統疾病，如三叉神經痛、周圍性面神經炎等；身體的某些慢性疾病，如高血壓病患者牙髓充血、糖尿病患者牙髓血管發炎壞死等都可引起牙痛。

其症狀主要是牙痛，咀嚼困難，遇冷、熱、酸、甜或機械性刺激時疼痛加重。治療時要首先查明病因，對症治療。

中醫學認為，牙痛主要有兩種：胃火循經上蒸所致的實證；腎陰不足，虛火上炎所致的虛證。故治療應清胃火、補腎陰的方法止牙痛。

足部按摩可較好地促進血液循環以消炎止痛，並能加強泌尿系統的功能，補腎排毒。因此，足部按摩療法是治療牙痛常用的應急方法。

按摩方法 每次按摩15～20分鐘，每日2次。

1 依次用食指扣拳法頂壓腎、膀胱反射區各50次，按摩力度以局部感覺脹痛為宜。

2 用拇指指腹推壓法推壓輸尿管反射區50次。

3 用拇指指腹推壓法推壓肺和支氣管反射區50次。

4 用食指扣拳法頂壓上頜、下頜、十二指腸反射區各50次。

5 從足趾向足跟方向用拇指指腹推壓法推壓小腸反射區50次，從足跟向足趾方向推壓升結腸反射區50次，從足外側向足內側推壓橫結腸反射區50次，由足趾向足跟方向推壓降結腸反射區50次。

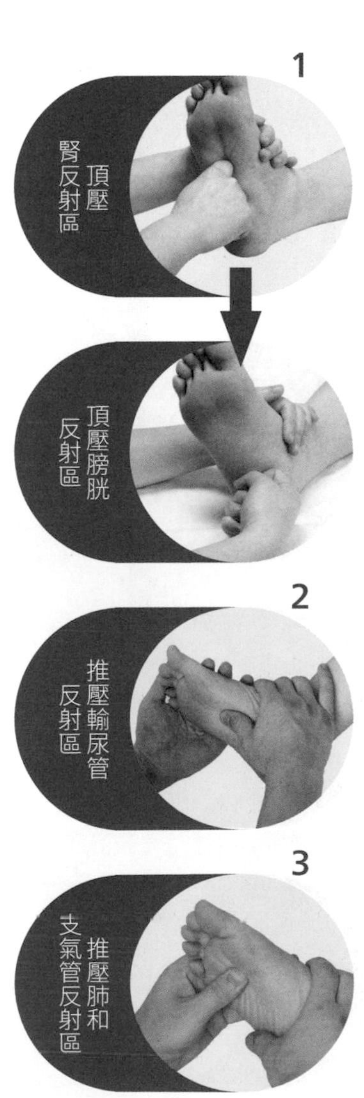

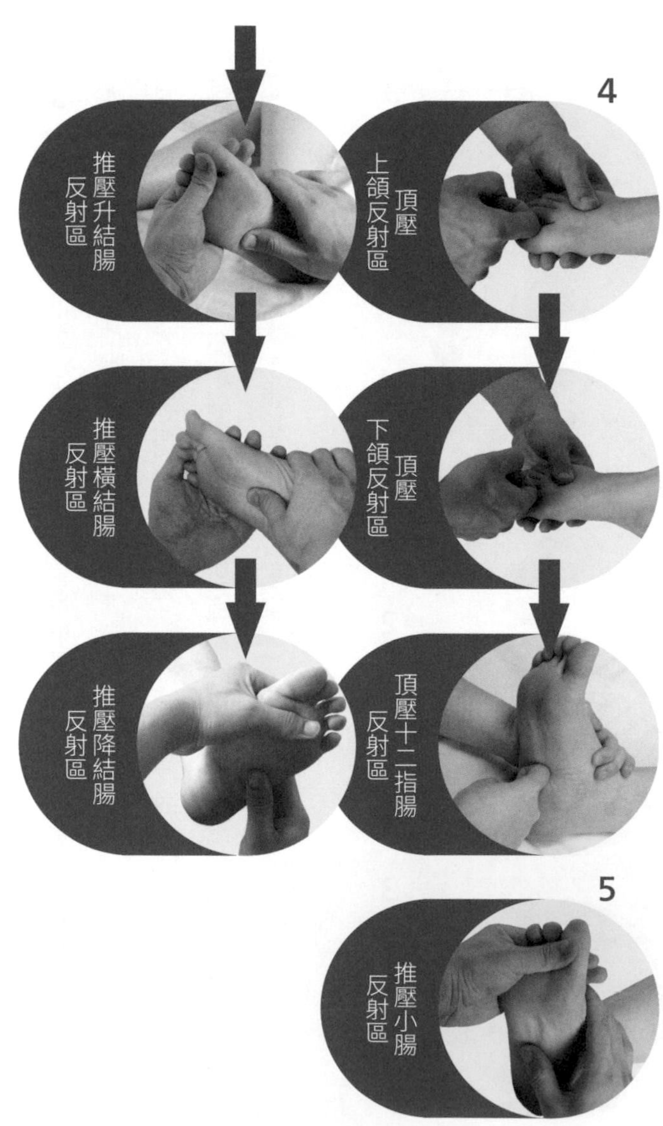
4
頂壓上頷反射區
頂壓下頷反射區
頂壓十二指腸反射區
推壓升結腸反射區
推壓橫結腸反射區
推壓降結腸反射區
5
推壓小腸反射區

瞼腺炎

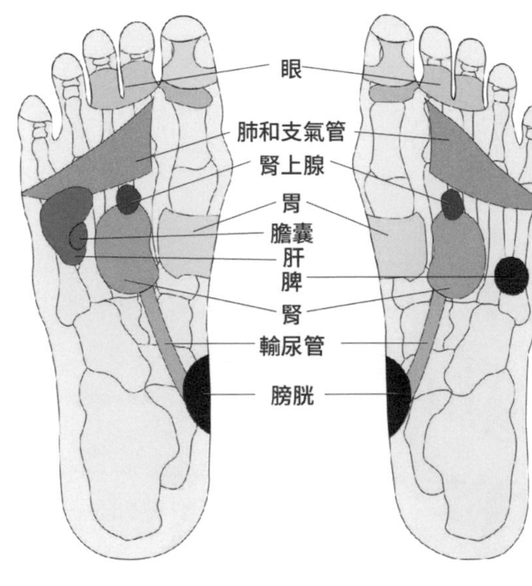

頸部淋巴結

瞼腺炎（麥粒腫）是眼部腺體的急性化膿性炎症，為葡萄球菌感染所致。瞼腺炎分內、外兩種。外瞼腺炎為睫毛毛囊周圍皮脂腺的急性化膿性炎症，初起時眼瞼紅腫、酸痛，3～4天後在睫毛根旁出現黃色的膿點，破潰排膿後紅腫迅速消退。內瞼腺炎腺體較大，且居於瞼板纖維組織內，故症狀較為劇烈，病程也比較長，化膿後瞼結膜面可見膿點。

中醫學認為，瞼腺炎主要是由於脾胃熱毒太盛，上攻於目所致。治療應從清熱解毒、調和脾胃著手。足部按摩療法可促進患部的血液循環，加速眼部毒素的排出，從而起到清熱解毒、消炎止痛的作用。

—按摩方法— 每次按摩15～20分鐘，每日2次。

1 依次用食指扣拳法頂壓腎、腎上腺、眼、脾、胃、膀胱反射區各50次，按摩力度以局部感覺脹痛為宜。

2 用拇指指腹推壓法推壓輸尿管反射區50次。

3 用拇指指腹推壓法推壓肺和支氣管反射區50次。

4 用食指扣拳法頂壓肝、膽囊、頸部淋巴結反射區各50次。

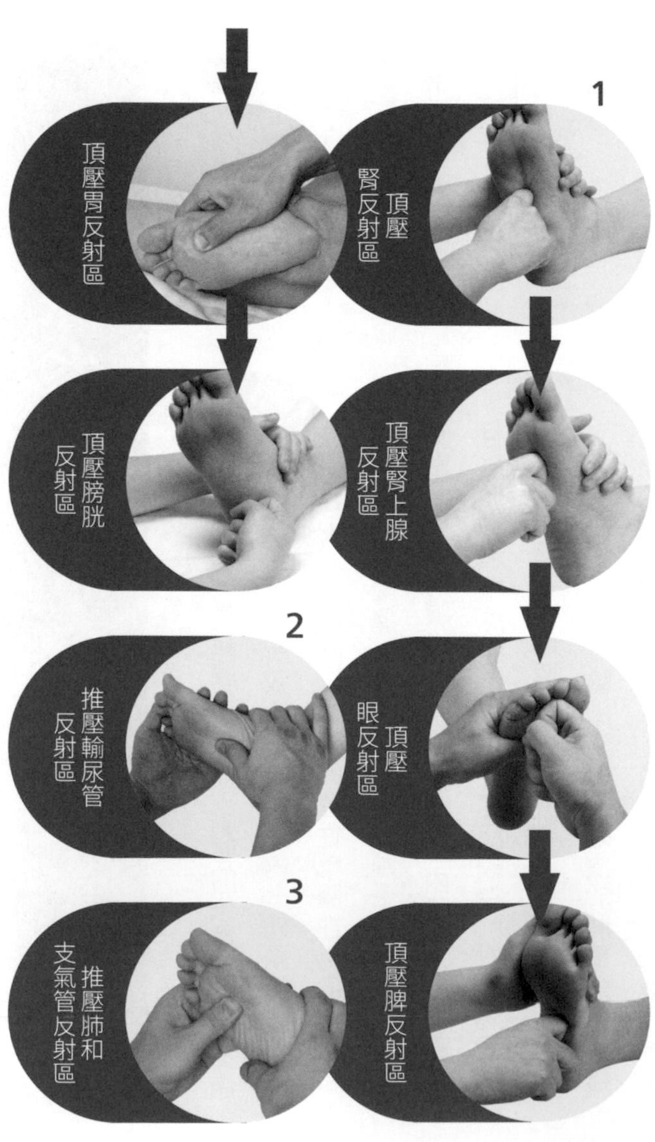

4

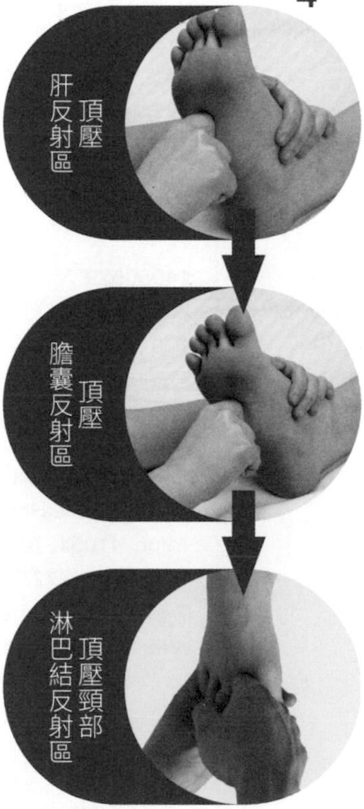

頂壓肝反射區

頂壓膽囊反射區

頂壓頸部淋巴結反射區

中藥方

藥方一	
材料	蒼朮、白芷、野菊花、金銀花各等份。
用法	加水適量，煎成藥液，去渣取液，溫洗雙足。每日1次，每次15分鐘。具有解毒、消腫作用，主要治療瞼腺炎。

最強足部圖解按摩法

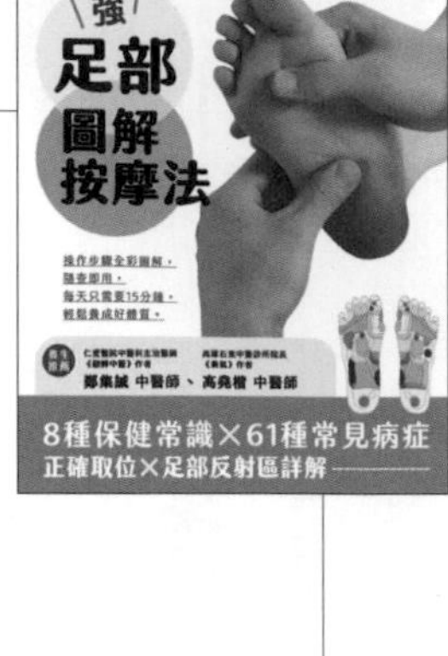

作　者	王祥雲
發行人	林敬彬
主　編	楊安瑜
編　輯	鄒宜庭
美術設計	吳郁嫻
編輯協力	陳于雯、林裕強
出　版	大都會文化事業有限公司
發　行	大都會文化事業有限公司 11051 台北市信義區基隆路一段 432 號 4 樓之 9 讀者服務專線：（02）27235216 讀者服務傳真：（02）27235220 電子郵件信箱：metro@ms21.hinet.net 網　　址：www.metrobook.com.tw
郵政劃撥	14050529 大都會文化事業有限公司
出版日期	2020 年 08 月初版一刷
定　價	420 元
ISBN	978-986-98627-6-9
書　號	Health+163

Metropolitan Culture Enterprise Co., Ltd.
4F-9, Double Hero Bldg., 432, Keelung Rd., Sec. 1,
Taipei 11051, Taiwan
Tel:+886-2-2723-5216　Fax:+886-2-2723-5220
E-mail:metro@ms21.hinet.net
Web-site:www.metrobook.com.tw

◎本書由化學工業出版社有限公司授權繁體字版之出版發行。
◎本書如有缺頁、破損、裝訂錯誤，請寄回本公司更換。
版權所有 · 翻印必究
Printed in Taiwan. All rights reserved.

國家圖書館出版品預行編目（CIP）資料

最強足部圖解按摩法 / 王祥雲主編 . -- 初版 . -- 臺北市 : 大都會文化 , 2020.08
336 面 ; 17×23 公分 . -- (Health+163)
ISBN 978-986-98627-6-9 (平裝)

1. 按摩 2. 腳

413.92　　109008079

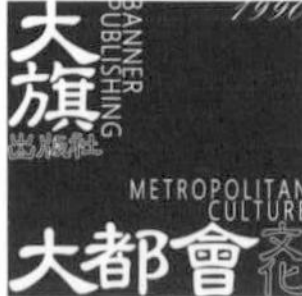